《伤寒论》读书笔记

孙良佐 著

人民卫生出版社

·北京·

图书在版编目（CIP）数据

《伤寒论》读书笔记 / 孙良佐著 . —北京：人民
卫生出版社，2022.7（2025.4重印）

ISBN 978-7-117-33210-1

Ⅰ.①伤⋯ Ⅱ.①孙⋯ Ⅲ.①《伤寒论》—研究
Ⅳ.①R222.29

中国版本图书馆 CIP 数据核字（2022）第 099413 号

人卫智网	www.ipmph.com	医学教育、学术、考试、健康，购书智慧智能综合服务平台
人卫官网	www.pmph.com	人卫官方资讯发布平台

《伤寒论》读书笔记

《Shanghanlun》Dushu Biji

著　　者：孙良佐
出版发行：人民卫生出版社（中继线 010-59780011）
地　　址：北京市朝阳区潘家园南里 19 号
邮　　编：100021
E - mail：pmph @ pmph.com
购书热线：010-59787592　010-59787584　010-65264830
印　　刷：中煤（北京）印务有限公司
经　　销：新华书店
开　　本：710×1000　1/16　印张：19　插页：2
字　　数：311 千字
版　　次：2022 年 7 月第 1 版
印　　次：2025 年 4 月第 2 次印刷
标准书号：ISBN 978-7-117-33210-1
定　　价：66.00 元

打击盗版举报电话：010-59787491　E-mail：WQ @ pmph.com
质量问题联系电话：010-59787234　E-mail：zhiliang @ pmph.com
数字融合服务电话：4001118166　E-mail：zengzhi @ pmph.com

作者简介

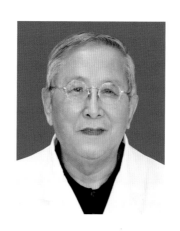

孙良佐，石河子大学医学院第一附属医院主任医师，二级教授，首届全国名中医，享受国务院政府特殊津贴专家，兵团科技进步奖一等奖、二等奖获得者。2019年9月获"石河子大学建校70周年杰出贡献人员"称号。长期从事中医经典《伤寒论》及中医妇科学的理论研究与临床实践工作。主要出版的专著有《医海拾贝——孙良佐中医妇科经验集》《伤寒论导读》《新编中医妇科学》等。

前　言

　　汉代张仲景所著《伤寒论》一书,在中医学发展演变的历史长河中,是具有划时代意义的一部中医学专著,因为它开创了中医学辨证论治之先河,即"观其脉证,知犯何逆,随证治之"。学习《伤寒论》的目的,除掌握有关方药外,更主要的是要学会其辨证论治的思维和方法,了解疾病的传变规律及其深层次的内在联系、变化,从而进一步辨别取舍及处方用药。可以说,理解了《伤寒论》的辨证方法,亦即学会了中医学临证的基本精粹——辨证论治法则。

　　然《伤寒论》一书,因其年代久远、文义古奥,加之历代先贤注家众多,其见仁见智,常多有发挥,然发明玄秘者虽多,遗漏者亦复不少,而掩质埋光、以讹传讹者更在所难免,以致给后学者带来一定的困难与迷惑,使后学者无所适从,视学习《伤寒论》为畏途。为此,笔者不揣浅陋,以三十余年对《伤寒论》的学习、理解和体会,于1998年撰写及出版了《伤寒论导读》一书。

　　"花开花落一本书,窗前冷雨十年灯",人生如寄,岁月如驰,一晃之间,又已过去廿年有余,此时再读此书,已明显感到其内容之贫乏与不足;故在3年前就决定准备趁本人有限年华、精力尚可时,对其进一步补充修正,再成一书,取名《〈伤寒论〉读书笔记》,以此受正高明。

　　本书是为在中医院校学习《伤寒论》的学生、初涉临床的中医医师及爱好研究《伤寒论》的同道而设,故兹书侧重于对《伤寒论》之辨证方法,并不拘泥对一方一证刻意的体会,而尽量靠近《伤寒论》之原意,去繁就简,冀望给后学者学习时提供一点启发和帮助。犹如学习者在进入《伤寒论》殿堂前,于荒草中觅得一条小径,以便由此而直至华夏,虽不能立即登堂入室,但也可多少减去一些徘徊与迷惑。

一家之言,虽自谓有所心得,但实属壁影萤光而已,谬误之处,岂会无少? 但思他山之石,可以攻玉;断水之流,亦可鉴影,故书中若有千虑之一得,则为笔者之大幸。

石河子大学医学院第一附属医院　孙良佐
2021 年 9 月深秋

目 录

第一章
辨太阳病脉证并治

【原文】

太阳之为病,脉浮,头项强痛而恶寒。(1)

【笔记】

1. 强:读作"疆",强直不柔之状。

2. 恶:憎恶。

3. 太阳经主人身之表,外邪入侵,首先犯于太阳经,从这点上讲,又称太阳经为六经之首,首即开始之义。

4. 本条为太阳病之提纲,条中所述三个症状为太阳病的基本体征,在临床上如遇此三症均可作太阳病论治。程郊倩所谓"不问何气之交,而但兼此脉此证,便可作太阳病处治,亦必兼此脉此证,方可作太阳病处治。虽病已多日,不问其过经已未,而尚见此脉此证,仍可作太阳病处治",实为至言。

5.《伤寒论》中,凡条文中有"太阳病"三字者,均应有本条脉浮、头项强及恶寒三大体征。

6. 恶寒为风寒束表,卫阳不宣所致,有一分恶寒,即有一分表证,此与少阴病之无热恶寒有本质的区别。前者为实,后者为虚。

7. 至于太阳病三大症状的病理变化,不外是太阳主表,故病在表而见脉浮、风寒束表、表之营卫不和、经气不利,则循经而见头项强痛及恶寒发热诸症。

8. 柯韵伯:"仲景作论大法,六经各立病机一条,提揭一经纲领,必择

1

本经至当之脉症而表彰之。六经虽各有表症,惟太阳主表,故表症、表脉,独太阳得其全。如脉浮为在表,太阳象三阳,其脉气浮而有力,与阳明之兼长大,少阳兼弦细,三阴之微浮者不侔矣。头项主一身之表,太阳经络营于头,会于项,故头连项而强痛,与阳明头额痛、少阳头角痛者少间矣。恶寒为病在表,六经虽各恶寒,而太阳应寒水之化,故恶寒特甚,与阳明二日自止、少阳往来寒热、三阴之内恶寒者,悬殊矣。后凡言太阳病者,必据此条脉症。如脉反沉,头不痛,项不强,不恶寒,是太阳之变局矣。仲景立六经总纲法,与《内经·热论》不同,太阳只重在表症、表脉,不重在经络主病。看诸总纲,各立门户,其意可知。"(《伤寒来苏集》)

【临床体会】

本条为《伤寒论》六经辨证太阳病篇第一条,它提出风寒外侵体表所出现的三个主证,在临床上尤以恶寒一证为中心,这是风寒初犯于表卫所致,所谓"有一分恶寒,即有一分表证"。随即可以按表寒证处理,其中表实者从麻黄汤变化,表虚者从桂枝汤变化,千变万化,只要伴见上述三证者即可按表证处理。

【原文】

太阳病,发热,汗出,恶风,脉缓者,名为中风。(2)

【笔记】

1. 此处不称太阳之为病,而称太阳病者,即指本条已具有前条之脉浮、头项强痛及恶寒的三大证候。以后条文,凡见"太阳病"者,均应有前条所言体征。

2. 脉缓者,既言为太阳病,则脉应浮,因病在表也。此处又言缓者,当非缓慢之缓,亦非太阳病另有缓脉,而应为浮而不紧,即与伤寒之浮紧相对而言;此处之缓,临床体会亦应有宽大柔和之感,并应兼有浮意。此处不言浮缓者,因本条开首已言"太阳病",浮即在其中,其病理为表虚而见汗出,毛窍松弛,卫气已失其剽悍之性,同时卫气未被风寒郁闭,故脉不浮紧而浮缓。

3. 进一步体会,本处之脉为浮缓,实为卫阳浮而发热,但营阴却不足而缓见汗出,亦即后有关条文中的"卫强营弱",但卫强却非实强,而是邪正相争所致"阳强不能密",故有表卫不守之汗出一症。

4. 发热:《素问·调经论》"卫气不得泄越,故外热",本处之发热当为恶寒发热,为感受风寒,表卫被束,卫阳一时不能及时透泄,而见寒郁化热。同时从病理演变推测,当恶寒在先,发热在后。

5. 本条即所谓《伤寒论》之表虚证。但此处之表虚,实为与表实相对而言。其实从以后经文中用桂枝汤治疗来看,本条并非绝对表虚,而是风寒外束导致营卫不和,其中又因个体体质差异,而呈现出卫强营弱之临床变化,其实即为人体体表一时性的失于调和,故毋须用益气固表之药,而单以调和营卫为治。

6. 戴原礼言"轻则为感,重则为伤,又重则为中",故《伤寒论》之中风证,即为伤风之重证。

7. 成无己谓"伤寒脉紧,伤风脉缓者,寒性劲急(故脉见浮紧),而风性解缓(故脉见浮缓)故也"。同时,脉之紧缓也体现了人体正气强弱的一方面:表固则脉紧,表虚则脉缓。

8. 钱天来:"缓者,紧之对称,非迟脉之谓也;风为阳邪,非劲急之性,故其脉缓也。"(《伤寒溯源集》)

【临床体会】

本条为太阳表证中之表虚证,同为感受风寒,但鉴于体质因素,腠理不密,而出现以"汗出、恶风、脉缓"的表虚特征,临床上见此三症,即可按太阳表虚处理。即使并无明显之太阳感染风寒,而患者见有自汗、恶风、脉缓者,亦可按表虚证处理。

【原文】

太阳病,或已发热,或未发热,必恶寒,体痛,呕逆,脉阴阳俱紧者,名为伤寒。(3)

【笔记】

1. "或已发热,或未发热",从中可悟出外感表证发热的出现并无定论,其发热之有无当视人体体质情况而论,其次也可理解为发热出现的时间亦可早可晚,其出现的时间及变化,均视人体正气的强弱而定。此即柯韵伯所谓"发热之迟速,则其人所禀阳气之多寡,所伤寒邪之浅深,因可知矣"。

2. "必恶寒",言外感伤寒,不管发热与否,恶寒一症则为必有,伤于寒者,感之寒也。

3. 阴阳俱紧,指患者脉之寸尺俱见紧象,因此证为太阳表证,其病变部位在表,太阳之脉为浮,寸为阳、尺为阴,脉阴阳俱紧者,寸尺俱见(浮)紧之象也。

4. 伤寒者,伤于寒也。因感受寒邪,表卫与之相争而发热,发热为卫阳振奋驱寒之象,若正气偏强者,则出现的时间短且发热偏盛。或见未发热或发热轻者,则为感受寒邪偏轻或卫阳不足所致。但无论人之卫气强弱与否,一旦寒邪外束而致营卫不宣,郁于表则恶寒(继则亦可化热),这是表证寒卫相争相郁的典型症状。

5.《医宗金鉴》与成无己、方有执、喻嘉言则持"风伤卫、寒伤营"的观点,认为太阳中风证为卫分受病,太阳伤寒为营分受病。此类观点总属勉强,与《伤寒论》辨证论治的核心思想不符。既然外邪入侵体表,与在表营卫之气相争,则发热恶寒只是指程度轻重而言,更无可能有风邪独伤卫、寒邪单伤营之说。名家之言亦须辨别对待。

【临床体会】

本条即太阳病之表实证,在临床判断上须侧重在"必恶寒,体痛,呕逆,脉阴阳俱紧者"上。"必恶寒"言中寒邪之盛;"体痛,呕逆"言风寒阻营,致卫阳阻遏不通,故见身痛、呕逆不适。

【原文】

伤寒一日,太阳受之,脉若静者,为不传;颇欲吐,若躁烦,脉数急者,为传也。(4)

伤寒二三日,阳明、少阳证不见者,为不传也。(5)

【笔记】

1. 脉若静:指太阳病初起,邪正相搏,体征尚轻,或风寒之邪入侵尚浅之际的脉象表现。"静"是受邪未深、邪正相争尚属轻浅之意,与下文"数急"相对。

2. 传:指疾病传经、证候变化之义。言邪尚在太阳经而未深入传变。

3. 伤寒一日：应指其病程初起之义，而非指风寒入侵之第一天。

4. 《素问·脉要精微论》曰："微妙在脉，不可不察。"本条从脉象而论伤寒之传与不传。

5. 见（xian）：现之古字，即出现、表现。

6. 本条言伤寒者并非都有六经之传变过程，如属感受风寒轻者或营卫之气强盛者，则亦只滞于表证而解，不再进一步发展，此即《伤寒论》中之不传。传变的意义，是由外传内，或由此传彼。

7. 既不见"胃家实"之阳明证候，又不见"口苦、咽干、目眩"等少阳证候，是疾病未传，证候未变，邪气仍在太阳。

8. 《素问·热论》："伤寒一日，巨阳受之……二日阳明受之……三日少阳受之。"受者，感受邪气也。此亦是伤寒六经传变之规律。

9. 方有执："上条举太阳而以脉言，此复举阳明、少阳而以证言，次第反复，互相发明也。然不传有二，一则不传而遂自愈；一则不传而犹或不解。若阳明少阳虽不见，太阳亦不解，则始终太阳者有之。余经同推，要皆以脉证所见为准。若只朦胧拘拘，数日以论经，则去道远矣。"（《伤寒论条辨》）

【原文】

太阳病，发热而渴，不恶寒者为温病。若发汗已，身灼热者，名风温。风温为病，脉阴阳俱浮，自汗出，身重，多眠睡，鼻息必鼾，语言难出。若被下者，小便不利，直视失溲。若被火者，微发黄色，剧则如惊痫，时瘛疭，若火熏之。一逆尚引日，再逆促命期。(6)

【笔记】

1. 温病：为感受温热外邪所致的外感疾病，此处泛指广义伤寒之一。

2. 风温：此处所言之风温是指感受风寒却误用辛温发汗剂后的临床变证，属太阳病误治范畴，当与后世温病学所称的风温病截然不同。

3. 脉阴阳俱浮：指因热治热，二热相搏而致脉寸尺均是浮大而有力，阴阳指脉之寸尺、浮沉而言，寸关尺三部均现浮象。此处浮脉非主表证，乃热邪充斥，脉搏应之而浮盛有力之谓。

4. 多眠睡：指心神为热邪所扰，而见昏睡不醒之状。

5. 直视失溲：直视为双眼呆而不灵动，失溲为大小便失禁，《史记·扁鹊仓公列传》:"令人不得前后溲。"均为感受热邪蒙闭心之神明所致。

6. 被火:火,指灸、熏、熨、温针等法。被火,指误用火法治疗。

7. 瘈(chì,音赤)疭:即手足不由自主之抽动不宁。

8. 若火熏之:形容患者肤色暗黄,如烟火熏过之状。

9. 逆:反之义,指错误的治疗。

10. 本条所论为温病主要特点及误治后的变证。温病是外感热病的一种,属广义伤寒的范畴。温病的主要特点是发热而渴,不恶寒,与太阳中风、伤寒的发热必恶风寒、口不渴有明显区别,乃感受温热之邪,热盛伤津所致。这也是因温热与因风寒所致之外感的区别要点之一。

【原文】

病有发热恶寒者,发于阳也;无热恶寒者,发于阴也。发于阳,七日愈;发于阴,六日愈。以阳数七、阴数六故也。(7)

【笔记】

1. 本条可从两方面来理解:①从卫气的强弱来体现,卫气偏旺而外感者,则为发于阳,故先有发热;卫气偏虚而外感者则为发于阴,而不发热。此处的眼目是从发热之有无来观察患者卫(正)气的强弱。②发于阳者,为感受风邪为主;发于阴者,为感受寒邪为主。因风为阳邪,寒为阴邪。

2. 历代医家对病发于阳、发于阴有种种不同的看法。以尤在泾及张路玉为代表者,认为阴阳代表三阴与三阳,病发于阳是发于阳经,病发于阴是发于阴经;以《医宗金鉴》及喻嘉言为代表者,则认为阴阳代表风寒之邪与营阴卫阳,病发于阳是指太阳中风,风邪伤卫;病发于阴指太阳伤寒,寒邪伤营。然而结合临床来看,还是应以从判断人体正气强弱及感受外邪之属性为宜。前贤之论宜客观看待,不可过于拘泥。

3. 七为奇数阳气偏旺,六为偶数阴气偏旺。但在本条中无大意义,可能来于古人经验之谈。

4. 从本条可以看出,外感必有"恶寒"一症。此与第3条"太阳病,或已发热,或未发热,必恶寒,体痛,呕逆,脉阴阳俱紧者,名为伤寒"在辨证上是彼此呼应的。

5. 张隐庵:"此言太阳、少阴之标阳、标阴为病也。以寒邪而病太阳之标阳,故发热恶寒,而发于太阳也;以寒邪而病少阴之标阴,故无热恶寒,而

发于少阴也。"(《伤寒论集注》)

【原文】

太阳病,头痛至七日以上自愈者,以行其经尽故也。若欲作再经者,针足阳明,使经不传则愈。(8)

【笔记】

1. 行其经尽:指邪已入侵太阳本经至一定程度,入侵时间、程度已告一段落,既可能将深入传至他经(如阳明、少阳之属),亦可邪在太阳被体表之卫阳逐渐消除,邪尽而正复。

2. 再经:发生传经之变。此为风寒之邪偏胜或卫气不足而致邪气向内入传阳明或少阳经脉。

3. 指出太阳病自愈之机制与可能,与针足阳明使经不传之法。本条首先指出太阳病有不药而愈的机转,但亦有邪盛传入他经之可能,同时也假设如欲入传,则也可用针法调治使之不传之可能,但这只是一种假设。根据古人经验之消退或入传在时间上大约须七天,但何以说"七日以上自愈者,以行其经尽故也",这与第7条之"发于阳,七日愈"的说法是一脉相承的。现在看来亦是古人临床经验之言,可作参考而已。至于文中仅举出头痛一证,一来是省略之笔,二来也受《黄帝内经》"七日巨阳病衰,头痛少愈"的影响。临床当与发热、恶寒、项强、脉浮等证合参,方不致犯片面的错误。太阳病虽有自愈之机转,但也有正不胜邪,病情非但不愈,反而进一步向里发展的趋势。

【原文】

太阳病欲解时,从巳至未上。(9)

【笔记】

1. 太阳病正胜邪微,在将解未解之际,预计将解于巳至未上。这段时间日丽中天、阳光普照,是一日之中阳气隆盛之时。太阳病欲解于此时,是因人体阳气得天地之阳气的资助(或服麻桂之剂之后),故病可向愈。证之临床,确有应验。特别是大病久病,与时辰及气候之变化关系更密切。刘渡舟教授曾言:"我年幼时学中医,就见过老大夫诊病水平很高,对于疾病什么时候加重、什么时候痊愈,有一定预见性。说明这些理论还是比较科学的。"

2. 欲解时:指病证可能得到缓解之时,非病必愈之时。从巳至未上:指巳、午、未3个时辰。巳,9~11时;午,11~13时;未,13~15时。从巳至未上,即从9时至15时这段时间内。

3. 根据天人相应的理论,推测太阳病欲解的有利时辰。其实,此为古人对疾病愈后的估计,本条是从人体在自然界(天时)变化时阳气的盛衰对人体正气的影响来判断疾病发展的走向,人与自然界息息相关,自然界的六淫之邪可伤人致病,自然界的阴阳消长又可以对人的机体发生好的影响而有助于抗邪,因此六经病欲解都各有一定的时间。太阳将要解除的时间是从巳至未上,这是一日中阳气最隆盛的时候,此时人体的阳气随自然界的阳气而充盛于外,有助于驱散表邪,这也是古人对于天人相应的一种认识。

4. 太阳病解,虽与自然界阳气的盛衰有关,但这只是一个外部影响,只提供了一种有利的条件而已,并不是起决定作用的因素。因为病解与否,取决于邪正进退的情况,还必须有其内在因素,即患者自身的正气是否充实,有无痼疾与兼夹病证等。同时也还有其他外在因素,如是否重复感邪,调护得当与否,等等。基于上述理由,我们对此条所言,必须灵活看待,不可过分拘执。

【原文】

风家,表解而不了了者,十二日愈。(10)

【笔记】

1. 风家:一指太阳中风之患者,一指太阳病(包括伤寒、中风)之患者,指常因正虚表卫失守而感受风邪者。从临床经验来讲,此处当为前者,即喻嘉言所言"风家表解,已用桂枝汤之互词也",实指太阳中风证之患者。

2. 不了了:了,了结、清楚。不了了,就是未了结、不清楚之意。在此指表证已解,而患者身体仍有不清爽的感觉,即邪已去、正未复之状态。

3. 本条论述表证解后,尚觉身体不爽快,却可待其自愈,此后不必再服药,只需好好将息调养,待到正气渐复,邪气渐去,便可痊愈。十二日者,约略之词,不可拘泥,只是提示外感病缓解之后尚需调养,以防"差后劳复"。

4. 方有执:"风家,谓中风之病也。表,外证也。解,罢也。了了,犹惺惺也。言中风之病,外证俱罢,大势已除,余邪未尽,犹未复初也。十二日,经尽之时也。言至此时,则余邪当悉去而初当复也。盖晓人当静养以待,勿多事反扰之意。《素问》曰:食养尽之,毋使过之,伤其正也,此之谓也。"(《伤寒论条辨》)

【原文】

病人身太热,反欲得衣者,热在皮肤,寒在骨髓也;身大寒,反不欲近衣者,寒在皮,热在骨髓也。(11)

【笔记】

1. 太:通"大"。

2. 皮肤:指在表,在外。骨髓:指在里,在内。

3. 从临床患者之喜恶,来辨别真寒假热、真热假寒证。

4. 历代注家中,成无己首先将本条的皮肤与骨髓,解释为表里,程郊倩进一步把表热里寒、表寒里热的含义引申为真寒假热与真热假寒。他们能从大处着眼,领会其精神,用以指导辨证,从患者的喜恶来辨别寒热的真假,这是十分可取的。

5. 成无己:"皮肤言浅,骨髓言深;皮肤言外,骨髓言内。身热欲得衣者,表热里寒也;身寒不欲衣者,表寒里热也。"(《注解伤寒论》)

【原文】

太阳中风,阳浮而阴弱,阳浮者,热自发,阴弱者,汗自出,啬啬恶寒,淅淅恶风,翕翕发热,鼻鸣干呕者,桂枝汤主之。(12)

太阳病,头痛发热,汗出恶风,桂枝汤主之。(13)

【笔记】

1. 以上两条原文生动而简明地描述了桂枝汤证(太阳中风证)的主要症状、病因病机,以及《伤寒论》的第一首方剂——桂枝汤。以"太阳病"

三字冠首,并直述桂枝汤4个主症,着重在辨证,示人运用桂枝汤应以证候为审证要点,即凡见发热、恶风、头痛、汗出者,皆可运用桂枝汤。这4个主症,即柯韵伯谓之"桂枝汤本证"。

2. 以上两条原文所述尚缺脉缓一症,可与第2条"太阳病,发热,汗出,恶风,脉缓者,名为中风"之脉缓互参。

3. 桂枝汤证的眼目在"汗出"一症上,体现为表虚中风。如无汗出,则为表实之伤寒。这也体现了《伤寒论》的辨证思维。

4. 欲更加全面地认识太阳中风证,还应与第1条"脉浮,头项强痛而恶寒"和第2条"发热,汗出,恶风,脉缓"互相参看。

5. "阳浮而阴弱"既指脉象为浮缓之脉,又指病机为卫强营弱(营卫不和),即卫阳浮盛而失固,导致营阴失守。在正常生理情况下,卫气的主要职能是"温分肉,充皮肤,肥腠理,司开合",《灵枢·本脏》言及营气的主要职能是营养、滋润人体脏腑及各部组织。营行脉中,卫行脉外,卫阳为营阴之使,营阴为卫阳之守,营卫调和,各司其职。当人体在卫阳不足的情况下,风寒外袭于皮毛腠理,则体表的营卫之气受邪,卫气奋起抗邪,表现为卫阳浮盛(并非卫气强盛),卫阳与邪相争出现发热、脉浮等亢奋的现象,故称卫强;卫属阳,故"阳浮者,热自发"。因卫阳浮盛于外,而失于固密,则营阴不能内守,故使汗出。营阴相对不足,故"阴弱者,汗自出"。

6. 恶风、发热、头痛为太阳病证的共有症状(包括太阳中风、太阳伤寒),唯汗出是桂枝汤证的特征性症状,并以此区分中风与伤寒二证。

7. 太阳病之恶风、恶寒二症在临床上并无本质区别,只是有轻重之分,且可以时重时轻而并见,喻嘉言告诫:"后人相传,谓伤风恶风,伤寒恶寒,苟简率易,误人多矣。"由此可见太阳中风证与太阳伤寒证并不从恶风、恶寒上辨别。桂枝汤之四个主症中为何言证而遗脉?因为太阳中风证,其脉固多浮缓,但桂枝汤主治证却不一定全是浮缓之脉,如57条"伤寒,发汗已解,半日许复烦,脉浮数者,可更发汗,宜桂枝汤"。所以必须脉证合参,全面分析,方能辨证准确。

8. "阳浮而阴弱",当包括三个方面:一指卫营之变化,卫阳营阴,盖中风之脉已在中风条中言明。此处阳浮,言卫阳浮盛于外而见发热,阴弱,言营阴不守而汗出。二指脉象之变化,脉象轻按明显,故称阳浮;重按见弱,故称阴弱;阳浮而阴弱,指脉象浮缓。三言病机者,阳浮代表卫阳浮盛,阴弱代表营阴不能内守。既指脉象,又言病机,阳浮阴弱提示桂枝汤证卫强营弱的病机所在。

9. 第12条实言太阳中风桂枝汤证的病理机制,即卫营二气的变化:风邪外犯于表,卫气充卫于外,故脉是阳浮,其症表现为热自发,桂枝汤证为表虚,营分不足,故脉见阴弱不守而汗自出。这里的"阳浮而阴弱",即古人所谓的"卫强营弱",但卫强为病态之卫气壅盛,故见强而不能密,而易招致外邪入侵。

10. 啬啬恶寒:啬(sè,音色),悭吝畏怯状,形容怕冷畏缩之态;淅淅:淅(音息),淅淅,风声,洒淅不宜,如冷雨寒风入侵肌肤之感。

11. 淅淅恶风:淅淅(xī,音息),风雨声,如寒风冷雨侵入肌肤的感觉。淅淅恶风,形容恶风。方有执说:"淅淅言恶风由于外体疏,犹惊恨雨水,卒然淅沥其身,而恶之切之意。"

12. 翕翕发热:翕翕(xī,音息),聚合貌。翕翕发热,以鸟之合羽状形容发热之轻浅。此处啬啬、淅淅、翕翕均为营卫不和,表之阴阳失态之貌,引申为怕冷畏缩貌。

13. 鼻鸣:由于鼻塞,呼吸时发出鸣响。

14. 桂枝汤以桂枝为主药而得名,后人誉为"群方之首"。方中桂枝辛温,温通卫阳而解肌祛风;芍药苦酸微寒,益阴和营,桂枝、芍药等量配伍,具有调和营卫之功。生姜辛温,佐桂枝辛甘化阳,且能降逆止呕。因脾胃为营卫生化之本,故用大枣味甘,益脾和胃,助芍药益阴以和营。炙甘草味甘性温,补益中气,调和诸药,伍桂、姜可化阳;配芍、枣而能化阴。诸药配伍,共成解肌祛风、调和营卫之剂,主治太阳中风证。桂枝汤为辛温解表轻剂,以调和营卫为主,此外还有调和气血、调和脾胃、调和阴阳的功效,凡营卫不和之病证皆可选用,绝非局限于太阳中风证。

桂枝汤的煎服法与药后护理,叙述甚详,亦多精义,历来为注家所重视。特别是服药后喝热稀粥、温覆以取微汗,既益取汗之源,又防过汗伤正,颇有深意,不可忽视。

15. 历代注家都十分重视对"阳浮阴弱"的分析,提示正确理解其意义是掌握桂枝汤证的关键所在。注家对"阳浮阴弱"的分析,大多以脉象分析卫强营弱的病机及发热汗出的关系,无疑是正确的,在临床具体应用上《伤寒论》全书中已有诸多的叙述,可作临床之参考和运用:主治太阳中风证,见12条、13条;用于营卫不和常自汗出证,见53条;用于脏无他病,时发热自汗出而不愈者,见54条;用于伤寒发汗已解,半日许复烦,脉浮数者,见57条;用于太阳病虽经误下而表证不罢者,见15条、164条;用于太阳病外证未解,脉浮弱者,见42条;用于太阴病表未解者,见276条;脾肾阳气大虚兼表证,以四逆汤先温其里,里和而表未解者,用桂枝汤,见 91 条、372 条、387 条;阳明病,脉迟,汗出多,微恶寒,表未解者,仲景仍以桂枝汤治之,见 208 条。《金匮要略》将桂枝汤一用于妇人妊娠呕吐,一用于产后中风。

【临床体会】

桂枝汤的关键在于"桂枝本为解肌"。脾主肌肉,解肌亦可理解为调理中焦脾土。营卫者,皆生于水谷,源于脾胃。营行脉中,则"和调于五脏,洒陈于六腑",卫行脉外,则"温分肉,充皮肤,肥腠理,司开合",营卫"阴阳相随,外内相贯"。故此,通过桂枝汤的滋阴和阳达到调理脾胃之功,以协理全身的阴阳气血。临床上常用本方加减调理人体营卫变化,除了用于伤寒中风之表虚外,笔者常用其治疗气血不足之月经失调、痛经等妇科病症,如见偏于血虚者,参当归四逆汤并重用当归;如见偏于阳虚气弱者,则参入黄芪桂枝五物汤变化,并重用黄芪。在治疗女性更年期之经断前后诸症时,常可见患者潮热汗出,如患者平时偏于虚寒,而兼形寒身冷者,即可用桂枝汤以调和营卫。

【案例】

案 1:林某,女,32 岁,农场职工。体素健壮。农场夏季工作繁忙,炎日下,经常汗出吹风,自感甚为痛快,新疆夏季白天较长,晚上 11 点天尚未全黑,所以工作时间较长,由于天热汗出较多,所以每晚下班后即以凉水冲澡,日以为常,但近年来自感平时易于汗出,稍一活动即汗多湿衣,一年四季不论冬夏,常因汗出而影响工作,多次寻医问药,处方多为固表敛汗、清热滋阴,但效果不显。遂来余处诊治,查患者身体尚可,诊脉时可见其手背五指如被水浸,用纸吸干后少顷又见湿润,自觉四肢乏力、头晕,唯饮食尚可,脉浮缓重按无力,稍一劳作即神倦困乏,其他体检一如常人。结合病况,辨证为经年劳作热盛于表,复又以凉水冲澡,劳作热盛腠理开泄之际,骤然受凉水冲洗,开泄之营卫突因受凉而闭束,致使开阖失常、营卫失和所致。治以调和营卫为宜。处方:桂枝汤加减,桂枝 12g,杭白芍 15g,炙甘草 6g,大枣 10 枚,生姜 9g,太子参 20g,生黄芪 20g。每日 1 剂,7 剂,水煎,每日 3 次,温服,服后一刻喝热稀粥一碗许,服后避风。7 天后患者自来复诊,言服药后无不适,身有暖感,汗出明显减少。再处方如下:桂枝 12g,杭白芍 20g,炙甘草 6g,大枣 10 枚,生姜 9g,太子参 20g,生黄芪 20g,土炒白

术 15g,但不啜粥,再服 5 剂后汗出已止。停药后自我调养,言以后再不敢
用凉水冲澡。

案 2：张某,26 岁,初诊于 1990 年 5 月 12 日。婚后 3 年未孕,月经初
潮 14 岁,周期一直先期,20~25 天一行,经期长达 7~9 天,色质稀,基础体
温双相,性激素六项：LH 4.5mIU/ml,FSH 5.8mIU/ml,P 4.2nmol/L。月经周
期 12 天 B 超显示子宫大小正常(44mm × 45mm × 43mm),内膜厚度 6mm,
周期第 14 天血孕酮 6.8nmol/L,显示卵泡期短,黄体功能不健。检查：身体
瘦弱,神疲乏力。肤色苍黄少华,多年来时觉畏风,形冷汗多,但体温正常,
脉浮濡少力,舌淡红、苔薄白腻,腹诊无特殊。拟以气血不足、营卫失和调
治,方用桂枝汤合当归补血汤加减,调和营卫、温摄经血。处方：桂枝 12g,
生白芍 12g,黄芪 20g,当归 12g,炙甘草 10g,大枣 7 枚,生姜 5 片。5 剂,
水煎,每日 3 次,温服。药后恶风稍减,自汗略敛,脉浮濡不数。再以上方
加当归 10g、川芎 6g,继服 7 剂。当月月经超前 4 天来潮,量中,色暗红,偶
有恶风自汗。继修改处方：桂枝 12g,生白芍 12g,黄芪 12g,当归 12g,柴胡
12g,地骨皮 15g,黄芩 12g,炙甘草 10g,大枣 5 枚,生姜 5 片。嘱患者每于
月经周期第 12 天起连服两周为一周期,并指导性生活日期,4 个月后见停
经 40 天,做血 HCG 检查,示已怀孕,第二年足月产一健康男婴。

【原文】

太阳病,项背强几几,反汗出恶风者,桂枝加葛根汤主之。(14)

【笔记】

1. 几(jǐn,紧)：紧固拘牵不柔和貌。

2. 本条为太阳中风兼太阳经脉不利的证治。反汗出恶风者,点明项
背强几几一症常多见于无汗者,今反汗出者,一则指出在特定情况之表虚
证时,亦可使用,但须加减变化;二则为桂枝汤使用变化的具体说明。

3. 本条其实是桂枝汤证兼有项背强几几症候,颈项为太阳经脉循行
之地,经气被风寒所束,则颈项强而不舒,但患者体质不同,故在实际使用
中有所加减变化,表实用麻黄,表虚用桂枝,这也是诊治过程中共性与个性
的用药辨证。

4. 从本条文来看,本症应为太阳病。无汗兼有项背强几几,故应以葛
根汤治疗,今因表虚反见汗出,故改以桂枝汤加葛根,由此可见：太阳病(共

性)＋项背强几几(特征),如见表实患者,则以麻黄汤加葛根;如见表虚患者,则以桂枝汤加葛根。这种具体体征,具体加减用药变化,正是学习《伤寒论》辨证方法的关键。

5. 桂枝加葛根汤,《伤寒论》原方中有麻黄三两(去节),但从条文中看有"反汗出"一症,应为有误,当去之。

6.《医宗金鉴》:"太阳病,项背强几几,无汗恶风者,实邪也。今反汗出恶风者,虚邪也,宜桂枝加葛根汤,解太阳之风,发阳明之汗也。"

7.《伤寒论》中,凡不应见而见或少见的症状前多用"反"字,以示警醒,说明本证的辨证关键,在于汗出。汗出恶风是太阳中风证的主证,故用桂枝汤,太阳经脉不利,故加葛根以宣通经脉之气,而治太阳经脉之邪。

8. 本方即桂枝汤中但加葛根一味,桂枝汤解肌祛风,调和营卫,葛根味甘性平,其作用有三:一则升阳发表,解肌祛风,助桂枝汤以解表;二则舒筋通络,解经脉气血之凝滞;三则起阴气而润燥,以缓解经脉之拘挛。煎服法中,仲景强调先煮葛根,近代煎药不取其法,但仲景用药处方必有深意,故其煮法尚待研究,方中虽有桂枝汤组成,却不须啜粥,因葛根能生津以助胃气。

9. 王晋三在其著作《绛雪园古方选注》中言及本证是邪入太阳并能欲传阳明之际,而于桂枝汤中另加葛根一味,此有先走一步之法,在临床治疗上确有实用之处。其原文曰:"桂枝加葛根汤,治邪从太阳来,才及阳明,即于方中加葛根,先于其所往,以伐阳明之邪。因太阳未罢,故仍用桂枝汤以截其后,但于桂枝芍药各减一两,既不使葛根留滞太阳,又可使桂枝芍药并入阳明,以监其发汗太过,其宣阳益阴之功,可谓周到者矣。"

【临床体会】

"项背强几几"是太阳中风导致经脉中经气不舒利所致的体征,临床上笔者常将其借用于妇科气血不畅而致的少腹挛急,如气滞瘀阻的痛经、附件炎导致的不孕等。以桂枝汤调和营卫(气血),并重用葛根以舒解、疏通经脉,柔挛止痛,处方时应加大葛根与桂枝的用量。临床上,葛根配桂枝通络止痛效果明显。

【原文】

太阳病,下之后,其气上冲者,可与桂枝汤,方用前法。若不上冲者,不

得与之。(15)

【笔记】

1. 太阳病误以下法,邪气将欲内陷,但患者体质较好,或用下法较轻,故正气虽一度受挫,但随即上冲,复祛邪于表,而仍见"热自发"之桂枝汤证,故仍可用桂枝汤治疗。

2. 卫气上冲与邪之内陷是相对而言,有邪还于表之义,上冲为正气奋发的表现。

3. 从疾病的变化来看,太阳病,误下伤正,邪气乘下内陷,则可出现胸满、成痞、结胸等症,其时在治法上当从误治变证处理,即"知犯何逆,随症治之"。如下后正气随复外达祛邪于表,并与之相争(上冲),则如仍为桂枝汤证者,以桂枝汤治疗;如见麻黄汤证者,可以麻黄汤治之:如祛邪于表而又兼他证者,则可随证加减变化,不可拘泥。

4. 气上冲:指患者自觉胸中有气上逆,此为误治后邪正相争之状。亦可解为太阳病应以汗法或调和营卫之法,现误治以下法,邪气欲随下法伤气而内陷,但可因患者体质偏好,虽因下法邪欲内陷,但正气尚充沛,随即恢复而上冲祛邪,使邪仍回表证,故仍可用桂枝汤解表。

5. 方用前法:指仍用桂枝汤的治疗方法和服法。

6. 柯韵伯:"气上冲者,阳气有余也。故外虽不解,亦不内陷,仍与桂枝汤汗之,上冲者因而外解矣。用前法是啜稀热粥法,与后文依前法、如前法同。若谓汤中加下药,大谬。"(《伤寒来苏集》)

【原文】

太阳病三日,已发汗,若吐,若下,若温针,仍不解者,此为坏病,桂枝不中与之也。观其脉证,知犯何逆,随证治之。桂枝本为解肌,若其人脉浮紧,发热汗不出者,不可与之也,常须识此,勿令误也。(16)

【笔记】

1. 本条指出太阳病误治发生变证的治疗原则,以及坏病形成的原因、概念、治则。坏病的特征是原有证候已不复存在,病情复杂多变,难以六经证候称其名。其病因病机是由于误治、失治、体质及病邪等因素使疾病恶化。治疗原则为"观其脉证,知犯何逆,随证治之"。此原则也逐渐演变为中医辨证论治上的一种手段,而不单指《伤寒论》之坏病。

2. 本条提出"坏病"概念,所谓坏病,是指误治后,症状变化无规可循而不能定其名者。

3. 提出太阳病脉浮紧,无汗为伤寒,有汗为中风,中风用桂枝汤解肌,此为常识的观点。桂枝本为解肌,而不可用以发汗。解肌者,解散肌表之邪,与麻黄之发汗不同。

4. 本条的演变过程为:太阳病三日(言病程),如见有汗者,可与桂枝汤解肌,如无汗则不可与之,此为常识;但如发汗太过,汗不如法,或误用他法治疗而出现多种变证,则为治疗的失误,其所见诸证,即是坏病的表现,此时已不能按常规方法治疗,只能具体问题具体分析,即"观其脉证,知犯何逆,随证治之"。通条贯彻了辨证论治的思想,值得后世医者学习玩味。"桂枝不中与之也",不中(zhòng,音仲)即不适合,《论语·子路》中有"刑罚不中,则民无所措手足";"仍不解者",指病仍未愈,非指表证未解。

5. 解肌:解除肌表营卫不和之义,与麻黄汤之发汗完全不同。

6. 温针:针刺法之一,是针刺与艾灸合并使用的一种方法。操作时,针刺一定穴位,将艾绒缠于针柄上点燃,使热气透入。

7. 太阳病,运用汗法本是正确的,但由于选方不当,或未遵服药宜忌,或由于体质因素与病邪相互作用而难解,或医者失察,错误地使用汗、吐、下法及温针等治疗手段,其病不但不愈,且进一步恶化,以致病情严重而复杂,不能用六经正名者,即为"坏病"。由于病已不属太阳表证范畴,故不能再用桂枝汤解表。唯其如此,故处治坏病无六经定法可循,而须详细收集病情资料,即仔细诊察全部脉证,认真地分析其病因病机、病位病性、邪正盛衰等,然后加以准确判断,并拟定因人、因地、因时、因病制宜的治疗方案,此即"观其脉证,知犯何逆,随证治之"。此实为张氏于临床实践中在大量误治发生变证的现象中归纳出来的经验总结,其对后世医者有着深远的指导意义。

【原文】

若酒客病,不可与桂枝汤,得之则呕,以酒客不喜甘故也。(17)

【笔记】

1. 从"不可与桂枝汤"句反得出酒客所病为太阳中风证,故《医宗金鉴》谓饮酒而病者,不妥。

2. 酒客:平素喜饮酒之人。

3. 酒客不喜甘故也,此处之不喜,非指酒客本人喜爱与否,而是从病理上讲酒客常多有湿热。不喜者,不宜之谓,甘者,温之谓,即湿热内蕴之酒家,一旦外感,不宜用甘温之药调治(包括桂枝汤),甘温化热,更易引起胃气失降而致呕吐,但此是病机的一个方面,假如酒客无明显内热者,则外感风邪桂枝汤用之亦无不宜。

4. 此为桂枝汤用方禁忌。酒性偏热,酒家者多饮嗜酒,日久而生湿热内蕴,即内有湿热之客过饮而病,虽言之成理,但恐不符本条原文精神,当以嗜酒之人又患太阳中风者为妥。

5. 本条提示服用桂枝汤时除注意方证相应外,尚需了解患者体质因素及平时嗜好,故本条以酒客不喜甘为例,阐明禁用桂枝汤的另一种机制。嗜酒之人,恒多湿热内蕴。桂枝汤为辛甘温剂,辛温助阳,味甘助湿,故里蕴湿热之人,虽患太阳中风证,亦当禁用(慎用),误服则湿热壅滞,胃气上逆而呕吐。本条之禁,虽以酒客为名,而旨在湿热,或外受湿热,或内蕴湿热,故不得以患者是否嗜酒为辨。湿热内蕴之人患太阳病需汗解者,可选用辛凉透解,或兼化湿之法。

【原文】

喘家作,桂枝汤,加厚朴杏子佳。(18)

【笔记】

1. 本条为宿疾复感新邪者,喘家:指素有宿疾咳喘,今又复感风寒,更致肺气不宣之喘咳患者。作:《说文》中"作,起也",此处指又复感中风新邪而发病。杏子:即指杏仁。

2. 本条喘家不用麻黄汤加厚朴杏子,从药测证,可知本条之患者为表虚外感而有汗出之患者,如无汗表实之喘家复兼表邪者,当从大小青龙或麻黄汤之属。

3. 本条为原有肺气不肃之宿疾,又复感中风表证,新感引动伏邪,故除表证外,又见宿疾喘咳,所以按中医急则治标的原则,先与桂枝汤调和营卫,解除表证,又兼治旧疾,加入厚朴、杏子以平喘止咳,这也是桂枝汤证在治疗上的灵活变化。"加厚朴杏子佳",也只是张仲景的经验之谈,在临床上完全可以按照患者之具体证候而辨证加减,不可非用此二味而拘泥不化。学习《伤寒论》的一个重要方法就是活学活用。

4. 本条论述原有喘病宿疾,又复外受风寒而引发喘病。故本证应除具有桂枝汤证外,还有气逆作喘的表现。分析太阳中风与发喘的关系,是宿疾在先,今逢外感,风寒迫肺,则肺气必然不利,在无宿喘之人,不过鼻鸣干呕而已,若有宿喘之人,则肺寒气逆必然明显,是新感引动宿疾,内外相迫所致。《素问·至真要大论》曰:"从外之内而盛于内者,先治其外而后调其内。"本条之喘由太阳中风引发,当是从外于内;而喘证明显,当是盛于内,故以治表为主,用桂枝汤治其外,加厚朴、杏仁以降逆下气为佳。这也是"知犯何逆,随证治之"的具体手段,即后人钱天来于《伤寒溯源集》言:"此示人以用药之活法,当据理合法加减,不可率意背理妄加也。"

【原文】

凡服桂枝汤吐者,其后必吐脓血也。(19)

【笔记】

1. 本条从另一个侧面指出凡有内热的患者,不宜服用桂枝汤,这一点与 17 条"若酒客病,不可与桂枝汤,得之则呕,以酒客不喜甘故也"同义,两条均以内有湿热者,不宜服用桂枝汤,至于服用以后,必吐脓血,也不能一概而论,此为张氏推测或个人经验之谈。总的来讲,任何疾病,凡用药时,不可以热治热、以寒治寒,以犯《黄帝内经》所谓"虚虚实实"之戒。

2. 以病机测证,本条之吐,应包括内热心烦、懊恼不宁及呕恶等症。

【原文】

太阳病,发汗,遂漏不止,其人恶风,小便难,四肢微急,难以屈伸者,桂枝加附子汤主之。(20)

【笔记】

1. 漏:指汗出淋漓不止。小便难:小便量少且不通畅。急:拘急,屈伸运动不得自如。

2. 本条为太阳病汗法太过,而致阳虚液脱,属于误治范畴。

3. 本条病机变化为太阳病,当以汗法或调和营卫(视其表实表虚而定),本条从"桂枝加附子汤主之"推测,当属太阳中风证,但汗出太过,或桂枝汤用不如法,没有达到微汗而出,而致大汗淋漓,甚则汗出不止如漏,时表邪因治法不妥而未解(所以其人仍恶寒),但因汗大出而致阴津已伤(故见小便难),同时阴伤及阳,而见"小便难,四肢微急",故急用桂枝加附子汤温经固表治疗,如再进一步演变,而见恶寒之类,则可参22条"若微寒者,桂枝去芍药加附子汤主之",以桂枝去芍药加附子汤治疗。

4. 汗为人身之阴液受阳气之化而生成,阳加于阴则汗出。

5. "恶风,小便难,四肢微急、难以屈伸"三症均有阴伤兼有阳虚的二重性。其中恶风一症更有表邪未净、阳虚恶风的二重性。

6. 柯韵伯谓此证为"离中阳虚不能摄水,当用桂枝以补心阳,阳密则漏汗自止矣,坎中阳虚不能行水,必加附子以回阳,阳回则小便自利矣"。此处用此解释有些勉强,因此条客观地讲,虽有阳虚,但未深及心肾之虚所致。

7. 观本条表证用汗法,原为太阳病正治之法,这里所出现的病变的原因,一则可能为服药不如法;但另一原因亦可能为患者本素阳虚,腠理不密、不耐汗法之故,这主要是医者在临床诊治上,要注意理论和实践的结合问题。

8. 太阳病,本当治以发汗,但须微汗,始得邪去表解,若服药后大汗淋漓,不但病不能除,反而伤阳损液而生诸种变证。"其人恶风"指恶风寒程度较原来的中风证恶风寒更重。四肢为诸阳之本,阳气者,精则养神,柔则养筋。今阳虚液伤,四肢失于温煦滋养,故觉拘急而活动不能自如。本证漏汗恶风,而脉不沉微,手足尚温,以卫阳虚为主,所以加熟附子,目的在于温卫阳以固表,不一定是温少阴肾阳,用桂枝汤只加附子一味,以复阳固表为主,阳复则表固汗止,汗止则液复,是以小便难、四肢拘急诸症自愈。

9. 此条实与第12条"不可令如水流漓,病必不除"之训相对应,并补出治疗方法。一般来说,桂枝汤发汗,不至于"遂漏不止"。故此条所谓"太阳病,发汗",盖指本为桂枝汤证,却用了麻黄汤类峻汗之剂所造成的后果。

10. 尤在泾:"发汗伤阳,外风复袭,汗遂不止,《活人》所谓漏风是也。夫阳者,所以实腠理、行津液、运肢体者也。今阳已虚,不能护其外,复不能行于里,则汗出小便难。而邪风之气,方外淫而旁溢,则恶风,四肢微急,

难以屈伸,是宜桂枝汤解散风邪兼和营卫,加附子补助阳气,并御虚风也。"(《伤寒贯珠集》)

【临床体会】

笔者在妇科临床经常遇到感受风寒之患者,原想以温药解表祛寒,但考虑到如下原因,遣方用药时则会非常谨慎:一则可因病轻药重、发汗太过;二则可因患者本身体质较差,表卫不固,女性体质一般不如男性,所以,一旦辛温解表稍一过量,即会表卫失守,或辛温之药助阳而迫阴津外泄,致大汗淋漓,甚至阴伤及阳而有亡阳之虑。所以我们治疗妇科风寒犯表的患者,在使用辛温解表药时一定要控制剂量,并随时观察有无寒郁化热证候,如出现寒轻而热重的变化,用药即须从辛温转向辛凉,这中间种种变化的运用,就要考验临床医师的功力了,其中关键就是"观其脉证,知犯何逆,随证治之"。

临床上,本方我们亦常用于产后体虚,不慎感受风寒所致汗出身痛之症,效果亦好。

【原文】

太阳病,下之后,脉促,胸满者,桂枝去芍药汤主之。(21)

【笔记】

1. 本条为太阳表证,应用汗法,仅以误下而致伤及胸阳。即太阳病误下,致胸阳受损并兼有表证不解的临床特点与治疗。

2. 脉促:脉象急促有力,不是脉来数而时一止者。一为误下之后,正气受损,邪气乘机内陷,但正气随即与之相抗而见脉促,此点与15条之"其气上冲"机制相似;一则也从另一侧面反映了此时正气及胸中之阳气相对被内陷之邪所遏阻,故见脉促。

3. 胸满:即下后伤及胸中阳气所致胸闷之谓。然胸阳虽伤,但邪并非全陷,仍有欲求伸展之势,其脉势急促即是明证。34条有"脉促者,表未解也",140条有"太阳病,下之,其脉促,不结胸者,此为欲解也"。本证之脉促,一方面反映邪气由表入胸,人体阳气尚能抗邪;另一方面也反映胸阳之抗邪能力受挫。以上两条病因大体相同,由于体质差异,本证有两种情况:其一,邪陷胸中,胸阳不振,出现胸满,脉促有力;其二,胸阳损伤,兼阳气不足,表现为胸满,脉微,恶寒加重。

4. 去芍药者,因此时已呈阴偏盛而阳偏衰之病态,芍药酸甘助阴,故宜去之。

【原文】

若微寒者,桂枝去芍药加附子汤主之。(22)

【笔记】

1. 本条为前条病机之进一步发展,前条误下伤正,邪陷于胸,邪正相争而见脉促;此条为其进一步变化,正损伤阳,而见微寒。

2. 微寒,不是恶寒,而为阳虚所生之寒,为寒从内生之寒。微寒之微亦可理解为脉之微,与上条之脉促对比。微寒,为脉微而寒,为误下伤阳之故,与陈修园"若脉不见促而见微,身复恶寒者"之义同。另如刘昆湘只分析恶寒为肺卫气虚,肺卫之气皆根于肾,而当温肾阳,由此理解加附子的理由,以桂枝去芍药加附子调治。

3. 误治伤及阳气,20 条、21 条及本条当参合互看,病机相似,治法各异,三条对比,以本条为重。陈古愚:"《伤寒论》大旨,以得阳则生,上节言汗之遂漏,虑其亡阳,此节言下后脉促胸满,亦恐亡阳。盖太阳之气,由至阴而上于胸膈,今因下后而伤胸膈之阳,斯下焦浊阴之气僭居阳位而为满,脉亦数中一止而为促,治宜急散阴霾。于桂枝汤去芍药者,恐其留恋阴邪也。若见恶寒,为阳虚已极,徒抑其阴无益,必加熟附以壮其阳,方能有济。"

4. 桂枝汤一旦去芍药,则一改其调和营卫之专长,而成为桂枝配附子之辛甘化阳之法则,临床用药,对此三条的变化组方之机巧,尤须格外留意。

【临床体会】

桂枝去芍药加附子汤,笔者常用其加减治疗肾虚宫寒导致的子宫发育不良、子宫偏小及不孕症,取桂枝汤甘温能调和营卫,因营属血、卫主气,故调营卫即调气血,加熟附片更能补肾暖宫;亦可治疗青春期宫寒性痛经、月经过少,常参入仙灵脾、巴戟天、杜仲、菟丝子等;还可与四物汤去白芍改用赤芍合用,取其温肾补血暖宫之效。

【原文】

太阳病,得之八九日,如疟状,发热恶寒,热多寒少。其人不呕,清便欲自可,一日二三度发。脉微缓者,为欲愈也;脉微而恶寒者,此阴阳俱虚,不可更发汗、更下、更吐也;面色反有热色者,未欲解也,以其不能得小汗出,身必痒,宜桂枝麻黄各半汤。(23)

【笔记】

1. 本条言得太阳病多日不愈之几种转归变化,及治法禁宜。

2. 太阳病寒郁,正治为麻黄汤。但在实际治疗中,由于患者的体质情况、邪气强弱和治法之得宜与否,均有多种不同的变化,这里只是举例从一个侧面来讲述病机变化、辨证和用药。"脉微缓者",为邪轻正强,则可不治自愈,如第 5 条"伤寒二三日,阳明、少阳证不见者,为不传也"(不传里自解于表),第 8 条"太阳病,头痛至七日以上自愈者,以行其经尽故也",第 37 条"太阳病,十日以去,脉浮细而嗜卧者,外已解也……"。如见"脉微而恶寒"者,则为阳虚阴弱之先兆,一般在太阳病见此症,多为误治所致,如因误中、误下、误吐所致而伤及阴阳者,则宜随证治之(不可更发汗、更下、更吐也)。常见变化有如第 20 条"太阳病,发汗,遂漏不止,其人恶风,小便难,四肢微急,难以屈伸者,桂枝加附子汤主之"(误汗阳虚液脱),第 21 条"太阳病,下之后,脉促,胸满者,桂枝去芍药汤主之",第 22 条"若微寒者,桂枝去芍药加附子汤主之"(误下伤阳),第 62 条"发汗后,身疼痛,脉沉迟者,桂枝加芍药生姜各一两人参三两新加汤主之"(误汗伤及气阴),等等,可参看误下、误吐等有关条文。如"面色反有热色者",则为汗不如法,虽汗而表邪未解,寒邪不能从小汗出而散之,仍留于表面致表卫被郁所致,故可再以小汗发之,但此时前已用麻黄汤,故改为桂麻各半汤,小其发汗之力。此处如用法不妥,寒邪进一步化热,而见烦躁者,则可用大青龙汤法调治。

3. 如疟状:言其寒热似疟。由此可见非真疟状,此为寒热相争,以热多(正旺)寒少为主,此时病有自愈(人身正气自行祛邪外出)之可能,故曰"为欲愈也"。

4. 身必痒:卫气郁拂于肌肤,化热为痒也。

5. 本条之"面色反有热色者",当与阳明病之面色缘缘正赤(阳邪为重) 和少阴病之戴阳相区别。

【临床体会】

桂枝麻黄各半汤,笔者常用于外感风寒、营卫不和的女性风疹、皮肤瘙痒及因体质因素引起的荨麻疹等疾病,也可用在产后体虚感受风寒所致身痛、无汗、头痛等症。

【原文】

太阳病,初服桂枝汤,反烦不解者,先刺风池、风府,却与桂枝则愈。(24)

【笔记】

1. 初服:当初即服,治法不算错,但病重药轻。本病如开始为无汗者,则宜以麻黄汤,但如表虚有汗(汗不多)则用桂枝汤是对的,只是邪重药轻而已。

2. "反烦不解者"为用桂枝汤而表证欲解未解之貌,此即徐灵胎《伤寒论类方》所言:"此非误治,因风邪凝结于太阳之要路,则药力不能流通,故刺之以解其结。盖风邪太甚,不仅在卫,而在经,刺之以泄经气。"烦:烦闷不安之意,与阳明里热之热烦完全不同,故急刺风池、风府泄邪以助正。此条开针药并用之先河,对后世治疗疾病采用多种疗法具有重要的指导作用。

3. 同为太阳病,如为表虚汗出中风者,用桂枝汤调和营卫为正治。但却反烦而不解者,应是病重药轻之故,则仍可以桂枝汤法治之,即本条之"却与桂枝则愈"。只需调整用量和服法,亦可如本条所言,邪气较重时,当针药并举:"先刺风池、风府"。

4. 本为伤寒证,却误用桂枝汤法,应有无汗、恶风诸症,当从麻黄汤例调治。如兼具无汗烦躁者,则应考虑从大青龙汤例调治;兼见无汗而喘者,则可从麻杏石甘汤例调治。或病情发生传变,或药证不符,如第4条"颇欲吐,若躁烦,脉数急者,为传也",26条"服桂枝汤,大汗出后,大烦渴不解,脉洪大者,白虎加人参汤主之"。它们虽都具太阳病主证,但因患者体质强弱、病邪轻重、邪正发展变化等不同,而表现、治疗各异。临床上应"观其脉证,知犯何逆,随证治之"。

5. 却：此处作"再"讲。李商隐诗"何当共剪西窗烛，却话巴山夜雨时"，却话：再言之谓。

6. 至于邪重药轻的内涵，仍可理解为：用药之量不够；或服药不如法；或本为麻黄汤证而用桂枝汤之误治。

【原文】

服桂枝汤，大汗出，脉洪大者，与桂枝汤如前法。若形似疟，一日再发者，汗出必解，宜桂枝二麻黄一汤。(25)

【笔记】

1. 大汗出：指服桂枝汤不如法，脉变洪大而证未变的治法。

2. 脉洪大：为正气被桂枝汤大汗而引发于外，其病因病机是太阳病发汗太过，病邪不解，阳气浮盛于外。原文未列太阳中风证，只提"脉洪大"，从仍用桂枝汤，可知应具有太阳中风证，此即以汤代证的笔法。脉浮缓是桂枝汤证之常有脉象，脉洪大是桂枝汤证之变，仲景通过桂枝汤证的不同脉象举例，示人临证贵在知常达变，异中求同，把握病机。治法仍用桂枝汤解肌祛风。洪大指正气而言，与白虎汤论之洪大有别。

3. 形似疟：言似疟而实非疟。这里为汗不得法，汗大出而邪不得去，邪与正相争之状，故改以小发汗，须与少阳证之往来寒热相鉴别。

4. 与桂枝汤：言再与桂枝汤，反推为表邪未净，从本条条文来看，开条言服桂枝汤者，则此条为太阳中风证。

5. 如前法：言仍用桂枝汤以调和营卫之法。前法，指桂枝汤的特殊服法（见 12 条桂枝汤后三服法）。

6. "若形似疟……汗出必解"：本段其病理变化，实与 23 条相同，指出了几种转归变化，二条可互参。

7. 尤在泾："服桂枝汤，汗虽大出而邪不去，所谓如水淋漓，病必不除也。若脉洪大，则邪犹甚，故宜更与桂枝汤取汗。如前法者，如啜热稀粥，温覆取汗之法也。"（《伤寒贯珠集》）

【临床体会】

桂枝二麻黄一汤，笔者临床应用与桂枝麻黄各半汤相同，但因患者体质因素及所感受风寒之轻重，桂枝二麻黄一汤则常用于体质偏虚及以受风邪为主者,在具体用药上侧重在祛风,同时药量也比桂枝麻黄各半汤轻。桂枝二麻黄一汤常用来治疗产后表虚,感受风寒所致外感者,但用量上宜轻,取其微汗即可。

【原文】

服桂枝汤,大汗出后,大烦渴不解,脉洪大者,白虎加人参汤主之。(26)

【笔记】

1. 本条对比前条而设。前条为中风证,桂枝汤服不如法,而致大汗出,脉洪大,但邪仍在表者,故仍以桂枝汤;本条为服桂枝汤后,热盛津伤,转属阳明的证治。大汗伤津,寒邪入里转热,故改用白虎加人参汤。可知其表证已解,邪入阳明。

2. 本条重点在于大汗伤津,津伤化热而见"大烦渴不解"。烦是心烦,渴是口渴。大烦渴不解,是说心烦口渴严重,不因大量饮水而解。

3. 既用白虎加人参汤,则可知本条之脉洪大,已有虚意。

4. 太阳中风服桂枝汤发汗,应遍身漐漐微似汗出为宜,不可令如水淋漓,否则不仅病不除,且常易发生传变。今服桂枝汤而大汗出,汗后伤津助热,致使邪热转属阳明,两证鉴别的关键在于烦渴之是否出现及表证之有无。

5. 本条与25条前半段"服桂枝汤,大汗出,脉洪大者,与桂枝汤如前法"文字近似,而病机、治法相去甚远。25条是服桂枝汤,汗不如法;本条为阳明里热蒸腾,且伴随"大烦渴不解"之证,脉证俱变,为里热灼蒸,病入阳明,故以白虎加人参汤治疗。

【临床体会】

白虎加人参汤在妇科临床常用于外感热病日久伤及阴津,或感受风寒,寒郁化热,热盛伤阴;亦用于妇科感染性疾病,高热未清、气阴已伤的患者。偏于热盛则常配合银翘散(银花、连翘、桔梗、薄荷、竹叶、荆芥穗、生甘草、牛蒡子、豆豉),但在使用时常去豆豉;偏于伤津者则常参入沙参麦冬饮,亦可加入生脉散。对女性热病日久、热邪大体已清而余热未除均可以本方调理。最终常参入397条"伤寒解后,虚羸少气,气逆欲吐"之竹叶石膏汤(竹叶、石膏、人参、麦冬、半夏、生甘草、粳米)固本善后。

【原文】

太阳病,发热恶寒,热多寒少,脉微弱者,此无阳也,不可发汗,宜桂枝二越婢一汤。(27)

【笔记】

1. 本条"宜桂枝二越婢一汤"一句应接在"热多寒少"之下。即章虚谷《伤寒论本旨》所言:"此条经文宜作两截看,宜桂枝二越婢一汤句,是接热多寒少句来,今为煞句,是'汉文兜转法'也。若脉微弱者,此无阳也,何得再行发汗? 仲景所以禁示人曰,不可发汗,宜作煞句读。经文了了,毫无纷论矣。"此论足见章氏学识之深厚。

2. 本条见证为治疗失当,而致在外寒邪不解,内已化热之候,与大青龙汤证颇相似,但为轻。

3. 发热恶寒,热指里热,为阳气怫郁之故;寒指外寒,为表寒未尽之象。热多寒少,为本条之特点,其在辨证上指出里热甚于外感。

4. 本条之病理病机可兼参看 23 条"太阳病,得之八九日,如疟状,发热恶寒,热多寒少。其人不呕,清便欲自可,一日二三度发。脉微缓者,为欲愈也;脉微而恶寒者,此阴阳俱虚,不可更发汗、更下、更吐也;面色反有热色者,未欲解也,以其不能得小汗出,身必痒,宜桂枝麻黄各半汤"和 38 条"太阳中风,脉浮紧,发热恶寒,身疼痛,不汗出而烦躁者,大青龙汤主之。若脉微弱,汗出恶风者,不可服之;服之则厥逆,筋惕肉瞤,此为逆也"。它们之间的变化为:太阳病,治不如法而致"如疟状,发热恶寒,热多寒少"(23);"发热恶寒,热多寒少"(27);"若形似疟,一日再发"(25);"发热恶寒,身疼痛,不汗出而烦躁"(38)。以上 4 条均为太阳病失治导致的邪正相争变化。具体可有如下几种情况:①如正胜邪去者,则自愈(23);②如寒邪化热,不得小汗出而面色反有热,此为化热之轻者,治以汗法,泄其内热,用桂麻各半汤(23);③如相持不去,里热渐盛于外寒者,则可以桂枝二越婢一汤治之(27),此化热之较甚;④如外寒内热不解,不汗出而烦躁者,此为化热之甚者,则与大青龙汤以开泄清热法(38)。

5. "脉微弱者,此无阳也",指太阳病误治(包括误汗、误吐、误下),伤及阳气,而见脉微弱,故曰"不可发汗"。无阳:尤在泾认为"无阳与亡阳不同,亡阳者,阳外亡而不守也,其根在肾;无阳者阳内竭而不用也,其源在胃"。徐灵胎:"此无阳与亡阳不同,并与他处之阳虚亦别。盖其人本非壮盛,而邪气亦轻,故身有寒热而脉微弱,若发其汗,必至有叉手冒心、脐下悸等症,故以此汤清疏营卫,令得似汗而解,况热多寒少,热在气分,尤与石膏为宜,古圣用药之审如此。"(《伤寒论类方》)

6. 从辨证上看,本条与大青龙汤证关系密切,为大青龙汤证之轻者,故未见烦躁。

7. 本方取桂枝汤四分之一、越婢汤八分之一合为一方,为轻疏微散之小剂,微发于不发之中,故曰"不可发汗"。

【原文】

服桂枝汤,或下之,仍头项强痛,翕翕发热,无汗,心中满微痛,小便不利者,桂枝去桂加茯苓白术汤主之。(28)

【笔记】

1. 本条之眼目在"仍"一字,仍者,原有之谓。即原先有之,今仍然不去者。前医认为"头项强痛,翕翕发热,无汗"为桂枝汤可汗证,故以桂枝汤发汗;又认为"心下满微痛"是可下之证,而施下法。然汗下后,前述证仍在,其故为何?此乃诸证既非桂枝汤证,又非里实可下之证,实乃水气内停,太阳经气不利所为。

2. 本条在辨证上可以从两个方面来体会:①本证可以看作患者本有停饮,又兼太阳表证者,一旦外感,则水饮与外邪搏结不化,反致太阳经气不利,而致表邪难去、里饮难化之候;②本证原为太阳证,但汗不如法,再以误下而致一伤再伤,损及阳气,故虽然表证仍在,但内部阳气已虚,不能化水生津,而导致外则经气不畅而无汗,内则腑气不畅而小便不利,在治疗上则宜温阳解表化饮。

3. 本条可直接作为太阳病误治之坏病来看待,即误治后三焦经气不畅,在表则无汗,在里则小便不利,已属坏病范畴,可参阅 16 条"太阳病三日,已发汗,若吐,若下,若温针,仍不解者,此为坏病,桂枝汤不中与之也……"

4. 桂枝去桂加茯苓白术汤主之:从条文内容及相关辨证来看,均不宜去桂。因如外有表邪,内夹饮邪之经气不利之证用桂枝既可解表,又可通阳,使经府二证兼可通利;如即坏病,知犯何道,随证治之,则本条也为误治伤阳,水气不利,还须用桂枝。故去桂当为加桂之误,其义为加强温经通阳之力以内外兼治之法。同时本方如去桂,则不能再称之以桂枝汤加减了。

5. 前人有误去桂为去芍药之说(《医宗金鉴》),亦妥。因本证阳气已损,芍药敛阴,不利温阳。

6. "小便不利"是本条辨证的关键,因小便不利,为气化不利、水邪内停的反映。水邪内留,导致太阳腑气不利,膀胱气化失司,出现小便不利;若水邪郁遏太阳经脉,阳气不畅,则见头项强痛、翕翕发热之证;若水邪凝结,致里气不和,则可见心下满微痛之证。从"小便不利"一证得知水饮内停为本证病本所在。

7. 唐容川:"此与五苓散互看自明,五苓散是太阳之气不达,故用桂枝以宣太阳之气,气外达则水自下行,而小便利矣。此方是太阳之水不下行,故去桂枝,重加苓术,以行太阳之水,水下行则气自外达;而头痛发热等证,自然解散,无汗者必微汗而愈矣。然则五苓散重在桂枝以发汗,发汗即所以利水也,此方重在苓术以利水,利水即所以发汗也,实知水能化气,气能行水之故,所以左宜右有。"(《伤寒论浅注补正》)

【原文】

伤寒脉浮,自汗出,小便数,心烦,微恶寒,脚挛急,反与桂枝欲攻其表,此误也;得之便厥,咽中干,烦躁,吐逆者,作甘草干姜汤与之,以复其阳;若厥愈足温者,更作甘草芍药汤与之,其脚即伸;若胃气不和,谵语者,少与调胃承气汤;若重发汗,复加烧针者,四逆汤主之。(29)

【笔记】

1. 本条为阳虚误汗而致虚人外感,误用桂枝汤致阴阳两虚证的救误方法,及可能出现的其他两种变证与治疗。误治后致阴阳两虚证,系为变证,本条以举例形式,设法御变,详尽地论述了虚人外感误治后的种种变化,如虚实并见、寒热互呈、阴阳转化等,处处示人"观其脉证,知犯何逆,随证治之"的辨证论治精神。

2. 本条外有太阳表证(脉浮、自汗出),里为阳气素虚(微恶寒、脚挛急、小便数),故应为里虚伤寒证,治疗上当以温经固表为主,其理与20条"太阳病,发汗,遂漏不止,其人恶风,小便难,四肢微急,难以屈伸者,桂枝加附子汤主之"同。《伤寒论》在讲到里虚(阳虚或阴虚)兼有表证时,均指出不可发汗,如"脉浮紧者,法当身疼痛,宜以汗解之。假令尺中迟者,不可发汗。何以知然?以荣气不足,血少故也"。但另一方面,《伤寒论》又强调凡为表证,当以汗法,如42条"太阳病,外证未解,脉浮弱者,当以汗解,宜桂枝汤",51条"脉浮者,病在表,可发汗,宜麻黄汤",这其实是一个问题的两种不同表现,学习《伤寒论》,主要就是要学习同一问题多种变化的辨证方法。本条即是阳虚表证,而只认表证当汗,而不具体分析其变化,单以汗法,故谓"此误也"。

3. 本条之自汗出,一指表虚,其实亦有阳虚阴液不守之义。

4. 作甘草干姜汤与之:其表之义是先复其阳,合辛甘化阳之法,但这里不用附子而专用干姜者,其中亦有温中焦阳气之义,中阳一复,则力能四布而厥自愈,继用酸甘化阴之法,以芍药甘草汤以复其阴,真是面面俱到,丝丝入扣。

5. 若邪气从燥化热入阳明,则以调胃承气法,但从条文来看,可能性不大,即使有可能,其化燥化热之证候也不会太甚,故又曰"少与"之。

6. 若重发汗:指汗后不解,再发汗,或再加烧针迫汗,则有亡阳之可能,故可予四逆汤来调治。以上这些变化,都是循守"知犯何逆,随证治之"之法的举例运用。

7. 谵语:寐而语也,见《集韵》。即神昏妄言。

8. 陈修园:"伤寒脉浮自汗出,小便数,心烦,微恶寒,脚挛急,此与桂枝证相近,但脚挛急不似。考少阴之脉斜走足心,上股内廉,凡辨证当于所同处得其所独,今据此挛急之一证,但知太阳之标热合少阴之本热,为阴阳热化之病,热盛灼筋,故脚挛急。并可悟脉浮,自汗,小便数皆系热证,即有微恶寒一证,亦可知表之恶寒渐微,则里之郁热渐盛,其与桂枝证貌虽相似,而实悬殊,医者仅与桂枝汤,以攻其表,此误也。病人阳盛于内得此辛热之药,《周易》谓"亢龙有悔",阳亦外脱而亡,便见厥证。"(《伤寒论浅注》)

【临床体会】

笔者临床常用甘草芍药汤治疗女性拘挛性腹痛及痛经,有舒经止痛之效,亦可配合八珍汤治疗女性体虚或孕妇缺钙所引起的下肢拘挛不舒之证候。

【原文】

问曰:证象阳旦,按法治之而增剧,厥逆,咽中干,两胫拘急而谵语。师曰：言夜半手足当温,两脚当伸。后如师言,何以知此？ 答曰：寸口脉浮而大,浮为风,大为虚,风则生微热,虚则两胫挛,病形象桂枝,因加附子参其间,增桂令汗出。附子温经,亡阳故也。厥逆,咽中干,烦躁,阳明内结,谵语烦乱,更饮甘草干姜汤,夜半阳气还,两足当热,胫尚微拘急,重与芍药甘草汤,尔乃胫伸;以承气汤微溏,则止其谵语,故知病可愈。(30)

【笔记】

1. 阳旦：桂枝汤的别名。

2. 胫：小腿,从膝盖到脚跟的一段。

3. 本条应结合29条互参。上述一系列证候像桂枝汤证而实为阳虚液亏、正虚寒胜所致。阴阳俱虚,则两胫部拘挛,此证属阳虚液亏,本宜桂枝加附子汤,温经复阳,固表之阴液,却反而用桂枝汤并增桂枝用量,辛温发散,致汗多阳虚更甚而厥逆、咽干、烦躁不安。若阴伤燥结,则邪内入转属阳明。

4. 由于本条文字有费解之处,注家有歧义。古今研究《伤寒论》的学者均视本条为29条注脚。由于内容有所重复,文义有不易理解之处,舍而不取。程郊倩将本条与29条的对应部分,作排比与注释,有助于把握全条精神实质。

5. 陈逊斋："因加附子参其间,'因'字下应加'未'字,'附子温经'四字应删去。"

6. 尤在泾："此即前条之意,而设为问答,以明所以增剧,及所以病愈之故。然中间语意,殊无伦次,此岂后人之文耶？ 昔人读《考工记》,谓不类于周官,余于此条亦云。成氏云：阳旦,桂枝汤别名。"(《伤寒贯珠集》)

【原文】

太阳病,项背强几几,无汗恶风,葛根汤主之。(31)

【笔记】

1. 本条重点在项背强几几,因无汗恶风,乃麻黄汤证,此处因寒伤太阳而致经脉失养,故以葛根为主药,生津柔经,但无汗恶风为太阳表实,故用麻黄汤法以解表发汗,而不用桂枝汤。本条所言太阳病,为"无汗恶风",而所用方剂为葛根汤,故知其证为太阳伤寒之属。

2. 本条项背强几几重于其他表证,故以葛根汤,如伤寒兼有项背强几几,但寒证重于项背强几几者,想来亦可以麻黄加葛根汤治之。

3. 葛根汤,即桂枝汤加麻葛二味,但煎法不同,先煮麻葛者,取其重在发汗解肌。

4. 本条与14条"太阳病,项背强几几,反汗出恶风者,桂枝加葛根汤主之"相比较,两条同中有异,两者均为太阳风寒表证,均有发热恶风寒,头痛,脉浮,项背强等。但桂枝加葛根汤证是太阳中风证,而见项背强,故脉浮而兼缓,并有自汗之体征;而本证是太阳伤寒证,兼见项背强,故"无汗恶风",其脉必为浮紧,此为二者之区别。

5. 成无己在本条注中言"中风表实也",当为"伤寒表实"之误。

6. 葛根汤由桂枝汤减轻桂、芍剂量,加麻黄、葛根而成。其方以葛根为主药,性味甘辛微凉,有解肌退热之功,常与解表剂发挥协同效应,能升津液,舒经脉,以疗项背拘急。王晋三曰:"葛根汤即桂枝汤加麻黄、倍葛根以去营实,小变麻桂之法也。独是葛根、麻黄治营卫实,桂枝、芍药治营卫虚,方中虚实互复者,其微妙在法。先煮麻黄、葛根,减二升,后纳诸药,则是发营卫之汗为先,而固表收阴袭于后,不使热邪传入阳明也。故仲景治太阳病未入阳明者,用以驱邪,断入阳明之路,若阳明正病中,未尝有葛根之方。"(《绛雪园古方选注》)

7. 张隐庵:"自此以下凡四节,皆论太阳分部之表阳,邪薄之而循经下入也。夫邪薄于太阳之表而为太阳病,项背强几几,则循于太阳之分部矣。邪拒于表,故无汗;从表而入于肌,故恶风。葛根汤主之。"(《伤寒论集注》)

【临床应用】

葛根汤,笔者在妇科临床常用于产后外感初起、风寒犯表尚未化热之际,前提是风寒客表、营卫失和。其中,如偏于表虚汗出,则以桂枝汤为主;如偏于表实无汗,则以麻黄汤为主;如风寒客表、营卫失和,兼有太阳经脉被风寒所束,而见颈项强几几、周身紧束不舒者,以葛根汤为主,如兼有表虚自汗者则去麻黄或减其量用之。

【原文】

太阳与阳明合病者,必自下利,葛根汤主之。(32)

【笔记】

1. 合病：二经俱受邪而相合为病，谓之合病。此处指太阳与阳明合病下利或不下利但呕的证治。

2. 本条为外为寒束，水寒之气不能外解，迫走阳明大肠，而致清浊不别、下利，其中亦可体会肺主皮毛，肺与大肠相表里，寒郁于表，玄府闭塞，邪不得泄而走于表里之腑——大肠，而致下利。

3. 本条的治疗侧重在解表，清里止利为辅，故以葛根汤解表宣郁，外寒去而下利自消，此攘外安内之法，同时葛根本身即有止利之功。

4. "必自下利"：并非言太阳阳明合病必有下利一症，《伤寒论》中涉及太阳阳明合病的有关条文中均无下利一症。如36条"太阳与阳明合病，喘而胸满者，不可下，宜麻黄汤"，33条"太阳与阳明合病，不下利，但呕者，葛根加半夏汤主之"，均未见有下利。"必"字恐为"如"之误。本条自利之因，则为风寒之邪束于肌表而不能外解，内迫于阳明胃与大肠，传导太过所致，而下利之性质仍由表证引起，是从属于表，故其治疗当以发汗解表为先，使表解里自和。况葛根一味，既可辛散解表，又可升津止利。

【原文】

太阳与阳明合病，不下利，但呕者，葛根加半夏汤主之。(33)

【笔记】

1. 此条病机变化同上条可互参，即外感寒邪无从散越，迫走阳明，前条为走于手阳明大肠经，而本条为迫走足阳明胃经，故见胃气不降，上逆为呕，用葛根加半夏汤者，其治疗侧重仍在表寒。

2. 本条与上条，虽曰合病，但列具体证候只有下利与呕两个症状。这里仲景只是突出邪气走向的动态变化而已，其实此二条的侧重在太阳病，所以必有寒犯太阳诸般变化。

3. 本条承32条而来，此与前述以太阳伤寒为主，同时影响胃肠之证候、病机大体一致。所不同者，33条为外感风寒之邪不解，内犯胃腑，使胃气上逆，故兼呕逆。可见太阳阳明合病，风寒之邪兼犯胃肠，有重在胃、重在肠之区分，前者重在肠，故兼下利；后者重在胃。

4. 尤在泾在注解本条时引《素问·至真要大论》"从外之内而盛于内

者,先治其外,而后调其内",以释上两条之治法,颇为精要。

5.《伤寒论》中有关合病原文共七条,其中太阳阳明合病者为第32、33、36条;太阳少阳合病者为第172条;阳明少阳合病者为第256条;三阳合病者为第219、268条。并病为第48、142、150、171、220条等五条。对伤寒合病并病之含义,成无己说:"伤寒有合病,有并病,本太阳病不解,并于阳明者,谓之并病;二经俱受邪,相合病者,谓之合病。合病者,邪气甚也。"

6. 成无己:"太阳阳明合病者,与太阳少阳合病、阳明少阳合病,皆言必自下利。有以邪气并于阴,则阴实而阳虚;邪气并于阳,则阳实而阴虚。寒邪气甚,客于二阳,二阳方外实而不主里,则里气虚,故必下利,与葛根汤,以散经中甚邪……邪气外甚,阳不主里,里气不和,气下而不上者,但下利而不呕,里气上逆而不下者,但呕而不下利,与葛根汤以散其邪,加半夏以下逆气。"(《注解伤寒论》)

【原文】

太阳病,桂枝证,医反下之,利遂不止,脉促者,表未解也。喘而汗出者,葛根黄芩黄连汤主之。(34)

【笔记】

1. 本条为太阳病误下,表证虽未去,而邪已化热内陷之证。

2. 从条中变化看,本条里热重于表证,故治疗上以葛根治表、黄芩黄连治里,亦称表里双解之法,但侧重在里。

3. "脉促"为误下后表证未解,正气已伤,郁而旋即欲伸之状;亦为正气受损、祛邪外出之状。

4. "喘而汗出",非表寒迫肺之故,而是热陷于里迫肺之故,肺主皮毛,故喘而汗出。

5. "太阳病,桂枝证",本当解肌祛风,调和营卫,若用攻下之法,是为误治,故曰"反"。误用下法,易损伤脾胃,且易诱邪深入。此条论脉象由"桂枝证"浮缓变为急促,知下后胃肠虽伤,但正气仍能抗邪,外邪尚未全部入里,原有桂枝汤证仍在,故曰"表未解也"。因表邪未解,误下之后,表邪顺势由表入里化热内迫大肠则下利不止;肺与大肠相表里,经络相连,里热循经上攻于肺,肺失肃降,肺气上逆则喘;肺外合皮毛,邪热迫津外泄则汗出。此外还可见大便臭秽,肛门灼热,小便短赤等证。治用葛根黄芩黄连汤苦寒清热燥湿止利,兼以解表散邪。

6. 本条下利,与32条葛根汤证之下利有所不同:①彼证未经误治,而起病便是太阳伤寒,因外受之风寒同时内犯肠道而下利,故曰"太阳与阳明合病";此证乃表证误下后,外邪入里化热,热逼大肠而下利。②彼为太阳表实无汗;此为热邪在里,喘而汗出,其下利仍以表证为主,治法当以解表为要,结合治里。

7. 葛根黄芩黄连汤由葛根、黄芩、黄连、甘草组成。其中,葛根轻清升发,既能升清降浊,生津止利,又能透邪外出,表解则里和;黄芩、黄连苦寒,清热燥湿止利;炙甘草益气和中,缓急止痛,亦可调和诸药。诸药合用既能解表,又能清解肠腑邪热而止利。

8. 葛根芩连汤乃治热利之名方,本方以清热坚阴止利为主,兼以透表,为表里双解之剂。陆九芝言:"阳明之有葛根芩连,犹太阳之有大青龙,少阳之有小柴胡也。太阳以麻黄解表,石膏清里;少阳以柴胡解表,黄芩清里;阳明以葛根解表,黄连清里。表里各不同,而解表清里之法一也。"

【临床体会】

笔者在诊治妇科疾病时,如非由外感风寒所致,一般不用六经辨证;如非由外感温邪所致,一般不用卫气营血辨证,但《伤寒论》及《温病条辨》二书中有关方药却为妇科疾病所常用。葛根黄芩黄连汤常用于年轻女性平时饮食不节(洁),脾胃已伤而复感风寒者;亦用于产后体虚,将养失宜,加之饮食不节所致外感风寒、内伤脾胃之腹痛下利、便溏水泄等症。处方中葛根因升清而用量宜大。

【原文】

太阳病,头痛发热,身疼腰痛,骨节疼痛,恶风,无汗而喘者,麻黄汤主之。(35)

【笔记】

1. 本条为伤寒证,故其脉当"浮而紧",同时必有"恶寒"一症。

2. 本条为伤寒表实证的正治法。

3. 喘为肺主皮毛,寒邪束表,气机闭郁而致肺气不利,上逆为喘。

4. 条中所列诸痛病,均为太阳病,寒邪束于表,卫气被郁,血行不利,气血为寒气所束,不通则痛,故见身疼腰痛,骨节疼痛诸症。

5. 学习本条可参看第 1 条 "太阳之为病,脉浮,头项强痛而恶寒" 与第 3 条 "太阳病,或已发热,或未发热,必恶寒,体痛,呕逆,脉阴阳俱紧者,名为伤寒",几条互参。

6. 本条之脉浮当为脉浮紧。因本条为伤寒表实证,其病机为风寒外束,但正气壮盛有力与外邪相争,所以脉见紧实,同时邪正相争之地在太阳经之表,故见浮象,合为呈见浮紧。此为太阳表实证之典型脉象。

7. 头痛多为头项强痛,恶风必与恶寒共见,其程度一般应重于桂枝汤证。其病机为风寒束表,卫阳被遏,营阴郁滞所致。

8. 肺主气,外合皮毛而主表,风寒外侵束表,卫气不宣而迫肺,致肺气不能肃降,因之上逆而喘。此为太阳伤寒的主要特征之一。

9. 太阳中风与太阳伤寒,同为表证,其区别要点在于有汗、无汗,脉浮缓或浮紧。

10. 柯韵伯:"太阳主一身之表,风寒外束,阳气不伸,故一身尽疼;太阳脉抵腰中,故腰痛。大阳主筋所生病,诸筋者,皆属于节,故骨节疼痛。从风寒得,故恶风。风寒客于人则皮毛闭塞,故无汗。太阳为诸阳主气,阳气闭郁于内,故喘。太阳为开,立麻黄汤以开之,诸症悉除矣。麻黄八证,头痛,发热,恶风,同桂枝证,无汗,身疼,同大青龙证,本证重在发热,身疼,无汗而喘。"(《伤寒来苏集》)

11. 麻黄汤以 4 味药成方,而配伍谨严,效速功卓。麻黄为君,以其辛温发汗,解散风寒之力独胜,更有宣肺平喘之功,故为主病之药。桂枝辛温,为解肌祛风之要药,能协同麻黄增强发汗解表之力,是为臣药。杏仁宣肺平喘,协同麻黄,功力显著,故为佐药。炙甘草益中焦,意在顾护汗源,更能调和诸药,故为使。

【临床体会】

麻黄汤为《伤寒论》中著名方剂,以开泄郁闭的太阳经气,治疗寒郁表卫、无汗发热的伤寒表实证。目前在临床上也是治疗外感束表、体实无汗的风寒实证之常用基本方。

【原文】

太阳与阳明合病,喘而胸满者,不可下,宜麻黄汤。(36)

【笔记】

1. 本条与32、33两条之病机大同小异,均为太阳阳明合病,表证风寒未解,里有郁热,相交为病。其中,邪走大肠而自下利(32),则以葛根汤;不下利,但呕,邪上逆于胃者,则以葛根加半夏汤(33);迫于肺者,喘而胸满,则用麻黄汤,用药变化,全以证候变化而异。

2. 本条之喘而胸满,说明邪迫于胸肺,其中既有太阳寒束,又有阳明邪热上干肺卫所致,但都是邪气迫肺而喘满,故以麻黄汤即可,既可透发风寒,又可泄达里邪。此为上开之法。所谓"郁而发之",李时珍谓:"麻黄汤虽太阳发汗重剂,实为发散肺经火郁之药。"确是至言。

3. 本条重点在太阳寒束,故以麻黄汤解表,佐以开泄郁热。

4. 既言太阳阳明合病,则必有阳明病之体征,只是较轻,故略而不提,但从喘而言,想来当与208条"阳明病,腹满喘"之喘有一定的相似之处,此条曰"宜麻黄汤","宜"则有斟酌取舍之意,是二阳合病,欲入而未成实故也,如已成实便结者,则应以下法下之。

5. "不可下"则强调病邪在表,虽有阳明之郁热,但尚未过盛,故无须以下法清泄,只需开泄肺气透热即可。胸为肺之廓,喘既因肺气不利,故胸满亦随之。

6. 在表里同病的情况下,应先解表,后治里,此仲景一贯之法。但是,仲景还有表里兼治之变法,如后文第38条之大青龙汤证、第40条之小青龙汤证等,均强调按其脉症、随证施治在临床上的实用价值。

7.《医宗金鉴》:"太阳阳明合病,不利不呕者,是里气实不受邪也。若喘而胸满,是表邪盛,气壅于胸肺间也。邪在高分之表,非结胸也,故不可下,以麻黄汤发表通肺,喘满自愈矣。"

【原文】

太阳病,十日以去,脉浮细而嗜卧者,外已解也。设胸满胁痛者,与小柴胡汤。脉但浮者,与麻黄汤。(37)

【笔记】

1. 本条分析太阳病有关三种假设:第一种为发病已有一段时间,未用药而见脉浮细而嗜卧,此为邪退正虚之自愈,故曰"外已解也";二为如表邪转入少阳经而见胸满胁痛者,则以和解少阳,与小柴胡汤加减;第三种为如仍见表证脉浮,则不管迁延日久,太阳病虽十日以上,未见其他变化,是"脉若静者,为不传",病既未传,故不论时日久暂,仍可与麻黄汤发汗解表。

2. 本条的几种设想变化,其实都是以辨证为前提,以"观其脉证,知犯何逆,随证治之"之法以变通。

3. 设:假设之义。

4. 脉浮细:是对浮紧或浮缓而言,指出为邪去正虚之状。嗜卧:即是邪去正虚,形容病情初愈,精神疲乏而喜安舒静卧,是恢复的现象。

5.《黄帝内经》"一日太阳,二日阳明,三日少阳"之说,殊不足以为训。若本条所言"太阳病,十日以去",而麻黄汤证依然存在,仍可投以麻黄汤。

6. 十日:约数,多日之谓。

7. 钱天来:"十日以去,言十日已过也。伤寒之脉浮紧,浮则邪气在表,紧则寒邪固闭,至十日已去而脉见浮细,浮则按之无力,细则邪解正虚也。同一浮脉,浮紧则为寒邪在表,以浮而紧也,紧则有力,故为邪气实;浮细则为邪退正虚者,以浮而细也,细则弱小,故为正气虚,仲景所谓浮为在表,浮则为虚之别也。且嗜卧则正虚而倦怠,邪退而安静矣,故为外已解也。设或胸满胁痛者,是太阳虽罢,而邪已转入少阳矣,故与小柴胡汤以和解半表半里之邪。若其脉但浮而不细,又无胸满胁痛之少阳见证,则是寒邪独在太阳之表,故当以麻黄汤发汗也。成氏谓脉浮细而嗜卧,表已罢也,病虽已,和解之,并不言设胸满胁痛者,与小柴胡汤之义,岂太阳病虽已,无故而又治以少阳之小柴胡汤和之,是毫不知太少之传变,病情之进退,方法之各殊而混解之,其何以阐发仲景立法之旨乎?"(《伤寒溯源集》)

【原文】

太阳中风,脉浮紧,发热恶寒,身疼痛,不汗出而烦躁者,大青龙汤主之。若脉微弱,汗出恶风者,不可服之。服之则厥逆,筋惕肉瞤,此为逆也。(38)

【笔记】

1. 太阳中风之中风二字,非中风之表虚证,而是感受于风寒之谓。刘渡舟注 38 条云:"太阳中风,概括风寒之邪言,非指中风一证。"

2. 本条为大青龙汤证,其理为外有表寒外束,内有郁热,故外见发热恶寒,身疼痛(外寒束表),内见烦躁(里有郁热)。

3. 大青龙汤之特点,在于不汗出而烦躁,与麻黄汤证相同之处为同是寒郁于表;不同之处在于本条寒郁虽盛,但里已有化热之状。可参看46条。

4. 用本方者,尤须注意"不汗出而烦躁"六字。给合用药看,大青龙汤中的麻黄用量为麻黄汤中的两倍,可见本证表寒之重,亦可见本汤是重在开表取汗以解表而透里热。

5. 大青龙汤之内热从何而来? 大致为两种情况:一为寒郁化热;二为患者的体质之特异性,如阳刚内热之偏性等。

6. 本条因大青龙汤为峻剂,所以特地指出其禁例:汗出表虚恶风者,不可使用,用之则易导致大汗,筋惕肉瞤等液脱亡阳体征。

【原文】

伤寒,脉浮缓,身不疼、但重,乍有轻时,无少阴证者,大青龙汤发之。(39)

【笔记】

1. 本条为大青龙汤证的一种非主流体征,不可当作其主要适应证。在大青龙汤证的病理变化中,有可能会见到"脉浮缓,身不疼"等证候,则亦可考虑使用大青龙汤来开发之,但不管如何讲,本条当有无汗、烦躁二证。

2. 乍有轻时:乍,忽也,猝也,这里作偶然讲。"乍有轻时"言偶见体征减轻,身又不疼,而见身重,仍为少阴阳虚之证,故须侧重加以区别。这里体征虽偶然见轻,身又不疼,但无汗、烦躁必有,脉浮缓而有力,而非少阴证之脉微细无力可比。

3. 本条用"大青龙汤发之",而非前条之"主之",可见本条只是大青龙汤证之旁支变局而已;发之,轻发而已,在用药量上当应比前条为轻。

4. 其实本条是以汤测证,单从条文中所列体征来看,似是表虚证,但本条以大青龙汤发之为眼目来点明,本条之脉浮缓非中风证,所以学习《伤寒论》条文的经验之一即是对条文的前后参看,以体会仲景的本意。

5. 《医宗金鉴》注释此2条,从风伤卫、寒伤营、风寒两伤营卫之学术观点出发,认为 38 条是中风而兼伤寒之脉证,39 条是伤寒而兼中风之脉证,故"合麻桂二汤加石膏,制为大青龙汤",读之总感牵强机械而不可取。

6. 本方由麻黄汤倍重麻黄,减杏仁剂量,加石膏、姜、枣而成。本方麻黄六两,与桂枝成三与一之比例,更有生姜为伍,为《伤寒论》中用量最大者,可见其发汗之力峻猛,独盖群方。

【临床体会】

大青龙汤证的病因和体征在发病之初与麻黄汤证相似,同为风寒束表,太阳经经气被郁闭不宣,故均可见到发热无汗、身疼、甚则喘咳等体征,但大青龙汤证是麻黄汤证的进一步演变:即在伤寒寒郁的基础上转而化热,"不汗出而烦躁"是其寒郁化热的最主要病机变化,即从寒郁太阳经脉的风寒实证逐渐转化为寒束热郁的寒化热证,且其化热的程度会随着病情的演变而加重,甚则可向麻杏石甘汤证、三承气汤证发展。

临床上凡见肺热喘咳无汗(或汗出不明显)的呼吸系统疾病,只要体质尚可者,均可用本方加减变化。在使用要点上,主要是掌握好麻黄与石膏的用量。

【原文】

伤寒表不解,心下有水气,干呕,发热而咳,或渴,或利,或噎,或小便不利、少腹满,或喘者,小青龙汤主之。(40)

【笔记】

1. 本条为外有寒邪,内有水饮的小青龙汤证的主证主方。

2. 小青龙汤证是外有表寒郁束,内有停饮,表里同病之证,其病理为外有风寒束表,肺主皮毛,寒郁于肺,宣肃失常,津液停于心下(实指肺胃)为饮(亦可原有痰饮宿疾,寒邪客之,肺气失肃,三焦水气不利,则更为水停饮聚),故在肺则见喘咳,在胃则饮停致胃气上逆而见呕、噎等证,宣肃失常,三焦不利则见小便不利,津气不利则渴。

3. 噎:指咽喉部位有气逆阻塞感。

4. 本条如属原有停饮,再招致风寒外束者,则患者大都为阳虚之体,故用小青龙汤解表化饮,但从临床来看,表寒易去,停饮难化,所以一旦外寒已解,还宜以温阳化饮法善后,方从苓桂术甘汤法变化。

5. 小青龙汤由麻黄、芍药、细辛、干姜、甘草、桂枝、五味子和半夏组成。本方用药,极具巧思,方从药物组成来看,是由麻黄汤、桂枝汤合方(剂量与原方小异,与桂枝麻黄各半汤相去甚远)去杏仁、生姜、大枣,加干姜、细辛、半夏、五味子而成,意在辛温解表,以散外感之风寒;辛散温化,而祛内停之水饮。麻黄为本方主药,有发汗、平喘、利水之功,是一物而三任也。又与桂枝为伍,则增强通阳宣化之效。桂枝与芍药相配,调和营卫。干姜、细辛,大辛大热,散寒宣肺,化痰涤饮。五味子敛肺止咳,而不使麻桂姜辛等升散太过。用麻桂芍药等调和营卫以解表邪,干姜、半夏、细辛行水而止喘呕,五味子收肺气,甘草以及诸药,暗合《黄帝内经》辛散、酸收、甘缓之旨。

6. 本条与大青龙汤同属表里两解之剂,但大青龙汤证为热闭于里,表证为多,里证较少;小青龙汤证为寒饮伏于内,里证较多,表证较少;大青龙汤证为外寒内热,小青龙汤证则为表里尽寒。

7. 尤在泾:"表寒不解,而心下有水饮,饮寒相搏,逆于肺胃之间,为干呕发热而咳,乃伤寒之兼证也。夫饮之为物,随气升降,无处不到,或壅于上,或积于中,或滞于下,各随其所之而为病。而其治法,虽各有加减,要不出小青龙汤一法。"(《伤寒贯珠集》)

【临床体会】

小青龙汤,笔者亦用于经前期紧张综合征、更年期综合征引起的肢脸胀滞水肿,取其宣肺利水、通调水道之功,效果也不错。

【原文】

伤寒,心下有水气,咳而微喘,发热不渴。服汤已渴者,此寒去欲解也。小青龙汤主之。(41)

【笔记】

1. "小青龙汤主之"当在"发热不渴"句之下。

2. 本条证治为上条之补充。内饮外寒,相得不解,气凌于肺,为咳而微喘,发热不渴,应以小青龙外解寒邪,内消水饮。若服汤已渴者,是寒外解而饮内行的征象,故为欲解。

3. 本条以渴之有无,来推测体内之寒饮之解与未解。

4. 寒饮内留故不渴,服小青龙汤,饮去阳旺,故渴,故谓"此寒去欲解也"。

5. 小青龙汤为温剂,《金匮要略》:"病痰饮者,当以温药和之。"

6. 本条之渴,为停饮已化,水津四布之际,但停饮刚化,津液一时不能承转,改求水而解渴,其实里本无大热,待津液正常宣布后即不渴,故此时不宜过多饮水,只可少少与饮之,以免津液复停成饮也。

7.《医宗金鉴》:"太阳停饮有二,一中风有汗为表虚,五苓散证也;一伤寒无汗为表实,小青龙汤证也。表实无汗,故合麻桂二方以解外。去大枣者,以其性滞也;去杏仁者,以其无喘也,有喘者,仍加之;去生姜者,以有干姜也,若呕者,仍用之。佐干姜、细辛,极温极散,使寒与水俱得从汗而解;佐半夏逐痰饮,以清不尽之饮;佐五味子收肺气,以敛耗伤之气。"

【原文】

太阳病,外证未解,脉浮弱者,当以汗解,宜桂枝汤。(42)

【笔记】

1. 本条应读作"太阳病,外证未解,当以汗解,脉浮弱者,宜桂枝汤"。太阳病,当以汗法,首推麻黄汤,今特指出脉为浮弱,则为太阳中风证未净,故以桂枝汤。

2. 外证:即表证,外,表也。

3. "宜桂枝汤"而不直言桂枝汤主之者,恐其一则确为表虚,二则亦可能本为表实,经用药(或不当,或虽经发汗而邪未去)而致正虚而表邪尚留,故权宜以桂枝汤调和营卫之法,小发其汗以除余邪。

【原文】

太阳病,下之,微喘者,表未解故也,桂枝加厚朴杏子汤主之。(43)

【笔记】

1. 本条为太阳病误治之证,太阳病只宜汗解,今用下法,是属误治。为误下后,表证未去,邪气欲陷,正气相争而迫肺气上逆作喘的证治。

2. 本条之"下之,微喘",为太阳证误下,邪气欲陷于肺(肺主皮毛,皮毛主表,表邪入里首先犯肺),肺气失宣,为之喘。但除此辨证外,亦应考虑为邪气误下欲陷于肺,正气为之抗争,而见微喘,即与15条"太阳病,下之后,其气上冲者,可与桂枝汤"同理。喘即为其气上冲之表现。

3. 本条的特点是太阳病,虽误用下法,但邪仍在表,只是肺之宣肃,因误下邪陷而略见上逆,故见微喘,故仍以桂枝汤解表,酌用厚朴、杏子以除喘(利肺降气)。从"桂枝加厚朴杏子汤主之"分析,可推论其表证当属表虚自汗,本条与18条"喘家作,桂枝汤,加厚朴杏子佳",病证治法大体相同,而成因不一;彼为新感引动宿疾,即宿有喘疾之人,因感受风寒,而使喘疾发作。此为太阳病误下,致肺寒气逆而喘。成因虽异,而太阳中风兼喘则同,故法一致。

4. 陈修园:"在表之邪未解,尚见太阳头项强痛等病,医者误下之,犹幸里气未夺,反上逆与表邪交错于胸中而为微喘者,表未解故也。盖肌也,表也,气原相通,邪从表而入肌,亦从肌而出表,故仍用桂枝加厚朴杏仁汤主之。盖杏仁降气,厚朴宽胸,方中加此二味,令表邪交错者,从肌腠出于皮毛而解矣。"(《伤寒论浅注》)

【临床体会】

桂枝加厚朴杏子汤,笔者常用于表虚外感之风寒感冒,并伴有肺虚不降之喘咳者,一般来讲,患者病程较长、体质较差、病情时见反复。老年体虚,正气不足,反复遭受风寒的喘咳也常用之。

与小青龙汤证相比,虽同为外感风寒所致肺失宣肃引起的喘咳,桂枝加厚朴杏子汤证一般为轻,病程偏长;小青龙汤证则为重,偏于实。

【原文】

太阳病,外证未解,不可下也,下之为逆,欲解外者,宜桂枝汤。(44)

【笔记】

1. 此条为太阳病治则之一,凡太阳病,外证未去,均宜先以治表,不可误下,此为太阳病宜汗忌下的治疗原则。病在表,当用汗法;若表证尚在,虽有里证,亦不可下,当先用桂枝汤解表;若误用下法,必致邪气内陷,引起变证。故强调曰"不可下也"。言"下之为逆",误下则为逆,即90条所谓"本发汗,而复下之,此为逆也"。

2. 太阳病表证,无汗用麻黄汤,有汗用桂枝汤,不管中风、伤寒,用药后表证仍未去者,以《伤寒论》用方规则,大都用桂枝汤来调和营卫以解表邪,本条即是如此。又如 57 条 "伤寒,发汗已解,半日许复烦,脉浮数者,可更发汗,宜桂枝汤"。这主要是考虑到汗法以后,正气必损,再以汗法,则宜减其剂治之,故选择桂枝汤。从这点来讲,桂枝汤正如柯韵伯所说是 "伤寒中风解外之总方"。

3. "太阳病,外证未解",而不单言 "太阳病" 者,究其因则考虑,一为太阳病已成,虽经治疗而表证未解。二为起病之后,却未经治疗,病程迁延致表证仍在。表证既未解除,则当谨察病邪深入与否,及里证之有无。从本条而论,是病邪尚未深入,亦不兼里证(即令兼轻微里证,亦可先表后里),故仍可从表论治。

4. 钱天来:"夫太阳中风,其头痛项强、发热恶寒自汗等表证未除,理宜汗解,慎不可下,下之于理为不顺,于法为逆,逆则变生而邪气乘虚内陷,结胸痞硬、下利喘汗、脉促胸满等证作矣,故必先解外邪,欲解外者,宜以桂枝汤主之,无他法也。"(《伤寒溯源集》)

【原文】

太阳病,先发汗不解,而复下之,脉浮者不愈,浮为在外,而反下之,故令不愈。今脉浮,故在外,当须解外则愈,宜桂枝汤。(45)

【笔记】

1. 本条为太阳病,表证未除,误用下法,但邪气未内陷,邪仍在表(以脉测证),故仍可用解表法,按《伤寒论》惯例,以桂枝汤解其外。

2. 本条之病理过程为:太阳病,法当汗法解表,但或药轻邪重,或汗不如法,表邪未解,此时仍宜解表,但误用下法,此时如邪气乘机下陷,则有成痞、结胸或坏病等种种变化,但可能患者身体壮实,所以虽误下而邪未下陷,仍滞留在表,则仍可按《伤寒论》治疗原则:在表者当须解其外,故宜用桂枝汤。此即徐灵胎《伤寒论类方》所言:"脉浮而下,此为误下,下后仍浮,则邪不因误下而陷入,仍在太阳,不得因已汗下而不复用桂枝也"。

3. 本条可与第 15 条、24 条、25 条互参。

4. 本条之 "宜桂枝汤" 句,仍宜接在 "脉浮者不愈" 句之下,从 "浮为在外,而反下之,故令不愈。今脉浮,故在外,当须解外则愈"似为后人注文而误入经文之中。

5. 此条是仲景示人表证禁下之意,太阳病,治以辛温解表,原属正治,但如药轻病重,或正虚体弱,治法不当,而见药后病证不解,则未可轻率改用他法,必明辨表里出入、病机进退、兼证有无等,而妥善处治。综观本条,是汗后表证犹在,而医者不加分析,见发汗不解,便贸然以下法继之,是属误治,本条表证误下,所幸尚未发生变证(以脉浮故知),表证仍在,下后其脉仍浮,外邪尚未下陷入里,故仍须解表。唯前治以用汗法,故仍宜以桂枝汤调和营卫,解肌祛邪。

6. 程郊倩在《伤寒论后条辨》中言"从前之误,不必计较,只据目前;目前之证,不必计较,只据其脉",确是临床经验之谈。

【原文】

太阳病,脉浮紧,无汗发热,身疼痛,八九日不解,表证仍在,此当发其汗。服药已微除,其人发烦目瞑,剧者必衄,衄乃解。所以然者,阳气重故也。麻黄汤主之。(46)

太阳病,脉浮紧,发热,身无汗,自衄者,愈。(47)

【笔记】

1. 此二条为伤寒寒郁于表,经气不宣,虽日久,仍宜以麻黄汤汗解之,此为正治之法。46条补述伤寒的证治及服麻黄汤后的两种反应。47条释太阳伤寒得自衄而病愈的机转。

2. 目瞑:瞑,《集韵》:"目不明也。"《尚书·说命上》:"若药弗瞑眩,厥疾弗瘳。"以此预示,正邪相争之结果,必然汗出病解,此为反应之轻者。衄(nǜ):指鼻出血。阳气重:指外邪束缚,阳气受其郁闭较重。

3. 46条从"八九日不解"句指出外因寒邪束表日久,虽用汗法,恐邪重药轻,寒邪未能因汗出而散,仍外束体表而致经气闭塞,导致寒郁化热,轻则可见发烦目瞑,热重则可扰及血络而致衄。

4. 一般而言,"郁热之处,必有伏阳",即是对46条病机的最好体会。

5. "发烦目瞑"句,即已指出外有寒束,内则阳气化热,此时轻则可以桂枝汤调治:"伤寒,发汗已解,半日许复烦,脉浮数者,可更发汗,宜桂枝汤"(57);重则宜大青龙汤法。

6. "剧者必衄,衄乃解",此为阳气过重,窜入阳络,阳络损伤则血外溢为衄,衄则邪热随之而去,故病解,此机制与47条相似。

7. "所以然者,阳气重故也"一句,应是仲景之自注文字。

8. "麻黄汤主之"句当接在"此当发其汗"句之下。此为古人之倒装文法。

9. 第47条病机同上条,为太阳表证,由衄自解,只是本条未用汗法,乃为机体自行调节,以衄血的方式代汗泄邪。

10. 从47条"脉浮紧"句看,本条当为伤寒麻黄汤论治,"身无汗"也是伤寒主论之一,所以如治疗及时,完全可用麻黄汤解表发汗,不必等其自衄而愈。

11. "表证无汗,自衄者愈"的观点,也只是张仲景从理论上的一种推测而已,也可能是他本人的经验。但在实际临床上,外感表证而鼻衄者常可见到,但因此而自愈者却不多见。这一点张仲景当时可能也有所察觉,所以他又提出"伤寒,脉浮紧,不发汗,因致衄者,麻黄汤主之"(55),再用麻黄汤来发汗解表的治法。这样看来,张氏在辨证上是非常尊重临床实践的。

12. 太阳伤寒,本当发汗解表,或因失治,外邪束缚,阳气郁闭较重,而鼓荡于体表,损伤阳络,亦可鼻衄,使邪从血解,故曰"自衄者,愈"。表证当以汗解为正法,衄解只为变法,亦即邪解的另一途径,医者切不可用作常规治法,见表寒证不以汗法而待其自衄。

13. 尤在泾:"脉浮紧,无汗发热,身疼痛,太阳麻黄汤证也。至八九日之久而不解,表证仍在者,仍宜以麻黄汤发之。所谓治伤寒不可拘于日数,但见表证脉浮者,虽数日犹宜汗之是也。乃服药已,病虽微除,而其人发烦目暝者,卫中之邪得解,而营中之热未除也。剧者血为热搏,势必成衄,则营中之热亦除,而病乃解。所以然者,阳气太重,营卫俱实,故须汗血并出,而后邪气乃解耳。阳气,阳中之邪气也。"(《伤寒贯珠集》)

【临床体会】

本条之衄为伤于寒,阳气被束郁,化热伤络所致,有一定的体质原因,所以不是普遍情况。此与临床妇科疾病中的经期鼻衄(倒经)相似,皆为热郁伤络所致,此条用麻黄汤疏泄太阳之经热,临床妇科则常用芩连四物汤或丹栀逍遥散调治,由此可以看出同一相似体征,在具体治疗上是完全不同的。

【原文】

二阳并病,太阳初得病时,发其汗,汗先出不彻,因转属阳明,续自微汗出,不恶寒。若太阳病证不罢者,不可下,下之为逆,如此可小发汗。设面色缘缘正赤者,阳气怫郁在表,当解之熏之。若发汗不彻,不足言,阳气郁不得越,当汗不汗,其人躁烦,不知痛处,乍在腹中,乍在四肢,按之不可得,其人短气,但坐以汗出不彻故也,更发汗则愈。何以知汗出不彻? 以脉涩故知也。(48)

【笔记】

1. 本条为太阳表证,虽用汗法,但因药轻邪重,而致发汗不彻,表邪未去,部分邪气已转属阳明的机转。转属:病邪由太阳转入阳明。

2. 并病:一经之证未罢,另一经之证又起称之为并病。二阳并病,指太阳表证未净而阳明证又起,二经先后致病者。

3. 虽为太阳阳明二经并病,但在治疗上,仍应以先表后里的原则,故不可下,下之为逆,而给予再解表为治,因前已发过汗,故此处为“小发汗”来治表,如桂枝麻黄各半汤之类,可参照 23 条。若阳气在表,邪郁过盛,而见面色不断发红,则单以小汗法恐怕亦不能解除,更应加以外熏之法。

4. 从“若发汗不彻,不足言”至“以汗出不彻故也”,主要讲因发汗不彻底,表邪郁于肌表,致营卫不畅而疼痛的一系列表现,其“短气,但坐”也是表闭肺气不宣之状。

5. 缘:形容词,作不断讲。面色缘缘正赤,持续满脸通红。

6. 不可下:下,当作治里讲。

7. 涩:紧涩之涩,非血虚之脉。

8. 怫郁:怫,抑郁之意。怫郁,双声同义,指郁遏或抑郁之意。解之熏之:解之,指发汗解表;熏之,指以药熏蒸取汗。

9. 坐:此处可理解为“责”或“归咎”。

10. 凡此种种,唯归咎于汗出不彻。末句“何以知汗出不彻? 以脉涩故知也”,是作者自注,其脉涩当为涩而有力,是由外邪郁闭,阳气不能宣达所致。《素问·脉要精微论》曰:“诸过者切之,涩者,阳气有余也……阳气有余为身热无汗。”正与此合。

11. 本条其实是着重论述太阳病发汗不彻而出现的两种转归。其一是太阳病转属阳明，即由于初得太阳病时，虽发其汗，但汗出不彻，太阳病邪不得外解而入里化热，"因转属阳明"。仲景特别提出了"续自微汗出，不恶寒"这两个反映邪入阳明的症状特点。其二是因汗出不彻，病邪仍在太阳的处理方法。

12.《医宗金鉴》："一经未罢，又传一经，同病而后归并一经自病者，名曰并病。二阳者，太阳、阳明也。太阳初得病时发汗，汗出不彻，未尽之邪，因而转属阳明。若续自微微汗出，不恶寒反恶热，始为阳明可下之证。若不微微汗出，而恶寒者，则是太阳之表犹未罢，不可下也，下之为逆矣。如已经发汗，尚有未尽之表，宜仍与桂麻各半汤，或桂枝二越婢一汤，小小发汗，以和其表，自可解也。缘缘，接连不已也。正赤，不染他色也，谓满面接连赤色不已也。此由于汗出不彻，故阳气怫郁不得宣越，所以其人烦躁短气，脉涩，不知痛处，乍在腹中，乍在四肢，求之而不可得也。是皆邪气壅甚于经，漫无出路，但坐以汗出不彻之故耳。当更用大青龙汤或葛根汤，发其汗则愈矣。"

【原文】

脉浮数者，法当汗出而愈。若下之，身重心悸者，不可发汗，当自汗出乃解。所以然者，尺中脉微，此里虚，须表里实，津液自和，便自汗出愈。(49)

【笔记】

1. 本条为表证误下致里虚的证候变化及处理。"不可发汗"者，为因下已伤津液，故禁用之。此即尤在泾所言："脉浮数者，其病在表，法当汗出而愈。所谓脉浮数者，可发汗，宜麻黄汤是也。若下之，邪入里而身重，气内虚而心悸者，表虽不解，不可以药发汗，当俟其自汗出邪乃解。所以然者，尺中脉微，为里虚不足，若更发汗，则并虚其表，里无护卫而散亡随之矣。故必候其表里气复，津液通和，而后汗出而愈，岂可以药强迫之哉（《伤寒贯珠集》）。"

2. 表证误下，如邪仍在表者，则仍以解表，入里者，则知犯何逆，随证治之，但如误下至里虚，则不论表证去之与否，汗法均应慎重考虑；如表证不急，可先用一些益气、养血方药如小建中之类。其治法重点在于补其不

47

足,使正气来复,气血充沛,阳气温煦,津液自和,则表里正气充实。待身体恢复,再酌情用药。

3. 自汗出乃愈,指表里和谐,津液自和之汗出,可参看58条"凡病若发汗、若吐、若下、若亡血、亡津液,阴阳自和者,必自愈"。

4. 刘渡舟教授曾言,在《伤寒论》中,既有冲锋陷阵之法,峻烈凶猛之药,大刀阔斧地攻病逐邪,也有周全细腻、非常谨慎地遣方用药,还有立足于调养之法,寄希望于正复。这是因病、因人制宜,量虚、量实用方,这些事例称得起辨证论治的典范。

【原文】

脉浮紧者,法当身疼痛,宜以汗解之。假令尺中迟者,不可发汗。何以知然? 以荣气不足,血少故也。(50)

【笔记】

1. 本条为49条之补充,再一次强调伤寒无汗但兼里虚,营血不足,尺脉迟者,虽有表证,禁用汗法,不可发汗之意。

2. 假令:连词,表示假设,即假使、如果。本条应理解为仲景对表寒实证又见营血不足而里虚者,在具体治疗上的注意事项和处理方法。本条证候,重在表证脉浮紧、身疼痛而兼尺脉迟,有营血不足之象,故治法总应从养营益血解表中求变化。

3. 尺中迟:脉一息不足四至为迟。这里是指血少而见脉迟滞无力。本条与前条提及尺中迟、尺中脉微,应泛指里虚讲。

4. 不可发汗,宜作活看,虚人外感,养血解表,滋阴解表,益气解表,后人多有发挥,不可简单论治。

5. "脉浮紧,身疼痛"为风寒在表之脉证,当属太阳伤寒,故在治法上宜发汗解表,方用麻黄汤之属。但如又见患者脉于浮紧中兼尺部沉滞无力,则须考虑为营血亏虚之证,故虽有表证存在,亦不可强发其汗,以犯虚虚之戒。

6. "何以知然? 以荣气不足,血少故也",应为仲景自注。

7. 伤寒兼里虚,治法可参照102条"伤寒二三日,心中悸而烦者,小建中汤主之"例变化。

8. 郭雍:"此一证与前证(49条)略相似,宜小建中汤,次则柴胡桂枝汤,又不若待其别见证而治之。盖前证(49条)是下后证,当无别证出,故仲景不用药,此证是汗前证,须别有证出,故不若少待之。既知血少,不可便用柴胡汤也。"(《伤寒补亡论》)

【临床体会】

笔者在临床上常可见到因体虚、月经过多、产后调理不当引起营血不足、经脉失于涵养而致身痛的患者,其疼痛多为关节肌肉酸楚困痛,一旦遇寒受凉则加重并缠绵不愈。此即"何以知然? 以荣气不足,血少故也"。此类患者虽有表证,一般均不注重汗法,故曰"不可发汗",当以温煦养血为主,佐以祛风散寒,常用方剂多为黄芪桂枝五物汤、当归四逆汤、人参荆芥散等加减变化。

【原文】

脉浮者,病在表,可发汗,宜麻黄汤。(51)

脉浮而数者,可发汗,宜麻黄汤。(52)

【笔记】

1. 脉浮者,为邪在表,但不一定是用麻黄汤,如用麻黄汤者,此两条之浮,当为浮紧。

2. 可发汗,指出本证为无汗,即麻黄汤证。外感风寒之初,寒邪束表,必见恶寒、体痛、无汗、脉浮紧等,详见第3条、35条所述。此时正气奋起抗邪,势必发热,脉象由浮紧变成浮紧而数,麻黄汤则为首选之方。若舌苔由白变微黄,并见烦躁者,则已渐有化热之兆,只宜考虑从大青龙汤入手变化;若表邪未解,肺热已盛,则宜麻杏甘石汤;若脉洪数,舌苔黄,则为太阳病转属阳明,则应予白虎汤之属。

3. 此两条提示,凡表证,当以汗法为主。

4. 浮而数:即脉浮紧之意。一般而言,伤寒之浮紧脉常偏数意,所以本条之数应兼有紧数之意,而以紧为主。

5. 此两条以脉测证,提示脉浮、脉浮数者,可按邪在表论治,以汗解之。两条均详脉象而略体征,即借脉浮、脉浮数,以代表太阳表实证,属借代笔法。

【原文】

病常自汗出者,此为荣气和,荣气和者,外不谐,以卫气不共荣气谐和故尔。以荣行脉中,卫行脉外,复发其汗,荣卫和则愈,宜桂枝汤。(53)

【笔记】

1. 本条非太阳中风之桂枝汤证,而是杂病之表虚自汗证。故首句不言太阳病而单提"病"常自汗出,泛指其他杂病之类,为病致自汗出者。

2. 共:《说文》:"共,同也。"此指营(无病)与卫(不谐)不相协调的病理改变。《灵枢·本脏》曰:"卫气者,所以温分肉,充皮肤,肥腠理,司关阖者也。"本条所谓"外不谐",即卫气司开阖功能失调,是"病常自汗"的主要原因。

3. 对"荣气和"句亦须活看,试想患者自汗出则阴津必亏,营阴必然不足,哪有自和之理?

4. 本证的病机关键在于营卫不和,而营卫不和的关键在于卫强营弱。《素问·阴阳应象大论》谓:"阴在内,阳之守也;阳在外,阴之使也。"卫阳营阴,卫固守于表,营营守于里,阴阳和合,则营卫协调无病,今卫强营弱,迫阴外出为汗,卫之自身,亦因过强而不能密,无固表之力,而致营卫不和。体征则为表虚自汗,表虚为卫不守,自汗为营外出,故以桂枝汤调和营卫之法使营卫和而汗自止。在临床上,以桂枝汤来治疗因自身营卫不和所致的多种杂病,其效果是很好的。

5. 桂枝汤有调和营卫之功,并通过发汗之手段,达到止汗之目的。唯其自汗止,可测知营卫重新调和,故曰"荣卫和则愈,宜桂枝汤"。"复发其汗",并非已发汗而再发其汗,而是对常自汗出之汗而言,故仍可用桂枝汤解肌发汗。

6. 复发其汗,即再以桂枝汤来发汗协调营卫,所谓以汗止汗之法,服桂枝汤取汗是促使营卫相调和而遍身微似有汗而解。

7. 徐灵胎:"荣气和者,言荣气不病,非调和之和……自汗与发汗迥别,自汗乃荣卫相离,发汗使荣卫相合。自汗伤正,发汗祛邪。复发者,因其自汗而更发之,则荣卫和而汗反止矣。"(《伤寒论类方》)

【原文】

病人脏无他病,时发热,自汗出而不愈者,此卫气不和也。先其时发汗

则愈,宜桂枝汤。(54)

【笔记】

1. 本条与上条之病机无多大差别,本条所述"病人"与上条一样,是指杂病。具体来说,是一个病不在里而在表的患者,其发热自汗出的病机和治法。同为营卫不和,卫强营弱之自汗,但本条卫气之强尤胜于上条,故有时热之证,产生这种情况,可能一为体质因素,素本阳旺之体;二则招致风邪,此点可对照95条"太阳病,发热汗出者,此为荣弱卫强,故使汗出,欲救邪风者,宜桂枝汤"。

2. 脏无他病:脏,里之谓,指无里证。卫气敷布于体表,卫外而能固密,今卫气不和,即《黄帝内经》所谓"阳强不能密"而导致开阖失常,固密无权,于是营阴不及内守,此即"时发热,自汗出"之所由来,而非必因风寒外感所致。

3. 第53条"荣气和",此条曰"卫气不和",是从两个侧面探讨营卫不和的病机,并无原则差异,所不同的是53条主证为"常自汗出",54条为"时发热,自汗出",主证不同,而病机一致,故均可予桂枝汤,发汗解肌,调和营卫。"先其时发汗"是指在发热汗出之前,予桂枝汤取汗,令营卫调和而愈,亦防汗出太过。

4. 近人有专著言张路玉将本条误作为太阳中风证,但从张氏之"表中风邪"而言,应理解为体表感受风邪而已,非指太阳中风证也。

5. 程郊倩:"知桂枝汤之功力,在于和营卫,而不专治风,则人病不止于太阳中风,而凡有涉于营卫之病,皆得准太阳中风之一法,为之绳墨矣。如病人脏无他病,属之里分者,只发热自汗出,时作时止,缠绵日久而不休,此较之太阳中风证之发无止时不同矣。既无风邪,则卫不必强,营不必弱,只是卫气不和,致闭固之令有乖,病既在卫,自当治卫,虽药同于中风,服法稍不同,先其时发汗,使功专于固卫,则汗自敛,热自退而病愈,此不必为太阳中风,而桂枝汤可主者一也。"(《伤寒论后条辨》)

【临床体会】

桂枝汤虽为太阳中风而设,但在妇科临床中常将其用于体虚、营卫不和的自汗患者,及更年期之潮热汗出患者,用此方的目的还是取桂枝汤之本意:以"调和营卫"而致"阴阳自和"。桂枝汤在临床上的使用范围远大于麻黄汤。

【原文】

伤寒,脉浮紧,不发汗,因致衄者,麻黄汤主之。(55)

【笔记】

1. 本条与46条"太阳病,脉浮紧,无汗发热,身疼痛,八九日不解,表证仍在,此当发其汗。服药已微除,其人发烦目瞑,剧者必衄,衄乃解。所以然者,阳气重故也。麻黄汤主之",及47条"太阳病,脉浮紧,发热,身无汗,自衄者,愈"之机制相同,唯受寒邪之程度不一,此条为重,故衄后依然不解,而再以汗法祛邪。本条也是前两条之补充,反映了辨证是用药的灵魂。

2. 本条"伤寒,脉浮紧",言仍为太阳伤寒证,法当汗解,使风寒外散,营卫和调,其病可愈。若治疗不当或病重药轻,外邪不能解除,依然卫遏营滞,则可导致寒郁化热,热盛伤及阳络,而致鼻衄。此时须仔细观察,若血量不多,而太阳伤寒脉证未解,是邪不能随之而解,故仍以麻黄汤,使汗出邪透而解;但如热重者,则可投以麻杏石甘汤或大青龙汤之属;如见血量多,更兼身热夜甚、烦躁不安、舌绛等,即使表证尚存,而热邪已波及营血,则须以凉营宣透为治,不可再以麻黄汤发汗。

3. 本条与46条、47条均为太阳伤寒证兼衄,但病因、病机、转归有所不同。46条是已服麻黄汤,病邪成减轻之势(服药已微除),但外邪仍在,又郁于经脉,损伤阳络,但随即血溢而热泄,邪热因衄而解,故称"自衄者,愈",这与患者体质及邪正相争之变化有关,并非必然发生;47条是未经服药,失于发汗,在表之阳气重,损伤络脉,病邪随此而解;而本条虽亦为当汗失汗而衄,然衄后病邪不解,表实证仍在,亦无内热烦躁等,故仍以麻黄汤发汗解表。可见对太阳伤寒证而见衄血者,必须分辨原因,辨证论治。

4. 这几条对血证的论述已有后世所言的卫气营血的病理走向。

5.《医宗金鉴》:"伤寒脉浮紧,法当发汗,若不发汗,是失汗也。失汗则热郁于营,因而致衄者,宜麻黄汤主之。若能于未衄之先,早用麻黄汤汗之,汗出则解,必不致衄。其或如上条(指47条)之自衄而解,亦无须药也。"

6. 陈修园:"伤寒脉浮紧,不发汗,因致衄者,其衄点滴不成流,虽衄而表邪未解,仍以麻黄汤主之,俾玄府通,衄乃止,不得以衄家不可发汗为辞,谓汗后有额上陷,脉紧,目直视不能眴,不得眠之变也。盖彼为虚脱,此为盛盈,彼此判然,且衄家是素衄之家,为内因致衄,此是有因而致,为外因。"(《伤寒论浅注》)

【原文】

伤寒,不大便六七日,头痛有热者,与承气汤,其小便清者,知不在里,仍在表也,当须发汗,若头痛者,必衄。宜桂枝汤。(56)

【笔记】

1. 本条是在伤寒证的基础上,分析病情或表或里的可能,其中头痛有热,可认作邪在表;不大便六七日,头痛有热则可认作邪已入阳明,所以提出辨别二者的关键在于"其小便清者",根据小便清否,辨表里证治,"其小便清者"则知无里热,邪仍在表。这种思考方法,也在于教导后人重视辨病辨证而已,其实本条都是假设之词。

2. 外感病不大便六七日之久,且头痛发热,仍须仔细辨别邪属表属里。若不大便而伴腹满疼痛,头痛潮热,或蒸蒸发热,濈然汗出,小便黄等,则为外邪传里,阳明燥热结实之候。其头痛必因阳明灼热之气上扰清窍所致,故病已入阳明而可与下之,属承气汤证例。若外感病虽不大便六七日,而头痛发热,但见小便清长者,则病不在里,而知其邪仍在太阳之表,故仍可考虑以桂枝汤和解之。

3. 头痛者,必衄:其理与上述 46 条、47 条、55 条同。伤寒头痛,寒气壅盛,经气闭塞,当须以汗法,若衄,则由于病程日久,热郁于经,伤及阳络而衄血。或可自解,轻者仍可与麻桂之法;重则当考虑麻杏石甘汤之属。

4. 观本条之证,为太阳伤寒证,故宜麻黄汤(参阅第 55 条),除非前已用麻黄汤后仍见头痛或衄而不解者,改用桂枝汤小发汗。

5. "宜桂枝汤"句当接在"当须发汗"之后,本条"宜桂枝汤",知有斟酌之意,与"桂枝汤主之"之确定语气应不相同。

6. 程郊倩:"伤寒不大便六七日,宜属里也,而其人却头痛,欲攻里则有头痛之表证可疑,欲解表则有不大便之里证可疑,表里之间,何从辨之?以热辨之而已。热之有无,何从辨之?以小便辨之而已,有热者,小便必短赤,热已入里,头痛只属热壅,可以攻里……其小便清者,无热可知,热未入里,不大便只属风秘,仍须发汗。"(《伤寒论后条辨》)

【原文】

伤寒,发汗已解,半日许复烦,脉浮数者,可更发汗,宜桂枝汤。(57)

【笔记】

1. 本条为伤寒表证,以汗法祛邪,汗后表邪未能尽去,余邪复聚与正相争而烦,因邪在表,故复治其表,因已用麻黄汤,故再次发汗改用桂枝汤兼以调和营卫,以免过汗伤正。

2. 发汗已解,当指以麻黄汤法。太阳伤寒服麻黄汤后,若未曾出汗,病证未变者,多是病重药轻,故仍可使用麻黄汤。若服汤后,汗已出而病未解,或汗解未久,表证再次出现者,则不可再用麻黄汤重发其汗,因恐其汗多伤正,或酿成他变,而只宜桂枝汤解肌祛风,调和营卫。可见太阳伤寒固应宜用麻黄汤,而汗后不解者则不宜再用,只宜以桂枝汤和之。此见临床辨证用药的灵活性。

3. 更:非是再发汗之义,而是更改发汗之法。《说文》:"更,改也。"以桂枝汤小发汗,以散其余邪。此与 52 条"脉浮而数者,可发汗,宜麻黄汤"稍有不同,52 条用麻黄汤者,为前未经发汗,本条脉浮数而用桂枝汤者,前已用过汗法,学习辨证用药,尤宜学习此处的精确之处。

4. 复烦:烦,《说文》释为"热头痛",引申为烦热、烦躁。这里概言在表的烦热征象再次出现。

5. 程郊倩:"如伤寒服麻黄汤发汗,已经热退身凉而解矣。半日许复烦,脉见浮数,终是寒邪退而复集,与自汗脉浮缓之中风无涉。然汗后见此,则阳虚更妨阴弱,盖烦因心扰,数属阴虚,此际宁堪再任麻黄?改前发汗之法为解肌,则虽主桂枝,不为犯伤寒之禁也。"(《伤寒论后条辨》)

【原文】

凡病若发汗、若吐、若下、若亡血、若亡津液,阴阳自和者,必自愈。(58)

【笔记】

1. 本条侧重指出,虽因误治,但人身之阴阳若能自和者,则病可自愈,此也强调人体本身有调整阴阳平衡的自愈能力。其调整的机制即调理阴阳之平衡,以此达到阴平阳秘、精神乃治、阴阳自和的目的。此亦可见"阴阳自和"是中医治疗学上的一个重要学术观点。《伤寒论》许多条文(如58、59、93、94、287、360条等)均讲到,病治到一定程度,需靠患者自身的调节功能而达到"自愈"目的。这种思想发人深思,应当继承与发挥。

2. "凡病"其所指范围甚广,即指诸病而言,非独指伤寒、中风。

3. 汗、吐、下是治有余之病,连用 4 个"若"字,作"或"字解,为不定之词。即以汗、吐、下等诸多治法而言。

4. 柯韵伯:"其人亡血亡津液,阴阳安能自和? 欲其阴阳自和,必先调其阴阳之所自。阴自亡血,阳自亡津,益血生津,阴阳自和矣。"(《伤寒来苏集》)

5.《医宗金鉴》:"凡病,谓不论中风、伤寒一切病也,若发汗、若吐、若下、若亡血、若亡津液,施治得宜,自然愈矣。即或治未得宜,虽不见愈,亦不致变诸坏逆,则其邪正皆衰,可不必施治。"

【原文】

大下之后,复发汗,小便不利者,亡津液故也。勿治之,得小便利,必自愈。(59)

【笔记】

1. 勿治之,言勿再发汗,恐其重伤津液之故,其他益气、生津、调和阴阳之法如属需要,恐仍应按辨证而调治。

2. 得小便利,一指津液已复,二指阴阳自和,三焦通利,故小便利,为愈矣。

3. 以上为"津液虽已受伤,而病邪亦去"之处治方法,若津液受伤,而病邪尚在者,则仍应视邪正虚实而妥为处治。此亦阴阳自复的处理方法,待其自身阴阳协调而津液恢复,化源充沛,则水津四布,五津并行,而小便自利,其病可愈。

4. "勿治之"应当视病情之轻重、邪正之变化、体质之强弱等情况,"观其脉证,知犯何逆,随证治之",灵活处理。

5. 程郊倩:"大下之后,复发汗,津液之存于膀胱者有几? 此而小便不利,非热结膀胱者比,以亡津液故也。夫膀胱为津液之府,府已告匮,只宜添入,岂容减出! 虽具五苓散证,勿以五苓散治之,唯充其津液,得小便利

而杂病皆愈。学者欲得利小便之所宜，必明利小便之所禁，而后勿误于利小便也已。"（《伤寒论后条辨》）

【原文】

下之后，复发汗，必振寒，脉微细，所以然者，以内外俱虚故也。(60)

【笔记】

1. 下后复汗，首为伤阴伤津，阴伤可以及阳，阴津不足则脉细，阳虚则亦脉细，如"少阴之为病，脉微细……"

2. 振寒：振，动摇。振寒，即振颤畏寒。

3. 内外俱虚：这里指表里俱虚。亦可指阴阳俱虚。

4. 先以下法，再复用汗法，即已违反了太阳病的正常治疗规则。不唯病邪不解，反致正气损伤，随即汗下伤阴，阴伤及阳，造成阴损及阳、阳损及阴之阴阳俱虚的格局。

5. 脉微细，本条阴阳俱虚，治当阴阳兼顾，然据临床所见，仍当分辨阴阳虚损之孰重孰轻，方能有的放矢。如阳虚偏重者，则以扶阳为主，兼予益阴；阴虚偏重者，则益阴为主，兼予扶阳；阴阳虚损相对均衡者，则治法亦应相对均衡。

6. 陆渊雷："前两条（指第 58、59 条）是津伤而阳不亡，此条是阳亡而津不继，即太阳误治而成少阴也。振寒，谓振掉而恶寒，与真武汤之身振振摇同，非战汗之谓。振寒脉微为阳亡，脉细为津不继，内外俱虚者，下之虚其内，发汗虚其外也。津伤而阳不亡者，其津自能再生，故前两条皆云必自愈。阳亡而津不继者，其津不能自复，故此条不云自愈。然则姜附四逆之辈，当择用矣。"（《伤寒论今释》）

【原文】

下之后，复发汗，昼日烦躁不得眠，夜而安静，不呕，不渴，无表证，脉沉微，身无大热者，干姜附子汤主之。(61)

【笔记】

1. 本条为上条之病情转重者，误下伤阴，汗出伤阳，但最终都是导致阴伤及阳,阳伤及肾致虚的证治。本条因犯虚虚之戒,阳虚阴盛,以里阳虚为主,盖人与天地相关,昼日阳气旺,阳虚之人,得天时阳气之助,尚能与阴邪相争,故昼日烦躁不得眠。至夜则阳气衰,阴气盛,以阳虚之体,不能与阴邪抗争,故夜而安静,脉沉微,阴盛阳虚之脉,故予干姜附子汤,以姜附回阳治之。

2. 不得眠,非指不能眠,而是指眠而不安之谓。阳入于阴则眠,虚阳不足与阴相合,眠时时进时出,故眠而不稳。

3. 不呕:指无少阳证;不渴,里无热,指无阳明证,举例而已。

4. 本证为误治,既无表证,又无少阳阳明证,而是一派伤阳阳衰征象,故用四逆汤法,温肾振奋阳气为治,更不可再以解表和解或清里为治。

5. 本条之烦尚需与118条“火逆下之,因烧针烦躁者,桂枝甘草龙骨牡蛎汤主之”相对照,二者同为误治伤阳,但本条为偏于伤及肾阳,而118条偏重于伤及心阳;本条伤阳为重,故烦躁仅见于白天,入夜阴盛阳虚,无力相争,反见安静,而118条则阳虚为轻,故烦躁不分昼夜。

6. 干姜附子汤方:本方由四逆汤去炙甘草而成。凡阳气骤虚,阴寒气盛者宜之,不用甘草者,是不欲其缓。本方简捷,药力专著,临床多为急救回阳之用。

7. 成无己:“下之虚其里,汗之虚其表,既下又汗,则表里俱虚。阳至于昼,阳欲复,虚不胜邪,正邪交争,故昼日烦躁不得眠。夜阴为主,阳虚不能与之争,是夜则安静。不呕不渴者,里无热也;身无大热者,表无热也,又无表证,而脉沉微,知阳气大虚,阴寒气盛,与干姜附子汤,退阴复阳。”(《注解伤寒论》)

【原文】

发汗后,身疼痛,脉沉迟者,桂枝加芍药生姜各一两人参三两新加汤主之。(62)

【笔记】

1. 本条为太阳病误汗太过,而致气阴两伤,津不足则不能滑利滋涵,气不足则不能温煦,故见脉迟身痛。

2. 桂枝新加汤,诸家注均言为营血不足而设,但从方而言,芍药加一两、人参加三两,重在益气,大汗伤阴及气,气衰则脉沉迟,气寒则经脉失于温煦而身疼痛,故重用人参配桂枝温阳益气,再以芍药生津敛阴。

3. 本方恐在张氏前即已存在,故此处称之为新加汤。

4. 本条太阳病发汗,原属正治,若当汗而过汗,致营阴损伤,筋脉失养,故汗后身痛不减或反增剧。其脉沉迟者,亦为营气不足,脉道失于充盈之证据。方用桂枝汤加味治疗,固然重在营气不足、筋脉失养之身痛,而患者尚存未尽之表邪,亦难排除。

5. 本证与麻黄汤证、大青龙汤证均有身痛,宜加鉴别。如前所述,本证身痛适逢发汗之后,伴见脉沉迟,是为辨证关键;麻黄汤证身痛,见于发汗之先,伴脉浮紧,乃寒束经脉、气机不通而致痛,为太阳表实征象;大青龙汤证身痛,大抵与麻黄汤证同,而兼内热烦躁是其区别。

6. 本条为太阳病发汗太过,但外邪大体已去,而营气已伤,故唯以身疼痛、脉沉迟为主证,而桂枝新加汤以温养营血、缓急止痛为特征,以里证为主,里和而表自解。况且本方乃桂枝汤中加芍药、生姜各一两,未失辛甘之性,又加人参协同诸药,有安内攘外之功。

7. 陈修园:"发汗后邪已净矣,而身犹痛,为血虚无以营身,且其脉沉迟者,沉则不浮,不浮则非表邪矣;迟则不数紧,不数紧则非表邪之身痛矣。以桂枝加芍药生姜各一两人参三两新加汤主之,俾血运行,则病愈矣。"(《伤寒论浅注》)

【临床体会】

桂枝加芍药生姜各一两人参三两新加汤,笔者常用于女性失血过多(如月经量多或产后大失血等),伤及营血所致"身疼痛"。因气血同源,血去伤气,而致气血不足,肢体失于温养而身痛。此与第50条之"以荣气不足,血少故也"同理,均为气血不足所致。

本方临床应用范围较广,诸如痛经、月经失调、不孕、产后失养等因虚寒、气血亏损、营卫虚弱所致者,均可以本方加减使用。亦可与黄芪桂枝五物汤、人参养荣汤等配合使用。

【原文】

发汗后,不可更行桂枝汤,汗出而喘,无大热者,可与麻黄杏仁甘草石膏汤。(63)

【笔记】

1. "不可更行桂枝汤"句当接在"无大热者"之后,因表证发汗(不论用麻黄汤或桂枝汤),如表邪不去者,仍须解表,此种情况下,大都以桂枝汤调治,如42条"太阳病,外证未解,脉浮弱者,当以汗解,宜桂枝汤",57条"伤寒,发汗已解,半日许复烦,脉浮数者,可更发汗,宜桂枝汤",25条"服桂枝汤,大汗出,脉洪大者,与桂枝汤如前法"等即是。所以此处之"不可更行桂枝汤",是由于外寒虽未解除,里却已化热迫肺而喘,故宜解表清里之麻杏石甘汤调治。

2. 无大热:指表无大热,实热在肺。

3. 汗出而喘:此处之汗,主要是里热迫肺,肺主皮毛,肺热而致毛窍开泄所致汗出。

4. 本条须与桂枝加厚朴杏子汤证鉴别。麻黄汤证之喘,必表实无汗,身疼腰痛,骨节疼痛;小青龙汤证之喘,亦具备表实无汗特征,但应同时兼有水饮内停,而无里热;桂枝加厚朴杏子汤证之喘,与自汗、恶风、脉浮等并见,亦无内热可言。

5. 本条为汗后变证。本方药味乃麻黄汤去桂枝加石膏而成,然剂量有别于前,如麻黄增至四两,杏仁减为五十个,炙甘草增至二两;于麻黄汤中去桂枝而加石膏半斤。不但药味变化,剂量亦变,故立意清新,治法殊异,主证不同。增麻黄之量者,在于侧重宣肺平喘之力,然则麻黄辛温,于肺热不利,故用石膏,以辛甘大寒之品制其辛温之性,是相反而相成也。合方以达清热宣肺平喘之功。本证"汗出"而用麻黄,"无大热"而用石膏,似乎矛盾,然则,麻黄配桂枝,则发汗之效宏,若配石膏,则清热宣肺之力优,肺热得清,其汗自止。

6. 黄元御:"下后表寒未解,郁其肺气,肺郁生热,蒸发皮毛而不能透泄,故汗出而喘。表寒里热,宜麻杏甘石双解之可也。下后不可更行桂枝,亦大概言之。他如伤寒医下之,续得下利清谷章(指91条),救表宜桂枝汤;又,伤寒大下后复发汗,心下痞章(指164条),解表宜桂枝汤;太阳病,先发汗不解,而复下之,脉浮者,不愈章(指45条),当须解外则愈,桂枝汤主之,未尝必禁桂枝也。"(《伤寒悬解》)

【临床体会】

麻黄杏仁甘草石膏汤为临床常用方,主治风寒犯肺化热,肺失宣肃,上逆发为喘咳之证。亦可用于热邪直接犯及上焦肺金,即《温病条辨》"温邪上受,首先犯肺"。肺属金,其性凉,为清旷之地,今被热邪壅滞而不能肃降,故逆于上而为咳为喘。常伴有高热、痰黄浊、咽痛等肺热体征。临床常与银翘散、桑菊饮等清宣上焦方剂配合运用,其中石膏的用量宜偏重,在30~80g,轻则效果不显。

【原文】

发汗过多,其人叉手自冒心,心下悸,欲得按者,桂枝甘草汤主之。(64)

【笔记】

1. 本条为误汗太过,伤及心阳的证治。也属于阴伤及阳的范畴。

2. 心下悸:指心下悸动不宁之状,为汗出过多所致。汗乃心之液,为阳气所化生,今发汗过多,则心阳随汗液外泄而致心阳受损,心阳虚损,若无所倚而呈悸动不安之状。

3. 叉手自冒心:冒,按掩覆盖之状;叉手,双手交叉;叉手自冒心,即双手自护其心之状,亦即虚则喜按之义。

4. 本条与下条均为心阳受损,但本条为轻。

5. 本条心阳受损,但未到亡阳的地步,故用桂枝甘草汤,而不用参附之类。

6. 本方的配伍特点是桂枝倍重于炙甘草,使温通心阳之力更为专纯,甘守而无壅滞之弊。服法犹有特点,即一剂药煎汁顿服,意在速效,是为温通心阳之祖方,临床常可随证加味。

7. 王晋三:"桂枝汤中取二味成方,便另有精蕴,勿以平淡而忽之。桂枝复甘草,是辛从甘化,为阳中有阴,故治胸中阳气欲失。且桂枝轻扬走表,佐以甘草留恋中宫,载还阳气,仍寓一表一里之义,故得以外止汗而内除烦。"(《绛雪园古方选注》)

8. 徐灵胎:"发汗不误,误在汗多,多则心气虚。二味扶阳补中。此为阳虚之轻者,甚而振振欲擗地,则用真武汤矣。一证而轻重不同,用方迥异,其义精矣。"(《伤寒论类方》)

【原文】

发汗后,其人脐下悸者,欲作奔豚,茯苓桂枝甘草大枣汤主之。(65)

【笔记】

1. 奔豚：病名。豚，即猪。奔豚，是以猪的奔跑状态，来形容患者自觉有气从少腹上冲胸咽，痛苦异常，时发时止的证候。

2. 本条病理同上条，均为误汗太过，心阳受损。轻则叉手自卫，重则如本条下焦肾之浊水上逆，水气偏胜，欲作奔豚之状。欲作奔豚，言尚未发作，而是欲发未发之状，故水气冲逆于脐下而自止，其有别于奔豚。奔豚一证见117条。

3. 茯苓桂枝甘草大枣汤，即在桂枝甘草汤基础上，重用茯苓以祛水邪，用大枣以助桂枝、甘草培守中土，此亦培土制水之法。方中茯苓用至半斤，倍重于桂枝，其组方原理，实异于桂枝甘草汤。盖以本证，心阳虚，而下焦水气欲上逆凌心，以见脐下悸动不安为主，而非心悸，故必重用茯苓为君，补脾而淡渗利水，以抑肾中浊阴之上冲。桂枝辛温通阳，合茯苓则化气行水之力更强，且能温养心阳；合甘草则为辛甘合化，扶助心阳，不受水气之凌伐。大枣配甘草，又能补土制水。药虽四味，配伍严谨，主以行水，辅以通阳、化气、培土，水去阳复，则脐下悸动可愈。

4.《医宗金鉴》："发汗后心下悸者，乃虚其心中之阳，本经自病也。今发汗后，脐下悸，欲作奔豚者，乃心阳虚，而肾水之阴邪，乘虚欲上干于心也。主之以茯苓桂枝甘草大枣汤者，一以扶阳，一以补土，使水邪不致上干，则脐下之悸而安矣。"

【原文】

发汗后，腹胀满者，厚朴生姜半夏甘草人参汤主之。(66)

【笔记】

1. 本条为发汗过多损伤脾阳，脾虚气滞腹胀的证治。素来中虚之人，虽欲发汗，然必预护中气，若率用汗法，最易损伤脾阳。脾司运化转输，见中焦虚气壅滞而致腹胀满者，此处之腹胀满当为虚胀，应兼见喜温喜按诸证。本证虚实相兼，且当以气滞为主。

2. 64、65、66三条，均为误汗伤阳，只是所伤部位不同，故用药各异，桂枝甘草汤治在上焦，茯苓桂枝甘草大枣汤重在下焦，而厚朴生姜半夏甘草人参汤则侧重于中焦。

3. 本证除由误汗伤及脾阳外,亦有中焦失运之气滞的一面,故本证为虚中夹实之证,治法亦当补中带消,升中带降兼用之。

4. 腹胀一证,当辨虚实,《金匮要略·腹满寒疝宿食病脉证治第十》有"病有腹满,按之不痛者为虚,痛者为实""腹满时减,复如故,此为寒,当与温药""腹满不减,减不足言,当须下之"等记载,则辨析本证虚实,可得其要领。

5. 厚朴生姜半夏甘草人参汤方:厚朴行气消满,燥湿而温中行气;生姜辛温宣散,走而不守;半夏和胃降逆,三者合用,则能疏通气机,宽中除满。人参、甘草补益脾胃,助其推动健运,是为消补兼施之剂。然则药物剂量大有差异,侧重在祛邪通降除胀,故厚朴、生姜、半夏等用量为重,为方中主药,而人参、甘草则用量偏少,起辅助之用。

6. 刘渡舟教授曾言,临床上对汗下后或未经汗下而见脾虚气滞之腹胀满证,都可选用厚朴生姜半夏甘草人参汤。本方确为临床上治疗气滞为主所致中焦脾胃气虚不运之腹胀的常用方。

7. 钱天来:"腹胀满者,太阴脾土之本证也。发汗后,阳气虚损,胃气不行,脾弱不运,津液不流,阴气内壅,胃病而脾亦病也,虽非误下成痞,而近于气痞矣,以厚朴生姜甘草半夏人参汤主之。"(《伤寒溯源集》)

【临床体会】

厚朴生姜半夏甘草人参汤为临床常用方,对于饮食不节、食饮生冷,伤及中焦脾阳,致使阳气不振,无力运化水谷,而气滞中脘,不降不运者均可用之。

临床运用本方时,须注意厚朴与人参(目前多用党参)二者间的比例,本条主证是"腹胀满",所以一般当以厚朴为主药,人参扶正益气,助厚朴推动滞留之气,如过于侧重在人参,则须防中焦已滞之气因人参而更为壅塞不畅。

【原文】

伤寒若吐、若下后,心下逆满,气上冲胸,起则头眩,脉沉紧,发汗则动经,身为振振摇者,茯苓桂枝白术甘草汤主之。(67)

【笔记】

1.《素问·经脉别论》:"饮入于胃,游溢精气,上输于脾,脾气散精,上归于肺,通调水道,下输膀胱,水精四布,五经并行。"本条为伤寒误治,若下之后,医者失察,误以脉沉紧为寒盛,而用汗法,则必伤已虚之阳气,以致阳虚更甚,筋脉失于温养,更加水气浸渍,伤及经脉之气,身体为之振振动摇,是由脾虚而致肾阳不足,则非苓桂术甘汤所能主治,当与82条"太阳病发汗,汗出不解,其人仍发热,心下悸,头眩,身瞤动,振振欲擗地者,真武汤主之"互参。"身瞤动,振振欲擗地者",是为脾阳虚弱,水饮内停,当以温阳健脾、利水化饮为法,伤及中焦阳气,中土一虚,津液随之内停,加之土虚则水乘,下焦之水邪亦见机而上冲于心,故见心下为逆而满,脾阳虚水气内停,水停中焦,清阳失升降之路,而见头眩诸症,由此而观,本条亦有心下悸一证。

2. 发汗则动经,身为振振摇者,此时已属误治伤阳,再以发汗,则一误再误,表里俱虚(阳虚)。发汗则动经,误汗阳气大虚,经络失养,水寒之邪则更为猖獗,冲激经络,致身为振振动摇而不能自控。此时病机治法,则可参考真武汤条,单以茯苓桂枝白术甘草汤调治,恐已病重药轻,与证不合。由此可推断"发汗则动经,身为振振摇"二句,当接在"茯苓桂枝白术甘草汤主之"之后。

3. 本条之误治伤阳,侧重在中焦,故治水温阳,亦重在中焦,与65条之下焦水气上冲欲作奔豚和117条之"气从少腹上冲心"是有区别的。

4. 本条还宜与72、73、74、77条之五苓散证相区别。五苓散是太阳经气不利,影响膀胱气化,而小便不利,故温阳利水而治在下焦;本条是误损中阳,水气内停,故侧重于温中健脾,治在中焦。

5. 动经:伤动经脉之气。

6. 丹波元坚:"此条止"脉沉紧",即此汤所主也,是若吐若下,胃虚饮动致之,倘更发汗,伤其表阳,则变为动经,而身振振摇,是与身瞤动,振振欲擗地(指82条)相同,即真武汤所主也。盖当为两截看,稍与倒装法类似。"(《伤寒论述义》)

7. 茯苓桂枝白术甘草汤:本方为温阳健脾、利水化饮之主方,治中阳虚弱,水饮内停诸证。茯苓补消兼行,补益心脾而淡渗水湿,利水之中寓通阳之意;桂枝通阳化气,化气之中而见利水之功;白术健脾燥湿,脾健则运化复常,停饮可行,更与苓桂为伍,则健脾利水之功,相辅相成;炙甘草健脾益气,以助运化而调和诸药。乃崇《金匮要略》之"病痰饮者,当以温药和之"之旨。

【原文】

发汗,病不解,反恶寒者,虚故也。芍药甘草附子汤主之。(68)

【笔记】

1. 本条为发汗或汗法太过,而致阴阳两虚者。

2. 不解:谓汗不得法,汗出太过而表证未解。

3. 反恶寒者:表证当有恶寒,但汗之则恶寒必去或减,今反以恶寒一证为明显者,则已非表证之恶寒,而是阳虚之恶寒,此是本条辨证之关键,故结论曰"虚故也"。本处之虚,除阳虚外,亦有汗出伤津之阴虚,所以用芍药甘草附子汤补阴敛液,兼以温阳为治。

4. 本方用甘草者,暗合酸甘化阴和辛甘化阳之法。

5. 本条表证,治法不当,大汗伤阴及阳,而见阳虚恶寒,所以亦可按坏病治理,以后变化,均可按"观其脉证,知犯何逆,随证治之"处理。

6. 芍药甘草附子汤:炮附子温经扶阳,芍药养血敛阴,炙甘草补中益气,调和脾胃。其中,芍药配炙甘草,酸甘化阴;附子配甘草则有辛甘化阳之功,故药虽三味,而为扶阳益阴之名方。故成无己曰:"芍药之酸,收敛津液而益荣;附子之辛温,固阳气而补卫;甘草之甘,调和辛酸而安正气。"

7. 成无己:"发汗病解,则不恶寒。发汗病不解,表实者,亦不恶寒。今发汗,病且不解,又反恶寒者,荣卫俱虚也。汗出则荣虚,恶寒则卫虚,与芍药甘草附子汤以补荣卫。"(《注解伤寒论》)

8. 尤在泾:"发汗不解,反加恶寒者,邪气不从汗而出,正气反因汗而虚也。是不可更逐邪气,当先复其正气。"(《伤寒贯珠集》)

【临床体会】

笔者在临床上用芍药甘草附子汤治疗女性虚性痛经、排卵期腹痛及寒性手(指)足拘挛性疼痛,有一定效果。

【原文】

发汗,若下之,病仍不解,烦躁者,茯苓四逆汤主之。(69)

【笔记】

1. 本条为误治后,以阳虚为主兼有阴虚之阴阳两虚证候。

2. 病仍不解,指病阳虚不解,与 68 条之"发汗,病不解"同理。

3. 本条之烦躁,为虚烦。即汗下后,阳气受损,心神不安,而致虚烦不宁,躁动不安。

4. 本条与 61 条"下之后,复发汗,昼日烦躁不得眠,夜而安静,不呕,不渴,无表证,脉沉微,身无大热者,干姜附子汤主之"相比,两条的重点均在烦躁,二者之病理也完全相同,但从病情上看,本条似乎比 61 条为重,这从本条之烦躁已无昼夜之分,可见阴阳俱有虚象,而 61 条只单以阳虚为主。但从疾病的缓急上看,则本条为缓,61 条为急,所以本条是以益气敛阴、温阳生津安神同用,为治本之法;而 61 条则以回阳救逆来处理。从病情发展来看,本条如再进一步阳虚者则可用干姜附子汤,61 条经治疗体征如见减轻稳定者,则可改用茯苓四逆汤。有些学者认为本条轻于 61 条,茯苓四逆汤重于干姜附子汤,但从方剂角度看,干姜附子汤药简而力专,茯苓四逆汤药多而力散,用于重证还是以干姜附子汤为主,茯苓四逆汤看似药多,但用之则力分散,故其证为缓。

5. 茯苓一味,世俗多以健脾淡渗利水为用,但实有益阴宁神之功。《备急千金要方》淡竹茹汤方后注"若有人参入一两,若无人参,纳茯苓一两半亦佳";《名医别录》亦说茯苓能益阴气、补神气。

【原文】

发汗后恶寒者,虚故也。不恶寒,但热者,实也,当和胃气,与调胃承气汤。(70)

【笔记】

1. 本条讲述发汗后(包括误汗)的两种转归,一为因汗出而伤阳,甚则伤及少阴,所谓实则太阳,虚则少阴,这和 68 条"发汗,病不解,反恶寒者,虚故也"为同一病机;二为汗后,邪内陷阳明化热为实证,其病机为大汗伤津化燥,邪由此内陷阳明之腑,而成腑实燥热之轻证。

2. 本条用调胃承气汤治阳明腑实,故可反推,除不恶寒但热者外,当另有其他阳明腑实体征。

3. 本条为发汗后之虚实不同的表现和辨证,导致虚实之原因,常与患者体质之强弱和方药用量之多少有关。本条主要是人体阳气的强弱所致不同的病理变化。在虚弱之人,发汗易致伤阳损阴,故变为虚证;在阳旺之体,发汗后,病邪易从热化,而变为阳热实证。本条前段"发汗后恶寒者,虚故也",是承接68条而来,当彼此互参。

4. 在素体阳旺之躯,或加之以辛温发汗,或用药量过大,则易耗损阴津,病邪乘机化燥入里,故有阳明胃实之变。182条"问曰:阳明病外证云何? 答曰:身热,汗自出,不恶寒,反恶热也",248条"太阳病三日,发汗不解,蒸蒸发热者,属胃也,调胃承气汤主之",可与本条互参。

5. "不恶寒,但热者,实也",乃本条辨证之关键。

6. 由于胃家实尚轻,故曰"当和胃气,与调胃承气汤"。本方功能泻热和胃,润燥软坚。参看《伤寒论》中有关调胃承气汤证的原文(如29、70、105、123、207、248、249等7条),便可体会到仲景用该方有两种服法:一是"少少温服之",意在荡除燥热,调和胃气;一是"顿服之",重在泄下燥热内结。一轻一重、一快一慢,无处不体现《伤寒论》之辨证精神。

7. 陆渊雷:"发汗后,因虚恶寒者,如干姜附子汤证、芍药甘草附子汤证、茯苓四逆汤证,皆由误治、过治而传少阴者也。若发汗后不虚而实,则不恶寒而热,是太阳已罢而传为阳明者也。三阳皆属实,皆为机能亢进,太阳实于肌表,阳明实于胃肠,少阳实于胸膈间。实于肌表者,汗之而愈,实于胃肠者,下之而愈,实于胸膈间者,和解之而愈,今实于胃肠,而为实犹轻,故与调胃承气汤。"(《伤寒论今释》)

【原文】

太阳病,发汗后,大汗出,胃中干,烦躁不得眠,欲得饮水者,少少与饮之,令胃气和则愈。若脉浮,小便不利,微热消渴者,五苓散主之。(71)

【笔记】

1. 消渴:本处之消渴是指口渴明显,即一种症状,非指三消之消渴。胃中干,言胃中津液不足。

2. 本条为辨胃津不足与蓄水证的证治,并指出五苓散证与汗出伤及胃津的鉴别。

3. 太阳病而使用汗法,总以遍身微汗为佳,如桂枝汤方后云:"遍身漐蛰微似有汗者益佳,不可令如水流漓,病必不除。"麻黄汤方后云"覆取微似汗",如此则玄府宣达,腠理和畅,今发汗而大汗出,则非其法也,本条论述因发汗太过致汗出后的两种情况:其一为胃中虚燥,故口渴饮水,所幸液伤不重,燥热尚轻,更无结实之象,故只需少量频饮汤水,补其不足,滋其干燥即可自解,但不可过量致饮停不化而成蓄水证;二则为太阳病,汗不如法,大汗淋漓,表邪未去,伤及气阴,邪入陷太阳之腑,影响太阳腑气气化功能,而致气化不利,小便不畅,水结下焦,而成蓄水证,故须以五苓散,助膀胱气化以行水,又兼解表,但侧重于里。

4. 五苓散证,古人后贤均谓太阳发汗太过,邪陷于腑,水热结于膀胱,但观其证其方,实为大汗伤津,进而伤气,影响人体气化功能,而致气不及州都,小便不利。《黄帝内经》谓"膀胱者,州都之官,津液藏焉,气化则能出矣",故取桂枝以通阳而助气化,兼以解表,不然如单以水热互结下焦,何须以辛温化热之桂枝?这一点,章虚谷谓"此方在伤寒门为兼治太阳经腑之病,应用桂枝……若无表证,宜用肉桂,则其化气行水之功更胜也",确为至言。

5. 本条与 72、73、74 共四条,均为五苓散证。

6. 口渴与否,表明体内气化功能,能否化气行水布津,不渴则津尚布,消渴则水气已停,气不布津。

7. 五苓散证当与 67 条之苓桂术甘汤证相鉴别,二者同为误治水停,但苓桂术甘汤治水停中脘,而五苓散证为水停下焦;二者同用桂枝温阳,但苓桂术甘汤则配白术健脾制水,五苓散则配苓泽以利下焦之停水。

8. 本方中桂枝一味,成注本《伤寒论》用桂,而赵刻本《伤寒论》为桂枝,《金镜内台方议》:"问曰:五苓散中有用桂者,亦用桂枝者,何耶?答曰:此两用也,若兼表者,用桂枝;若专利水饮者,却用桂也。"若然,则上方中当用桂枝无疑也。

9. 五苓散方旨在化气行水,兼以解表。方中猪苓、泽泻渗湿利水,茯苓、白术健脾利水,桂枝则通阳化气,带动其他三味行水之力,兼以解表。苓、术、泽泻得桂枝之通导,则利水之效显,桂枝合苓、术、泽泻则增渗利、化气之功。本方中当以茯苓、桂枝为主药。

10.《医宗金鉴》:"太阳病,发汗后,或大汗出,皆令人津液内竭,胃中干,烦躁不得眠,欲得饮水,当少少与之,以滋胃燥,令胃气和,则可愈也。倘与之饮,胃仍不和,若脉浮,小便不利,微热消渴者,则是太阳表邪未罢,膀胱里饮已成也。经曰:膀胱者,津液之府,气化则能出矣。今邪热熏灼,燥其现有之津,饮水不化,绝其未生之液,津液告匮,求水自救,所以水入即消,渴而不止也。用五苓散者,以其能外解表热,内输水府,则气化津生,热渴止而小便利矣。"

【临床体会】

五苓散在中医妇科是常用方剂,与疏肝、健脾、益气类方药配合使用,如逍遥散等,可治疗经前期紧张综合征之肢脸浮肿。妊娠期水肿常配合四君子汤或参苓白术散;更年期浮肿胀滞如兼有肝气郁滞者,可配合逍遥散、四逆散,如兼有肾虚者,可配合苓桂术甘汤、茯苓甘草汤或八味肾气丸。本方亦可用于乳腺增生和经间期乳房胀痛的治疗,但须与疏肝、健脾、温肾等药配合使用。

【原文】

发汗已,脉浮数,烦渴者,五苓散主之。(72)

【笔记】

1. 补充第71条五苓散蓄水证证候,其他体征见前条。本条之脉见浮,为如前条脉证,因其表证未尽之故。

2. "发汗已,脉浮数",说明本为太阳病,发汗后表邪未清,表证仍在,此病理可参阅57条"伤寒,发汗已解,半日许复烦,脉浮数者……",脉象同义。

3. 脉浮数,当是表邪未净而入太阳之腑,影响膀胱气化功能,以致水蓄不化所致。唯其水蓄而不能蒸腾化气,故有心烦口渴之象,但参看上条及从五苓散用药看,当有小便不利一症。

4. 此条脉若无浮唯有数象者,则可考虑表邪化热入里,进入阳明之白虎汤范畴。

5. 方有执:"已,言发汗毕,非谓病罢也。浮数、烦,与上同(57条),而此多渴,渴者,亡津液而内燥,里证也。以证有里而人燥渴,故用四苓以滋之;以表在而脉浮数,故凭一桂以和之。谓五苓散能两解表里者,此也。"(《伤寒论条辨》)

6. 《医宗金鉴》:"'脉浮数'之下,当有'小便不利'四字,若无此四字,则为阳明内热口燥之烦渴,白虎汤证也。惟其小便不利而烦渴,斯为太阳水热瘀结之烦渴,始属五苓散证。若非小便不利而用五苓散,则犯重竭津液之禁矣。况太阳上篇类此证者数条,惟水入即吐一条,乃水不下行,故无小便不利之文,余皆有'小便不利'四字。今此四字,必是传写之遗,当补之。"

【原文】

伤寒汗出而渴者,五苓散主之;不渴者,茯苓甘草汤主之。(73)

【笔记】

1. 关于五苓散证和茯苓甘草汤证二者之间的区别,诸家灼见甚多,但从方药看,二者方义相同,只是在利水上有轻重之分。同为下焦蓄水证,重而急者,以五苓散;轻而缓者,以茯苓甘草汤。其实本条言渴与五苓散,不渴与茯苓甘草汤,张氏之意即在此,渴者津停水气不化而引水自救,故重;不渴者,虽有蓄水,但部分津气仍能上布,故不渴,为轻。

2. 五苓散证与茯苓甘草汤证,可从伤寒汗出之后,口渴与否来辨别。五苓散证由汗后表邪循经入腑,影响膀胱气化功能,以致水停下焦,蓄而不行,则津液无以上承,故见口渴。茯苓甘草汤证乃汗后胃之中阳不足,运化力薄,以致水停中焦,而下焦之气化功能尚未受到影响,津液尚能输布,故口不渴。

3. 本条叙证虽简,然则以此二方证作鉴别比较,均为化饮行水之方,唯水停有中、下之分。五苓散证为下焦蓄水,故多有小便不利等证,茯苓甘草汤证为水停中焦,水饮最易上逆为患,故可出现肢厥、心下悸、小便通利等。

4. 本条为补充前条而设,故文字简略,可二条前后互参。

5. 张隐庵:"此释上文之义,而申明助脾调胃之不同也,夫汗出而渴者,乃津液不能上输,用五苓散以助脾;不渴者,津液犹能上达,但调和胃中可也,茯苓甘草汤主之,方中四味,主调中和胃而通利三焦。"(《伤寒论集注》)

6. 承淡安:"伤寒汗出之后而渴,小便不利者,五苓散主之;如汗出之后不渴而心下悸者,则以茯苓甘草汤主之。本条仅举出渴与不渴,分别主用二方,实为简略。五苓散衔接上二条而下,固可省文,而茯苓甘草汤不能以汗出不渴四字即可指证用此方,其中必有阙文无疑。柯韵伯云'当有心下悸二字',诚是。茯苓甘草汤,原是治水饮之方,有心下悸之证,陈逊斋直

接以心下悸三字填入之,条明理清,因从之。"(《伤寒论新注》)

【原文】

中风发热,六七日不解而烦,有表里证,渴欲饮水,水入则吐者,名曰水逆,五苓散主之。(74)

【笔记】

1. 本条进一步阐述五苓散证的应用范围。

2. 烦:本处指烦躁,为津伤胃热所致,71条"胃中干,烦躁不得眠",同此可互参。

3. 表里证:指既有太阳表证,即71条中之"脉浮",又有水蓄下焦之里证,亦即太阳经腑同病。本条为蓄水重证,其证候及病机当与71、72两条合看。因本条与蓄水证之脉证病机基本一致,仅增呕逆一证,故治法与蓄水证相同,主用五苓散。

4. 水逆:为五苓散证的重要体征。其机制为水停下焦,影响中焦升降之枢,水气蓄于下而格拒于上,故水入中脘而无法运转,复吐于外。其实亦是三焦气化不利的另一种表现。在此,渴者,津停水气不化而引水自救,故重;不渴者,虽有蓄水,但部分津气仍能上布,故为轻。

5. 名曰水逆者,言因水气而逆,非火逆、气逆之谓。故当以五苓散。

6. 方有执:"此太阳中风,失于未治,久而入里之证。盖中风发热,必自汗出,六七日不解,出为过多可言也,烦者,汗出过多,亡津液而内燥也。表以外证未罢言,里以烦渴属腑言,欲饮水者,燥甚而渴,希救故也。吐,伏饮内作,故外者不得入也。盖饮亦水也,以水得水,涌溢而为格拒,所以谓之曰水逆也。"(《伤寒论条辨》)

7. 陆渊雷:"此亦承前数条而言,故不举主证,但举水入则吐之异证也。"(《伤寒论今释》)

【原文】

未持脉时,病人手叉自冒心,师因教试令咳,而不咳者,此必两耳聋无闻也。所以然者,以重发汗,虚故如此。发汗后,饮水多必喘,以水灌之亦喘。(75)

【笔记】

1. 强调望诊与闻诊,以此强调四诊的作用。并言重发汗后因虚致聋的心肾阳虚证候,以及形寒伤肺的证候。

2. 本处之耳聋,为发汗太过,气阴两伤,清阳失升,清窍为之虚闭所致,属虚,法当以补剂温养。《伤寒论》全书中耳聋证有两条,除本条外,又见于264条"少阳中风,两耳无所闻",其证为肝胆风木之火上旋,阻塞清窍所致,属实。

3. 本条之喘,为发汗过,汗出伤阳,形寒饮冷则伤肺,水气逆阻于肺,而为之喘。为虚寒饮停之喘。若汗后伤津,见口渴求救于水,宜少少与饮之。如不加节制,饮水过多,则易水停于胃,水寒射肺,故喘。或以水灌洗之,水寒之气外伤皮毛,内侵于肺,肺气不宣,亦喘。

4. 手叉自冒心,与64条"发汗过多,其人叉手自冒心,心下悸,欲得按者,桂枝甘草汤主之"之病理相同,为大汗伤及心阳所致。

5. 持脉:以手切脉;灌:同"盥",用凉水洗浴。

【原文】

发汗后,水药不得入口为逆,若更发汗,必吐下不止。发汗吐下后,虚烦不得眠,若剧者,必反复颠倒,心中懊憹,栀子豉汤主之;若少气者,栀子甘草豉汤主之;若呕者,栀子生姜豉汤主之。(76)

【笔记】

1. 本条讲述两个概念,从"发汗后……必吐下不止",讲汗后伤阳,中阳式微,胃降无力。浊气上逆而致呕,此机制与75条汗后伤及心阳而叉手自冒心,66条发汗后伤及脾阳而致腹胀满,65条发汗后肾阳不足而脐下悸、欲作奔豚之理同,均为汗多伤阳之故。从"发汗吐下后"至结束,则讲误汗或误吐,或误下后,邪气内陷,化热内扰胸膈,而致烦。

2. 此处之余热内扰胸膈,其热来源有二:一为误治,邪气化热内陷,此为主流;二为邪气内陷,胸阳被郁不宣而为热。此处之热应为无形之热。

3. 虚烦:"虚",非指正气之"虚",乃是与有形之"实"邪相对而言。"虚烦",虽无实邪,却是残热余邪内郁,故"烦"字,言胸脘烦扰不安也。因本证为热陷胸膈,无形之热内扰,未见有形之邪结,故谓虚烦。虚,空虚无形之状；烦，热扰心神之貌。

4. 少气者加甘草，则为中焦之气受损而致少气不足息，故宜以补中益气法，这里加甘草，提示缓中补虚，故在辨证用药上不宜拘泥。用生姜者，胃虚，虚气上逆，故以生姜降逆止呕。

5. 钱天来："五六日，虽为邪当入里之候，然有邪尚在表而未解者极多，总以表证既去无里证者，为邪气已解，表证初罢而随见里证者，为外邪入里，未可以日数拘也。今五六日而身热不去，是表证尚未除也。大下之后，若表邪尽陷，则身不热而为痞结，及协热下利等变证矣。今乃身热不去，是邪气半留于表也；心中结痛，是邪气半入于里也。表里皆有邪，是以谓之未欲解也。然邪入犹浅，初入于上焦心胸之间耳，若用表里两解之法，则邪未入胃，岂宜攻里，无若就近取之，则以高者越之之法为便，故以栀子豉汤吐之，则内邪随涌而上出，外邪又因吐得汗而解矣。"（《伤寒溯源集》）

【原文】

发汗若下之，而烦热胸中窒者，栀子豉汤主之。(77)

【笔记】

1. 本条补充栀子豉汤的适应证为发汗或攻下之后，邪热内扰，导致烦热，胸中窒。烦热即上条虚烦加重之意，胸中窒为邪热壅滞气机而窒塞不通之感，并无疼痛，为邪热进一步发展的表现。本条所述之病情比上条为重，病机却相同，即无形之热扰于胸中，故亦以栀子豉汤主治。

2. 方有执："窒者，邪热壅滞而窒塞，未至于痛而比痛较轻也。心居胸膈，所以同为一治。"（《伤寒论条辨》）

3. 张令韶："窒，窒碍而不通也，热不为汗下而解，故烦热，热不解而留于胸中，故窒塞而不通也，亦宜栀子豉汤，升降上下，而胸中自通矣。"（《伤寒论直解》）

【原文】

伤寒五六日，大下之后，身热不去，心中结痛者，未欲解也，栀子豉汤主之。(78)

【笔记】

1. 进一步阐述栀子豉汤的使用范围。"伤寒五六日，大下之后，身热不去"，是说感受外邪，邪气在表，误施攻下，表证仍在。

2. 心中结痛，则更甚于胸中窒者，从心中懊侬至胸中窒，再至心中结痛，内陷之热邪渐见加重，但总属无形之热，仍可按"火郁发之"的原则，以栀子豉汤清之、泄之。

3. 结痛：气机郁结而痛之感，当与结胸相区别，结胸为误治邪陷，热与水相结，为有形之结，其论"心下痛，按之石硬，痛不可近"，而本处之结痛则为无形之热，郁结不宣而痛，其痛亦不会按之石硬，当按之濡，疼痛程度亦较轻微，并应伴有烦热、懊侬之证。

【原文】

伤寒下后，心烦腹满，卧起不安者，栀子厚朴汤主之。(79)

【笔记】

1. 伤寒误下，多致虚寒，然亦有邪热内陷者。本条即为误治后，邪气内陷化热，始于无形之热扰于胸中，或烦热、或懊侬、或胸中窒、或心中结痛，均为无形之邪热相扰所致，只是程度的轻重而已，但总归为无形之热。但本条则无汗之热深入于腑，而致腑气不畅，并渐有与有形之积相结之趋向，故见心烦腹满而卧起不安等证，病已转重矣。

2. 栀子豉汤治邪热于胸，三承气汤治热积于腹，而栀子厚朴汤治热多积少于胸腹。

3. "卧起不安"即第76条"反复颠倒"之互辞，乃"虚烦不得卧"之剧者。故以栀子厚朴汤清热除烦，行气消满。本方证邪热内陷较栀子豉汤证为深，故不用豆豉之宣透；但尚未形成阳明腑实，故不用大黄之攻下。

4.《医宗金鉴》："论中下后满而不烦者有二：一热气入胃之实满，以承气汤下之；一寒气上逆之虚满，以厚朴生姜甘草半夏人参汤温之。其烦而不满者有二：一热邪入胸之虚烦，以竹叶石膏汤清之；一懊侬欲吐之心烦，以栀子豉汤吐之。今既烦且满，满甚则不能坐，烦甚则不能卧，故卧起不安也。然既无三阳之实证，又非三阴之虚证，惟热与气结，壅于胸腹之间，故宜栀子、枳、朴，涌其热气，则胸腹和而烦自去、满自消矣。此亦吐中寓和之意也。"

【原文】

伤寒,医以丸药大下之,身热不去,微烦者,栀子干姜汤主之。(80)

【笔记】

1. 本条医以丸药大下之,则误治而致邪热内陷于胸,阳气损伤于中焦,而热邪壅聚于上,为上焦有热、中焦有寒的上热下寒体证,亦为栀子豉汤的变证。

2. 汉代丸剂,多取巴豆之类,以取攻下,故曰大下,言其下之猛也。药性猛而专,直趋中焦,伤及中土,造成上有热陷于胸的栀子豉证,下有脾虚损伤之中寒证(汉以前攻下丸剂大都寒凉),故用上清兼温中焦之法。

3. 本条与78条同为误下邪陷,但本条为重,已伤中焦,而78条为轻,邪只陷于胸。

4. 伤寒表证,医以丸药大下之,误下之后表邪未解而热邪入里内陷而见微烦。治用栀子干姜汤,清胸中之热而温肠胃之寒。因证有微烦,故用栀子;因大下肠胃必冷,故用干姜。此为清上温中、寒热并用的方剂。

5. 病因皆由表证误下,何以有不同之变证? 此常与误下之法有别或与体质强弱有关。

6. 本条过于简略,只为补充前几条而设,但从条文前后对照来看,本条除微烦、身热外,当还有腹痛、便溏、纳差、腹胀之类体征。

【原文】

凡用栀子汤,病人旧微溏者,不可与服之。(81)

【笔记】

1. 本条为栀子豉汤的禁忌证。凡病人旧日脾阳素虚,大便微溏者,不可与服之,以免栀子之类的苦寒药更伤已虚之脾阳。如确须用者,可参考前条(80)加干姜之类变通使用。

2. 旧微溏,宿疾也。谓素有阳虚中寒者,即使有栀子豉汤证,亦须慎用,或者按证变化治疗。《灵枢·病本》有"先泄而后生他病者,治其本,必且调之,乃治其他病"。所以在治法上,如病情不急,则可先健脾温中扶本,如病急者,则亦不可拘泥于先治其本,而可标本兼治;如上方栀子加干姜汤法即可。总之运用之妙,存乎一心。

3. 程郊倩:"凡治上焦之病,辄当顾虑中下,栀子为苦寒之品,病人今受燥邪,不必其溏否,但旧微溏者,便知中禀素寒,三焦不足。栀子之涌,虽去得上焦之邪,而寒气攻动脏腑,坐生他变,固辄难支。凡用栀子汤者,俱不可不守此禁,非独虚烦一证也。"(《伤寒论后条辨》)

【原文】

太阳病发汗,汗出不解,其人仍发热,心下悸,头眩,身𥉠动,振振欲擗地者,真武汤主之。(82)

【笔记】

1. 𥉠动:肌肉跳动,《素问·气交变大论》:"肌肉𥉠酸。"

2. 振振欲擗地:振振,即摇摆不定;振振欲擗地,站立不稳欲倒之状。此句与 67 条"身为振振摇者"义近。

3. 本条为汗出伤及肾阳而致阴水内动的证候,如为发汗太过或误汗伤阳而致本证,但亦不除外本素阳虚之体,又逢外感汗法,治法无误,但因体质因素,亦可导致本证。从本条原文中看,似以阳虚外感发汗所致之可能性为大,因为"太阳病发汗",亦为常规用法,而非大汗出之谓,一汗即伤阳水动者,体之阳虚可知。

4. 本条之心下悸为肾中阳虚,导致水气内动逆上心下之故,故曰心下悸。38 条言大青龙汤"若脉微弱,汗出恶风者,不可服之。服之则厥逆,筋惕肉𥉠",与本条病理大体相似,可以互参。

5. 本条与 67 条"伤寒若吐、若下后,心下逆满,气上冲胸,起则头眩,脉沉紧,发汗则动经,身为振振摇者"之脾虚饮停证,同中有异。两者皆因阳虚而致不能化水,水饮停蓄。但本条因肾阳虚弱致水停下焦,而泛溢全身,病情较重;67 条为饮停中焦,病情较轻,故起则头眩而心下逆满,但如进一步误治失治而致病情加重,则亦可转为本证。

6. 本条发汗后,已无表证,病因病机是过汗伤阳,水气泛滥(阳虚水泛);治法为温阳化气行水,方用真武汤。故此处之发热为阳虚发热。"汗出不解",非指表不解而重在里证不解。本条之阳虚当与阳虚外亡有别,阳虚者,但须四逆以复阳,此兼水饮,故必真武以镇水。"

7.《医宗金鉴》:"大汗出,仍热不解者,阳亡于外也;心下悸筑筑然动,阳虚不能内守也;头眩者,头晕眼黑,阳微气不能升也;身瞤动者,蠕蠕然瞤动,阳虚液涸,失养于经也。振,耸动也。振振欲擗地者,耸动不已,不能兴起,欲堕于地,阳虚气力不能支也。"

8. 陆渊雷:"此条言太阳病,以麻黄青龙辈大发其汗。其人充实者,当汗出复度也。若其人虚弱者,汗出表证罢,而病仍不解,发热,心下悸,头眩,身瞤动欲仆地,此以汗出多而亡阳故也。虽有发热,非表不解之发热,虚火炎上之发热,后世所谓真寒假热者也。心下悸者,胃阳虚而水饮停蓄也。头眩者,头中之阳虚也,《灵枢·卫气》篇所谓上虚则眩是也。身瞤欲仆者,经中之阳虚也,茯苓桂枝白术甘草汤条所谓发汗则动经,身为振振摇是也。此表里上下俱虚之候具焉,故与真武汤,以复其阳,以行其水也。"(《伤寒论今释》)

【原文】

咽喉干燥者,不可发汗。(83)

淋家不可发汗,汗出必便血。(84)

疮家,虽身疼痛,不可发汗,汗出则痉。(85)

衄家,不可发汗,汗出必额上陷脉急紧,直视不能眴,不得眠。(86)

亡血家,不可发汗,发汗则寒栗而振。(87)

汗家,重发汗,必恍惚心乱,小便已阴疼,与禹余粮丸。(88)

病人有寒,复发汗,胃中冷,必吐蛔。(89)

【笔记】

1. 以上七条为《伤寒论》发汗七禁,为几种不可峻汗的病证及误汗后的变证,但虽曰禁忌,也须灵活对待。从七条条文来看,阴虚血亏者占其六,阳虚、中寒者各占其一,因汗为阴液,阴津气血所化,得阳气鼓动而出,故凡阴亏津伤血虚者,发汗尤宜慎用,过汗也可伤阳,故阳虚寒者亦慎用,但并非绝对禁忌不用。

2. 从现在的中医辨证治法来看,早已有益气解表、温阳解表、养血解表、滋阴解表等治法,这亦是后人胜于前人之实例。

3. 七条中有些提法,亦须酌情而看,如淋家汗出必便血,淋家发汗,则伤阴而津更少,小便更为短少,但"必便血"似较武断。除此以外,又如衄家发汗则额上陷脉急紧;阳虚有寒者,发汗必吐蛔等,均不可死看,只能灵活对待。

4. 家:此数条之言家者均指久患某症(病)之人。其中淋家即指久患淋证之人,余同此。

5. 痓(chì,音赤):筋脉拘急、项背强直之病证。《正字通》云:"五痓之总名,其证卒口噤,背反张而瘈疭。"《脉经》《金匮玉函经》(简称《玉函经》)作"痉",可从。

6. 额上陷脉急紧:当指额部两旁(相当于太阳穴)凹陷处动脉拘急。

7. 咽喉干燥者,指阴虚不宜用汗法,恐更伤其阴;淋家有内热,故慎用发汗,恐汗去伤阴,阴伤化热,热盛伤络,迫血妄行而见出血,然但言便血也;亡血伤阴日久,阴伤及阳,故形寒身冷而振寒也;吐蛔者,胃中虚冷,若肠中有虫寄生,必因其寒而逆动,而发吐蛔之症。

8. 尤在泾:"病寒之人,非汗不解,而亦有不可发汗者,不可不审。咽喉者,诸阴之所集,而干燥则阴不足矣。汗者,出于阳而生于阴也,故咽喉干燥者,虽有邪气,不可以温药发汗。若强发之,干燥益甚,为咳,为咽痛,为吐脓血,无所不至矣。"(《伤寒贯珠集》)

9. 曹颖甫:"若夫衄家,则未病时已屡见衄,不因失表而见,与不发汗而致衄者不同。故与淋家、疮家,并有发汗之戒。脉紧急者,阳气以发汗而愈张;目直视不能眴,津液亡而目系燥也(此与温病误下直视同)。"(《伤寒发微》)

【临床体会】

汗为心液,阴津随卫气宣发而外出为汗,即"腠理发泄,汗出溱溱"之谓,其可宣通肺卫之气,润泽肌肤,但如汗出过多,则易伤津、伤阴,甚则伤气。

在临床上,汗出偏多者并不少见,除一般体质偏虚、卫气失于固守的自汗外,特异性汗出症常为女性产后伤气,卫气失守,不能固摄阴津所致。此类患者稍一活动或平时饮食起居即汗出湿衣,并伴有形寒身冷、困乏、乳汁减少等气虚体征,治宜固卫益气、养血敛汗为主,用方多从黄芪桂枝五物汤、玉屏风散、八珍汤、人参养荣汤、桑螵蛸散等加减变化。另外,多汗也常见于女性更年期患者,症见潮热汗出,一日多次出现,汗出后有冷感。此为阴阳失衡、心肾失交、心肝火旺所致,治宜平调阴阳、交通心肾,兼以养阴清心、交通心肾、清泻相火之法,方常用知柏地黄丸配玉屏风散、交泰丸、酸枣仁汤。阴虚火旺偏盛者,则以当归六黄汤配合六味地黄汤变化。

【原文】

本发汗,而复下之,此为逆也;若先发汗,治不为逆。本先下之,而反汗之,为逆;若先下之,治不为逆。(90)

【笔记】

1. 从文字上看,本条讲汗下先后之原则,其实是讲表里证的治疗原则:审其属表证者,则以解表为先,不宜治里,先治里则为误治;审其为里证者,则先宜治里,不宜治表,先治其表,则为误治。这仅是原则而言,具体问题,仍须灵活对待。

2. 从文中"本先下之,而反汗之,为逆"看,句首"本发汗,而复下之"之"复"字,当为"反"字之误。

3. 从文中有"若先下之"看,本条又可认为是对表里同病的治疗原则,即在表里同病的情况下,如表证为重的,则宜发汗治其表("先发汗"),然后再治其里;如以里证为重的,则宜治里为先("先下之"),然后再治其表。如此理解,亦通。

4. "本发汗,而复下之"之"下之",并不专指攻下(如清热、泻火、逐痰、利水、祛瘀、涌吐等),而是针对发汗之"汗",泛指治里而言,即本应用解表之法以治表证,但反(复)以治里证的方法来处理则是误治,误治则为逆。

5. 虽然本条讲述了表证兼里实热的汗下先后治疗原则,但以表里先后之法,贵在审时度势,灵活运用。总的精神是应以"表急救表、里急救里"为原则,不可一味拘泥。

6. 曹颖甫:"伤寒成例,先解其表,而后攻其里。所以然者,为其水液未尽而遽下之,不病结胸,必有利下不止之变也。至于温病,有时与伤寒相反,太阳未解,肠胃已化热化燥。若更先行发汗,表里燥热,甚有燔灼而死者……盖温病本当先下,而先发其汗为逆,先下之反不为逆也。此伤寒、温病论治之不同也。"(《伤寒发微》)

【临床体会】

在对疾病的治疗先后上,仲景先表后里的原则,只是常规手段。其实,在临床治疗中,先里后表或表里兼治并不少见。

【原文】

伤寒,医下之,续得下利清谷不止,身疼痛者,急当救里;后身疼痛,清便自调者,急当救表。救里宜四逆汤,救表宜桂枝汤。(91)

病发热头痛,脉反沉。若不差,身体疼痛,当救其里。(92)

【笔记】

1. 本二条亦是论述临床治疗应贯彻"急则治其标,缓则治其本"的原则。表证急重者宜先解表,里证急重者宜先救里;表寒里热者多先攻表,表里俱寒者多先温里。若表里寒热虚实互异,且互为掣制,攻表救里两难者,每宜表里同治,以图双解。此伤寒表里同病的一般治疗规律。

2. 伤寒表证,当治表发汗,医以误下伤里,或因药重,或素为阳虚,而致里气大伤,并有致脱之虑,此时里证已明显重于表证,故急须治里,待里证得缓,而表证未去者,当再以解表。但临床上亦有表里双解之法,见表证而伴见里虚寒证,可予表里双解,如少阴病篇麻附细辛汤之类。

3. 在表里证的轻重变化治疗上,一般应遵循下列原则,即急则治标,缓则治本;表里俱实,则先表后里;表里俱虚,则先里后表。临床治疗,千变万化,但不能偏离这个原则。

4. 下利清谷:指泻下未经消化的食物。

5. 此二条说明虽为表里同病,并论及太阳少阴同病用双解不效而径予救里的治法方药。但须看以何方为急,今以里急,阳气虚衰不振,病邪已侧重在里,故宜先里后表,急以四逆汤回阳救逆,温补脾肾。如阳回利止而表犹未解者,则仍可以桂枝汤调和营卫,解肌发表。注意治表用药须掌握分寸。

6. 92 条强调脉诊的重要性,头痛发热、身体疼痛均为表证,但必要时可舍证从脉。

7. 92 条和 301 条"少阴病,始得之,反发热,脉沉者,麻黄细辛附子汤主之"有一定的内在联系。二者均为表里同病(两感),且都表现在太阳、少阴同病,但不同的是 92 条为急救其里,侧重在里;301 条为发表温经,表里同治。92 条体征为先有太阳证,后有少阴证;301 条则为先有少阴证,后有太阳证。故虽均为表里同病,但在发病机制上仍有区别。

8. 92 条从文意语气而言,似有脱漏,《医宗金鉴》认为"身体疼痛"之后,当补入"下利清谷"四字,方合"当温其里"的治法,有理。

9. 四逆汤为温里散寒、回阳救逆之代表方剂,此方有申发阳气,却散阴寒之功。吕震名:"四逆者,手足厥冷也。方以四逆名,用治三阴经吐利厥逆之寒证也。"主治恶寒身疼、吐利肢冷、脉微神疲等症。本方生用附子为主药,直走心肾,大辛大热,温壮阳气。干姜辛温,守而不走,擅温脾胃,与附子相伍,动静结合,能提高温里壮阳之功效。甘草性味甘温,功擅益气补中,与干姜相合,温中益气;与附子相配,既增其温壮之效,亦制其辛热之毒。三药合用,相互协同,且相互制约,共奏温里散寒、回阳救逆之功。

10. 尤在泾:"发热身疼痛,邪在表也,而脉反沉,则脉与病左矣。不差者,谓以汗药发之而不差也。以其里气虚寒,无以为发汗散邪之地,故与四逆汤,舍其表而救其里,如下利身疼之例也。"(《伤寒贯珠集》)

11. 周学海:"表里俱寒者,治宜温中以散寒,里气壮而外邪可退矣。仲景于身体疼痛,下利清谷,先温其里,后攻其表者,是指示大法如此。其实表里两感于寒,温里发表,一时并用,正不必分先后也。"(《读医随笔》)

【原文】

太阳病,先下而不愈,因复发汗,以此表里俱虚,其人因致冒,冒家汗出自愈。所以然者,汗出表和故也。里未和,然后复下之。(93)

【笔记】

1. 本条论述太阳病误治,先下后汗,而致表里俱虚之冒家,及其处理方法。

2. 本条总的内涵为误治所致表里俱虚证候,如无危急情况,还可先以治表,汗出祛邪为宜,待表解后,再治里证。其实,太阳病误治之后,对表里证的治疗先后,仍应视实际体征而定,表急者先治表,里急者先治里,表里俱急者,两治之,表里俱缓者,先治其表。本条即是误治后表里两虚,因体征较缓而先治其表。

3. 冒家:冒,头目如有物冒复不清之状;冒家,头目昏冒之人。《金匮要略》有"新产妇人有三病,一者病痓,二者病郁冒……亡血复汗,寒多,故令郁冒",同此。

4. 尤在泾:"下之则伤其里,汗之则伤其表,既下复汗,表里俱虚而邪仍不解,其人则因而为冒。冒,昏冒也,以邪气蔽其外,阳气被郁,欲出不能,则时自昏冒,如有物蒙蔽之也。若得汗出,则邪散阳出,而冒自愈。《金匮》云:冒家欲解,必大汗出也。然亦正气得复,而后汗自出耳,岂可以药强发之哉?若汗出冒解,而里未和者,然后复下之,以和其里,所谓里病表和,下之而愈是也。"(《伤寒贯珠集》)

【原文】

太阳病未解,脉阴阳俱停,必先振栗汗出而解。但阳脉微者,先汗出而解,但阴脉微者,下之而解。若欲下之,宜调胃承气汤。(94)

【笔记】

1. 本条论太阳病战汗而解的脉诊及机制。

2. 本条讲太阳病,或未治,或已除,或误治而致不从外解,邪气与正气相持搏结,正气一时不能外达,而见脉伏不显,此时如能振栗汗出,则为邪正相争,正气乘此祛邪外出而愈。

3. 本条所见之脉阳微或阴微,并非为微弱正虚之微,而是邪正相争,搏结不透,相持不下之故。如正气祛邪外出,病机向外透越,故阳脉(即寸脉)渐见明显;如邪盛入里,则阴脉(即尺脉)渐见明显。此处以寸尺脉的变化来说明邪气的趋向。微者,独微之谓。

4. 尤在泾:"然本论云:尺中脉微者,不可下。此又云:但阴脉微者,下之而解。盖彼为正虚而微,此为邪退而微也。脉微则同,而辨之于邪与正之间,亦未易言之矣。"(《伤寒贯珠集》)

【原文】

太阳病,发热汗出者,此为荣弱卫强,故使汗出,欲救邪风者,宜桂枝汤。(95)

【笔记】

1. 本条补充说明桂枝汤证自汗的病理机制,强调自汗的产生是荣弱卫强。

2. 荣弱卫强,即12条之"阳浮者,热自发,阴弱者,汗自出",此处之卫强,非真以卫气强盛,而是一种病态的亢奋。卫强即阳强,过强反致腠理不能固密,阴津外泄为汗。

3.《金匮玉函经》《脉经》《千金翼方》均将本条列于太阳上篇桂枝汤后,它们之间确有一定的相关性。

4. 此条应与1、2、12等条合看,揭示太阳中风的基本证候是发热汗出,基本病机则是荣弱卫强。所谓卫强,指风寒欲入,而卫气浮盛于外,与之相争,呈现发热等亢奋征象,亦即12条"阳浮者,热自发"之意;所谓营弱,亦非营阴真有虚损,而是指邪正相争之际,阳气相对偏盛,导致营阴不能内守而外出为汗,此即"阳强不能密"之谓,亦即12条"阴弱者,汗自出"之意。

5. 欲救邪风:救,作救治、解除之意;邪风,即风邪。

【原文】

伤寒五六日中风,往来寒热,胸胁苦满,嘿嘿不欲饮食,心烦喜呕,或胸中烦而不呕,或渴,或腹中痛,或胁下痞硬,或心下悸,小便不利,或不渴,身有微热,或咳者,小柴胡汤主之。(96)

【笔记】

1. 本条为小柴胡汤证的主证主方,本应在少阳病中,误入太阳病篇内。"或胸中烦而不呕"证之前为少阳病小柴胡汤之主证,后则为或见证。

2. 或:虚指代词,这里作"有些人有什么"讲。

3. 往来寒热:少阳为枢,半表半里,邪主少阳,出可达表,入可趋里,邪正交争于少阳,正腾则热,邪胜则寒。恶寒时不知热,发热时不知寒,寒热交替出现,为少阳病的典型热型。

4. 伤寒五六日中风:言太阳病,或为伤寒,或为中风,非指伤寒五六日之后再患中风,其实此处中风、伤寒均为泛指表证而已。

5. 胸胁苦满:苦,用作动词。胸胁苦满,即患者苦于胸胁满闷不适。嘿嘿:音义同默默,即情绪抑郁,不欲语言。这里更有不想进食无食欲的状态。喜呕:喜,爱好,此处引申为易讲;喜呕,即易欲呕吐。

6. 如欲求全面认识小柴胡汤证,可结合少阳病篇263条"少阳之为病,口苦,咽干,目眩也";264条"少阳中风,两耳无所闻,目赤,胸中满而烦者,不可吐下,吐下则悸而惊";265条"伤寒,脉弦细,头痛发热者,属少阳。少阳不可发汗,发汗则谵语,此属胃。胃和则愈,胃不和,烦而悸";266条

"本太阳病不解,转入少阳者,胁下硬满,干呕不能食,往来寒热,尚未吐下,脉沉紧者,与小柴胡汤"等条加以理解。由此可知,小柴胡汤证的主要表现是往来寒热、胸胁苦满、心烦喜呕、嘿嘿不欲食、口苦、咽干、目眩、目赤耳聋、脉弦等;病因病机是邪入少阳,胆火内郁,枢机不利,正邪分争;治疗大法是和解少阳,宣达枢机;主方为小柴胡汤。

7. 在外感热病的发展演化进程中,少阳病证属于太阳表证向阳明里证转化的过渡阶段,故其病理性质既与阳明燥热亢盛之里实热证不同,亦与太阳营卫失调之风寒表证有别。

8. 太阳表证发热恶寒同时并见,阳明里证但热不寒,本证寒热往来,交替而作,意味着病邪已离太阳之表,渐行化热内传,然亦未入阳明之里,而在少阳半表半里之地,寒热转化之状,故见往来寒热。

9. 至于7个或然症,或为4大主症之变化,或为他经病证之兼证,或为痰饮水气之夹杂反应,然皆基于胆火内郁、枢机升降表里不利之病机变化,凡此皆为举例而已,其他兼证千变万化,切不可拘泥于此七症而已。

10. 小柴胡汤为和解少阳之代表方。方中柴胡味苦而气质轻清,可疏少阳之郁,畅达气机;黄芩苦寒,气味较重,能内泄少阳胆腑邪热。柴芩合用,外透内泄,和解表里。半夏、生姜共用,和胃降逆止呕。人参、炙甘草、大枣甘温益气和中,扶正祛邪。本方寒温并用,升降协调,攻补兼施,有和解少阳,疏利三焦,条达上下,宣通内外,和畅气机之功,融祛邪扶正、木土同治于一体,为和解之良方。本方当用"去滓再煎"之法,乃因方中药性有寒温之别,味有苦、辛、甘之异,去滓再煎可使诸药气味醇和,有利于和解少阳。

11. 对于小柴胡汤,柯韵伯亦言:"此为少阳枢机之剂,和解表里之总方也。"《医宗金鉴》:"邪正在两界之间,各无进退而相持,故立和解一法。既以柴胡解少阳在经之表寒,黄芩解少阳在腑之里热,犹恐在里之太阴,正气一虚,在经之少阳,邪气乘之,故以姜、枣、人参和中而预壮里气,使里不受邪而和,还表以作解也。"

【临床体会】

小柴胡汤在《伤寒论》中为治疗邪入少阳的主方,其主证为"往来寒热,胸胁苦满,嘿嘿不欲饮食,心烦喜呕"诸症,性质为邪正相争于少阳的种种变化,其方的用药目的是在"和解"二字上,用小柴胡汤来调和表里、和解邪正相争,最终以和而化之的方法,达到表里阴阳的协调。

正因为小柴胡汤具有调和表里的功能,目前临床上常将其用来治疗阴阳不和、寒热失调、脏腑失调等诸多妇科疾病,如月经不调、经前期紧张综合征、更年期综合征,以及肝脾失调之乳癖、痛泻等。历代名家也在小柴胡汤的基础上创造了诸如四逆散、逍遥散等名方。

【原文】

血弱气尽,腠理开,邪气因入,与正气相搏,结于胁下。正邪分争,往来寒热,休作有时,嘿嘿不欲饮食。脏腑相连,其痛必下,邪高痛下,故使呕也,小柴胡汤主之。服柴胡汤已,渴者,属阳明,以法治之。(97)

【笔记】

1. 本条为对上条小柴胡汤证病理机制的进一步分析。

2. 本条所论为外邪不解,乘虚入于少阳,同时导致木旺乘土,并进一步发展,可转入阳明的病机过程。其中,前三句讲邪气入侵的原因,"结于胁下"讲入侵之部位(胁下为少阳之募),以后则讲邪入少阳而出现的体征和变化,最终讲治法和转归。

3. 脏腑相连,其痛必下,邪高痛下,故使呕也:盖肝胆相连,脾胃相关,肝胆之邪,多犯脾胃。若肝木乘脾,脾络不和,则为腹痛;若胆热犯胃,胃失和降,则为呕逆。从部位来看,胆与两胁之位高,腹与脾胃之位下;从病机而言,少阳之病为本,脾胃之病为标,病从少阳而来,故云邪高;病及脾胃,故云痛下。尤在泾云:"邪高,谓病所以来处;痛下,谓病所结处。"

4. 渴者属阳明:言邪气深入化燥入阳明,故见口渴,此条与 26 条 "服桂枝汤,大汗出后,大烦渴不解,脉洪大者,白虎加人参汤主之" 之病理有相似之处。本条为从少阳转入阳明化燥,26 条为从太阳转化阳明。

5. 对于往来寒热之形成与变化,大体分为以下观点:①邪出于表则寒,邪入于里则热,以成无己、吴谦为代表;②邪入并于阴则寒,邪出并于阳则热,以方有执、尤在泾为代表;③邪出与阳争则寒,邪入与阴争则热,如刘完素、唐容川;④邪正相争,邪胜则寒,正胜则热,如汪苓友;⑤阴阳相争,阴胜则寒,阳胜则热,如朱肱、张介宾。可供参考。

【原文】

得病六七日,脉迟浮弱,恶风寒,手足温,医二三下之,不能食,而胁下

满痛,面目及身黄,颈项强,小便难者,与柴胡汤,后必下重。本渴饮水而呕者,柴胡汤不中与也,食谷者哕。(98)

伤寒四五日,身热恶风,颈项强,胁下满,手足温而渴者,小柴胡汤主之。(99)

【笔记】

1. 98 条为小柴胡汤的禁例。

2. 98 条为太阳表虚未解而内传,但因正虚邪气内传,不走阳明而入太阴(实则阳明,虚则太阴),医者误治阳明,多次误下,致使脾胃更虚,寒湿内生,运化乏力,湿遏肝胆,疏泄失常,胆汁泛溢于周身,故在胃则不能食,在胆则面目及身黄,水湿内停则呕。小柴胡汤偏于苦寒,服之更伤脾胃而见哕,故不中与也。此种情况当首先健脾温中行水,继则如仍见有表证(颈项强),则再可以治表。从本条而言,虽表里同病,当以里证为急。

3. 98 条内传太阴的依据为“手足温”。187 条有“伤寒脉浮而缓,手足自温者,是为系在太阴”,“手足温”为太阴病所独有之证。

4. 下重:指里急后重。

5. 病在太阳宜汗,病在阳明宜下,而病在少阳唯宜和解,汗下诸法皆属其禁,此三阳病证治疗常规也。99 条为三阳证同病,独治少阳之法。其中“伤寒四五日,身热恶风”为太阳证;“颈项强,胁下满”为少阳证(少阳之脉循颈);“手足温而渴”为阳明证。三阳同病,独以和解表里之法,盖少阳为枢机,表里进出之门户,可调解表里之气以通表里。

6. 仲景对以柴胡汤法调治表里极为重视,101 条“伤寒中风,有柴胡证,但见一证便是,不必悉具”,即是明训。在具体运用上,更有偏于表者以柴胡桂枝汤法;偏于里者,则以大柴胡汤法等加减变化。

【原文】

伤寒,阳脉涩,阴脉弦,法当腹中急痛,先与小建中汤,不差者,小柴胡汤主之。(100)

【笔记】

1. 本条论述少阳伤寒兼里虚的治则。

2. 邪在少阳,脉当见弦,但今见阳脉为涩,阴脉为弦,阳脉为浮取,见涩者为阳气不足,沉取而弦,为木旺乘里,故在治法上,如以里虚为主者,先以小建中汤甘温缓急止痛;如已愈而小柴胡汤证不去者,再以小柴胡汤和解之。

3. 吕震名:"伤寒阳脉涩,阴脉弦,腹中急痛者,先与小建中汤。盖阳脉涩,则中土已虚;阴脉弦,则木来贼土之象;腹中急痛,是脾阳下陷。此时若用小柴胡制木,其如中土先已虚馁何? 夫中土虚馁,非甘不补;木受土克,非酸不安。必先以小建中汤,扶植中土,土气即实。若不差,再以小柴胡,疏土中之木。用药自有先后,非先以小建中姑为尝试也。"(《伤寒寻源》)

【临床体会】

小建中汤为临床名方,功擅缓中补虚、温中止痛,妇科中常用于治疗气血不足、经脉失养之月经失调、痛经,及虚寒性胃脘痛、腹痛等病症。

【原文】

伤寒中风,有柴胡证,但见一证便是,不必悉具。凡柴胡汤病证而下之,若柴胡证不罢者,复与柴胡汤,必蒸蒸而振,却复发热汗出而解。(101)

【笔记】

1. 本条强调少阳为枢在治疗上的重要性。表证,凡邪有入里之势,只要一出现少阳证,即可以和法调之;或已是少阳证而误治以下法,但见仍有少阳证者,仍可以和法调之。以此类推,凡邪气入里,不论进入何经,凡有少阳证者,均可先以和解少阳。

2. 本条的"一证便是",应指少阳证的主要证候,包括往来寒热、胸胁苦满等。

3. 蒸蒸而振:误治后正气得柴胡汤调和之助,奋力祛邪外出状。这种误治后正气上冲祛邪的情况,在太阳篇15、19条中即可见到,如"太阳病,下之后,其气上冲者,可与桂枝汤……"这里的"气上冲"和本条之"蒸蒸而振",其理相同。

4.《医宗金鉴》:"得病六七日,少阳入太阴之时也。脉迟太阴脉也,浮弱太阳脉也,恶风寒太阳证也,手足温太阴证也。医不以柴胡桂枝汤解而和之,反二三下之,表里两失矣。今不能食,胁下满痛,虽似少阳之证,而实非少阳也。面目及身发黄,太阴之证已具也;颈项强,则阳明之邪未已也;小便难者,数下夺津之候也。此皆由医之误下,以致表里杂揉,阴阳同病。若更以有少阳胁下满痛之一证不必悉具,而又误与柴胡汤,则后必下重,是使邪更进于太阴也。虽有渴证,乃系数下夺津之渴。其饮水即呕,亦非少阳本证之呕,缘误下所致,故柴胡不中与也。"

【原文】

伤寒二三日,心中悸而烦者,小建中汤主之。(102)

【笔记】

1. 本条为素有里虚,气血不足、中焦虚寒的证治。

2. 伤寒二三日:言其时间之短,未见误治而即见心中悸而烦,即素有里虚,本虚标实之证,急则治里,待里缓后再治表。

3. 心中悸而烦:心虚则悸,神虚为烦。

4. 本条之烦与栀子豉汤证之烦,有着虚实之别。

5. 小建中汤,即桂枝汤倍芍药加胶饴而成。如此变化,则将外和营卫之剂变为内调中焦之方。方中胶饴甘温入脾,补益中焦。桂枝、芍药配胶饴,以辛温甘守酸敛之性,健脾补中,以助气血生化之源,又有缓急止痛之功。炙甘草、大枣助胶饴甘温守中;助芍药酸甘滋阴。生姜辛温散寒,助桂枝振奋阳气。本方有温中健脾,补虚缓中,平调阴阳,调和气血之功。

6. 本条须与64条"发汗过多,其人叉手自冒心,心下悸,欲得按者,桂枝甘草汤主之"相对比。在病理上,二条均为心阳虚,但有轻重之分,本条为重。64条为心下悸,本条为心中悸而烦,为神气两虚之候,但二者因病理相似,故均以桂枝汤化裁变化治疗。

7. 本条须与118条"火逆下之,因烧针烦躁者,桂枝甘草龙骨牡蛎汤主之",112条"伤寒脉浮,医以火迫劫之,亡阳必惊狂,卧起不安者,桂枝去芍药加蜀漆牡蛎龙骨救逆汤主之"相对比,三条俱为心阳虚而致心神不宁,但以118和112条为重。联系此三条,心阳虚而致心神不安的演变为:烦→烦躁→惊狂,故在治疗侧重上也各有不同。

8. 伤寒二三日,当表证仍在而见心中悸烦,里虚证已现,重心当已偏里,未见往来寒热之少阳证,又无口渴、高热、便坚之阳明证,但见心中悸而烦,可见证在中焦,乃里虚所致。但当此之时表邪尚未全去,所以在处方设计上选择以桂枝汤为基,以此调和营卫而解表,然倍芍药而重用饴糖,则在解表之中参入建中之功,全方以甘温建中为主,侧重治里兼以解表。

9. 对小建中,《医宗金鉴》曾言:"是方也,即桂枝汤倍芍药加胶饴也。名曰小建中者,谓小小建立中气也。盖中气虽虚,表尚未和,不敢大补,故仍以桂枝和营卫,倍芍药加胶饴,调建中州,而不啜稀粥温覆令汗者,其意重在心悸中虚,而不在伤寒之表也。中州建立,营卫自和,津液可生,汗出乃解,悸烦可除矣。呕家不可用,谓凡病呕者不可用,恐甜助呕也。"至言也。

10. 本条若以心虚为主,表现为"脉结代,心动悸"者,治法亦应如后文第177条,以炙甘草汤主之。

11. 尤在泾:"伤寒里虚则悸,邪扰则烦。二三日悸而烦者,正虚不足,而邪欲入内也。是不可攻其邪,但与小建中汤,温养中气。中气立则邪自解,即不解,而攻取之法,亦可因而施矣。"(《伤寒贯珠集》)

【原文】

太阳病,过经十余日,反二三下之,后四五日,柴胡证仍在者,先与小柴胡。呕不止,心下急,郁郁微烦者,为未解也,与大柴胡汤,下之则愈。(103)

【笔记】

1. 过经:指邪气已离本经而传入另一经。此为邪经太阳之经而入少阳之经。

2. 太阳病,邪已转入少阳,而误用下法,邪当乘势传里,但如见少阳证未罢者,则仍可以小柴胡汤和之;如邪部分已入里化热成实而部分仍在少阳者,则可以大柴胡汤和解通下。

3. 心下急,郁郁微烦:心下,指胃脘部;急,拘急窘迫之感,心下急而伴见郁郁微烦者,应理解为部分邪已入阳明化热成积之兆。

4. 结合149和264条来看,少阳证误下后转归为:①柴胡证仍在之小柴胡汤证;②大陷胸汤证;③半夏泻心汤证;④大柴胡汤证;⑤耗气伤血成悸惊证。

5. 若求全面认识本条,宜结合后文136条"伤寒十余日,热结在里,复往来寒热者,与大柴胡汤",及165条"伤寒发热,汗出不解,心中痞硬,呕吐而下利者,大柴胡汤主之"。由此可见,大柴胡汤证的主要病机是邪郁滞于少阳并兼现阳明里实证;临床表现为往来寒热或发热,呕吐明显,心下急或胸中痞硬,烦躁不安,下利(热结旁流)等;治疗大法为和解少阳,通下里实;用方为大柴胡汤。

6. 从本条病邪变化来看,病邪虽尚未脱离少阳,但邪气之侧重已渐入里,所以当此之际如仍具少阳证者(不必悉俱,但见一证便是),可用小柴胡和解透邪而外解,但外邪渐见入里,重心偏向内伴少阳证未尽者,则须在和解少阳之中佐以通下之法,以大柴胡汤调治。

7. 本条之"呕不止,心下急,郁郁微烦"诸症,皆为小柴胡汤证"心烦喜呕""胸胁苦满"之病情轻重变化而已,并未完全脱离少阳证之范畴,病情变化还是侧重在少阳,而阳明里实征象并不明显。

8. 大柴胡汤是小柴胡汤去人参、炙甘草,加芍药、枳实、大黄而成。方中柴胡配黄芩和解少阳,清泄郁火;半夏、生姜、大枣和胃降逆止呕;去人参、炙甘草防止补中恋邪。加芍药缓急止痛;大黄、枳实泻热荡实,导滞行气;诸药相合,共奏和解少阳,通下阳明之功,属少阳阳明双解之剂,适用于少阳病兼有阳明里实者。大柴胡汤与小柴胡汤皆属于和解少阳之方,但有兼用下法与否之别。本方有芍药、枳实、大黄,而无人参、炙甘草,故其清热泻火、疏解破滞之力远胜于小柴胡汤。宋版《伤寒论》原本所载本方内无大黄。但方后云:"一方,加大黄二两,若不加,恐不为大柴胡汤。"与《金匮要略》《肘后备急方》《备急千金要方》《外台秘要》等书勘校,所载大柴胡汤均有大黄,再观原文 103 条有"下之则愈",故而得出本方中当有大黄。

9. 黄竹斋曾在《伤寒论集注》中言"心中悸而烦者,虚也;此节言心下急而烦者,实也。上言不可以病日浅而为实,此言不可以病日久而为虚也",与尤在泾于《伤寒贯珠集》中言及"大柴胡以下里热则愈……大柴胡有柴胡、生姜、半夏之辛而走表,黄芩、芍药、枳实、大黄之苦而入里,乃表里并治之剂。而此云大柴胡下之者,谓病兼表里,故先与小柴胡解之,而后以大柴胡下之耳。盖分言之,则大小柴胡各有表里,合言之,则小柴胡主表,而大柴胡主里,古人之言,当以意,逆往往如此"。均为至言。

【临床体会】

妇科感染性疾病初起兼发热恶寒(并非一定有往来寒热),伴里有瘀热(常见于腹部手术后),见腑气不通、腹部胀痛、大便干结者,用本方调和清解少阳兼通降泄热,实为表里并用之方。如偏于外感热盛者,可与小柴胡汤、银翘散、麻杏石甘汤配合使用;如偏于里实积热者,可参三承气汤加减。

【原文】

伤寒十三日不解,胸胁满而呕,日晡所发潮热,已而微利,此本柴胡证,下之以不得利,今反利者,知医以丸药下之,此非其治也。潮热者,实也,先宜服小柴胡汤以解外,后以柴胡加芒消汤主之。(104)

【笔记】

1. 日晡所:晡,即申时,下午 3~5 时;所,左右之意,不定数词,这里作前后、左右讲,为约略之辞。日晡所,即大约下午 3~5 时之意。

2. 潮热:发热定时增高,如潮水之至,涌作有时。

3. 汉代民间常用丸药,大都辛温燥热。

4. 本条为大柴胡汤证而误用辛燥药物攻下,而致少阳证未去,邪气趋向之重心已转至阳明燥结,故治以柴胡加芒硝汤,在和解少阳的基础上兼泻热结。此为少阳阳病并病。

5. 邪虽尚在少阳,但已经攻下,邪完全有可能入阳明成燥,在此表里之际,先以小柴胡和解法以观其变化,如已偏向于里,且有成燥之虑,则加芒硝,但误下成虚,而方中又酌加人参。这也是此时此境不用大柴胡汤而用本方的原因,为一虚一实故也。

6. 本条"宜服小柴胡汤以解外"之"解外",是针对阳明燥结之里而言,实则为半表半里。

7. 已而微利:本条本为大柴胡汤证,应无微利一证,微利之所以形成,乃虽为大柴胡汤证,但误用辛燥之药攻下,邪不得去,徒引热邪内陷而下利,此属医用药之过也。

【原文】

伤寒十三日,过经谵语者,以有热也,当以汤下之。若小便利者,大便当硬,而反下利,脉调和者,知医以丸药下之,非其治也。若自下利者,脉当微厥,今反和者,此为内实也,调胃承气汤主之。(105)

【笔记】

1. 脉当微厥:一作"脉微肢厥",如张隐庵曰"其脉当微,手足当厥";

一作单纯脉象解,即《伤寒论·辨不可下病脉证并治第二十》所言"厥者,脉初来大,渐渐小,更来渐大,是其候也",主里虚有寒。二说可并存。但当以"脉微肢厥"为妥。

2. 本条承上文阐述太阳表邪有内传阳明而未涉少阳者,二者之病程、病情相似,故宜仔细辨别。太阳表证不解,日久必致邪气内传,而内传之途,或入少阳,或犯阳明,甚则直至三阴,可每因人体之阴阳盛衰、邪气轻重及性质差异,以及医护措施当否而定。

3. 病已十余日,而见潮热谵语、小便自利等症,并未出现胸胁苦满、往来寒热等象,表明邪气内传阳明,而与少阳枢机无关。阳明内实,当有大便硬结、闭塞不通之症,却反见下利,是与病机不合,此必有所因。进一步辨证探讨,则可发现此与前条下利之因相同,仍属下法用之不当所致。若下利属里虚寒,脉象应随之而变为微弱无力,并伴肢厥恶寒等症。今虽下利,而脉象仍沉实有力,且谵语潮热,是误下而病机未变,治宜缓下热结,主以调胃承气汤。

4. 两条所论皆是太阳表证日久内传,而见潮热之证,皆因误下而见下利之象;唯 104 条是病在少阳而兼涉阳明,105 条是病转阳明而与少阳无关,病象相似而病机有异,是以治法方药各自不同,必须细心鉴别,方不致误。

【原文】

太阳病不解,热结膀胱,其人如狂,血自下,下者愈。其外不解者,尚未可攻,当先解其外。外解已,但少腹急结者,仍可攻之,宜桃核承气汤。(106)

【笔记】

1. 本条为太阳病治不得法,邪化热入其腑(膀胱),与血相结于下焦之证。即成无己所谓"太阳经邪热不解,随经入腑,为热结膀胱"。若兼表邪未尽者,宜先解表而后攻里。若血结轻浅,亦可于机体阴阳自调之际,邪热随其瘀血而下,则病有自愈之机。设若外邪内传而表证仍存,以致表里同病,如此则当遵循先表后里之原则,先解其表,乃攻其里。攻里则宜桃核承气汤以活血化瘀,通下热结。

2. 热结膀胱:膀胱,此处泛指下焦,非特指膀胱之腑。热结膀胱,即言邪热结聚在少腹下焦部位。

3. 血自下，下者愈：血下而热随之去，故自愈，此点与47条"太阳病，脉浮紧，发热，身无汗，自衄者，愈"之病机相似，均为邪热随血去而散解。

4. "血自下"之血，从条文而言，范围应包括尿血、便血、经血等。

5. 其外不解者，尚未可攻，当解其外：一般来讲，表里证互见者，当先解表，即90条所谓"本发汗，而复下之，此为逆也……"本条与124条抵当汤证，同为下焦蓄血而表证仍在，但本条较缓，故有表证，当先解表；而抵当汤证则因较重，故虽"表证仍在"，仍应先从里治。

6. 如狂：指似狂而非实狂，神志异常之轻者，只是精神躁动，言语不似正常而言，因瘀热互结于下焦，上扰心神所致，故有"血自下，下者愈"的转机。

7. 少腹急结：指自觉下腹部拘急结硬。

8. 本条为太阳蓄血证，当与太阳蓄水证相鉴别，二者均为太阳经热循经入于下焦，但一与血结于下焦，一与水结于膀胱。

9. 桃核承气汤由调胃承气汤减芒硝之量加桂枝、桃仁而成，意在借通下之法而泻热逐瘀。方中桃仁辛润以活血化瘀；桂枝辛温以宣阳行气，温通经脉，辛散血结，助桃仁活血之功；再得苦寒泻热逐瘀之大黄，咸寒润燥、清热散结之芒硝；佐以炙甘草调和诸药，共成泻热逐瘀之轻剂。

10. 吕震名："与三承气之攻阳明胃实者不同。方主攻里，而仍用桂枝者，用以分解太阳随经之热……此与五苓散同为太阳腑病立治法，膀胱为太阳之腑，热伤膀胱气分则蓄溺，当导其热从小便而解；热伤膀胱血分则蓄血，当导其热从大便而解。"（《伤寒寻源》）

【临床体会】

桃核承气汤，笔者在临床上常配合桃红四物汤、琥珀散等治疗女性月经过少、闭经、痛经等症，取其治血通络之功；也可用于妇科炎性包块、宫外孕保守治疗，宫外孕术后调养，但常须与清热解毒、软坚散结之中药协用。

【原文】

伤寒八九日，下之，胸满烦惊，小便不利，谵语，一身尽重，不可转侧者，柴胡加龙骨牡蛎汤主之。（107）

【笔记】

1. 本条为伤寒误下,邪气内陷,弥漫一身,观其脉证,实属坏病,宜遵"随证治之"的原则。

2. 从条中内容来看,邪气的趋势,偏重于少阳,升降枢转不利,影响三阳功能及三焦气化;太阳经气不利则小便不利,阳明热壅则谵语,少阳经气不利则胸满烦惊,三焦气机不利则一身尽重,不可转侧。

3. 在治疗上,以"随证治之"的原则,因邪陷少阳,枢转不利,故以小柴胡汤法为基本方,再加减变化,以达到开泄少阳之枢而通表里之气机。

4. 柴胡加龙骨牡蛎汤是取小柴胡汤之半量,去甘草,加龙骨、牡蛎、铅丹、桂枝、茯苓、大黄而成。方以小柴胡汤和解少阳,运转枢机,清疏胆火,畅达三焦,益气扶正为主体。加桂枝与柴胡相配,外疏而通达郁阳;加大黄与黄芩相配,内清少阳阳明之热;茯苓渗利水道、宁心安神;龙骨、牡蛎、铅丹重镇安神、理怯定惊。诸药合用,共奏和解少阳,通阳泻热,重镇安神,扶正达邪之功。

5. 值得注意的是,本方所用铅丹,虽有镇惊安神之功,但毕竟毒性较大,现多不用。如确须使用,则多以生铁落、磁石、金箔之类替代为佳。

【临床体会】

女性因体质、环境等因素导致精神情绪压抑,出现失眠、多梦、恐惧、情绪低落或烦躁易怒等临床表现者,可用本方治疗。尤其是经前期紧张综合征、更年期综合征中出现的精神症状,常以本方加减治疗。

【原文】

伤寒,腹满谵语,寸口脉浮而紧,此肝乘脾也,名曰纵,刺期门。(108)

伤寒发热,啬啬恶寒,大渴欲饮水,其腹必满,自汗出,小便利,其病欲解,此肝乘肺也,名曰横,刺期门。(109)

【笔记】

1. 此二条条文按五行生克原理,讨论了肝邪横逆克脾和上逆侮肺的证治。

2. 脉浮而紧:此处浮而紧,应当作脉弦讲。《伤寒论·辨脉法》云:"脉浮而紧者,名曰弦也。"

3. 108 条为肝旺脾弱,木旺则乘土,腹满谵语为脾失健运,中焦壅滞化热所致。

4. 纵:五行顺次相克谓之纵。《伤寒论·平脉法》曰:"水行乘火,金行乘木,名曰纵。"

5. 总观第 108 条之证候,可属杂病范畴。

6. 109 条为肝旺反侮肺金的证治。

7. 肝旺侮肺,肺主皮毛,肺病则皮毛闭塞而见发热;啬啬恶寒,肺为水之上源,主治节,肺病则水气不利,津液不得宣布肃降,而见小便不利于下,大渴欲饮于上。

8. 横:五行之逆次反乘,谓之横。《伤寒论·平脉法》云:"火行乘水,木行乘金,名曰横。"

9. 此肝乘肺也,当作"此肝侮肺也",反乘不称乘而作侮。

10. "自汗出,小便利,其病欲解"三句当接在"刺期门"之后,此属倒装文法,谓经刺期门,肝气得泄,侮肺之势缓,肺气得以恢复,故其病欲解。

11. 此二条从五行生克关系来讲述少阳之病可影响其他脏腑经脉:谵语者涉及心,腹胀者犯于土。谵语者,木邪化火,上扰心神之兆;恶寒发热,木乘肺也。

【原文】

太阳病,二日反躁,凡熨其背,而大汗出,大热入胃,胃中水竭,躁烦必发谵语。十余日振栗自下利者,此为欲解也。故其汗从腰以下不得汗,欲小便不得,反呕,欲失溲,足下恶风,大便硬,小便当数,而反不数,及不多,大便已,头卓然而痛,其人足心必热,谷气下流故也。(110)

太阳病中风,以火劫发汗,邪风被火热,血气流溢,失其常度。两阳相熏灼,其身发黄。阳盛则欲衄,阴虚小便难。阴阳俱虚竭,身体则枯燥,但头汗出,剂颈而还,腹满微喘,口干咽烂,或不大便,久则谵语,甚者至哕,手足躁扰,捻衣摸床。小便利者,其人可治。(111)

伤寒脉浮,医以火迫劫之,亡阳必惊狂,卧起不安者,桂枝去芍药加蜀漆牡蛎龙骨救逆汤主之。(112)

形似伤寒,其脉不弦紧而弱。弱者必渴,被火必谵语,弱者发热脉浮,解之当汗出愈。(113)

太阳病,以火熏之,不得汗,其人必躁,到经不解,必清血,名为火邪。(114)

脉浮热甚,而反灸之,此为实,实以虚治,因火而动,必咽燥吐血。(115)

微数之脉,慎不可灸,因火为邪,则为烦逆。追虚逐实,血散脉中,火气虽微,内攻有力,焦骨伤筋,血难复也。脉浮,宜以汗解,用火灸之,邪无从出,因火而盛,病从腰以下必重而痹,名火逆也。欲自解者,必当先烦,烦乃有汗而解。何以知之?脉浮故知汗出解。(116)

烧针令其汗,针处被寒,核起而赤者,必发奔豚。气从少腹上冲心者,灸其核上各一壮,与桂枝加桂汤更加桂二两也。(117)

火逆下之,因烧针烦躁者,桂枝甘草龙骨牡蛎汤主之。(118)

太阳伤寒者,加温针必惊也。(119)

【笔记】

1. 凡此十条均为太阳病误以火治后的变证,及其病因病机、临床表现、预后转归、伤阳变证的证治方药。

2. 熨:指将药物炒热或砖瓦等物烧热,以布帛包裹温发身体某一部位以祛寒镇痛的一种疗法。

3. 太阳病二日反躁,可见表寒未去,里之躁烦(热)已成,随即可演变成大青龙汤证,治法当解表清里,却误以火攻,津液大伤,大汗出,胃中水竭为张氏解释火攻之病理变化。如遇身体壮实之患者,或火攻不甚,则亦可待其体内津液自复,阴阳自和,"振栗自下利"即代表阴复阳和之变化,故"此为欲解也",但亦有火攻后导致上盛下虚,阳气壅盛于上,而腰以下阳虚无汗,小便不利的状态,此时如能大便下泄,则阳气可透过下焦,则足心必热。头痛者,为原壅盛在上之阳气一旦突然下泄,头部阳气相对空虚而见疼痛也。

4. 卓然:突然。

5. 火疗一法,以其散寒止痛之功效而盛行一时。但如运用不当,则可引起诸多变症。如若素体阳盛阴虚者,或感受风热温毒邪气,则火法当属禁忌。一旦误用,则可化火伤阴,络伤血溢,而生诸多变证。

6. 剂颈而还:"剂"通"齐"。

7. 捻衣摸床:患者在神志不清状态下,以两手不自主地抚弄捻搓手边之衣被等物。

8. 清血:"清"通"圊",圊者,厕也。圊血,即便血。

9. 火邪：因火成邪之义，指太阳病误以火熏疗法而致的血热变证，属"火逆"范畴。

10. 追虚逐实："虚虚实实"义，即虚其已虚之正气，实其已实之病邪。

11. 痹：闭也。此作麻痹不通讲。

12. 火逆：指误用烧针、艾灸、熏、熨等火法治疗而致病情逆反之变证。

13. 烧针：又名火针。针刺时以火烧红针尖，迅速刺入穴位，旋即拔出，并以手按压穴位。

14. 温针：针刺入穴位后，以艾绒裹于针柄点燃，加温留针的方法，功能温经通气。

15. 110 条言太阳表证误火的两种机转。太阳表证，不应烦躁而反见之，是阳郁而见化热，应先以解表，却误以熨法取汗，以致汗出太过，伤其阴津而助其里热，是以烦躁益甚而发谵语。但如胃中津液能够恢复，则也可正气胜邪而病有自愈之可能。

16. 111 条论中风证误用火法，两阳相得，风邪夹热入里，灼伤营血，则可致郁结而发黄；阳盛迫血上行而为伤络出血证。

17. 113 条所论为温病初起误用火法而造成热热之变。其"形似伤寒"，即体征似外感太阳表证而实非伤寒表实。若反误治以火，则火邪更盛并有扰及心神（必谵语）之象。

18. 114 条与 115 条则专论表证误火而致的血热证。

19. 116 条论阴虚内热及表证误火的两种变证及其预后转归。

20. 117 条则论心阳虚无力温煦肾水，致水寒上逆之奔豚证。118 条论心阳虚烦躁证。误用火法，每多伤津化燥，转至内热内实之证，此时法当清下，今反以火法劫其阴、伤其阳，更复误用下法，则虚其所虚，是以呈心阳不足之象，本条较 64 条之桂枝甘草汤证更为严重。119 条简要说明，伤寒表证，若误用火法，可伤及心阳，心主神，邪热扰神不宁则惊悸。

【原文】

太阳病，当恶寒发热，今自汗出，反不恶寒发热，关上脉细数者，以医吐之过也。一二日吐之者，腹中饥，口不能食；三四日吐之者，不喜糜粥，欲食冷食，朝食暮吐。以医吐之所致也，此为小逆。(120)

太阳病吐之，但太阳病当恶寒，今反不恶寒，不欲近衣，此为吐之内烦也。(121)

病人脉数,数为热,当消谷引食,而反吐者,此以发汗,令阳气微,膈气虚,脉乃数也。数为客热,不能消谷,以胃中虚冷,故吐也。(122)

太阳病,过经十余日,心下温温欲吐,而胸中痛,大便反溏,腹微满,郁郁微烦。先此时自极吐下者,与调胃承气汤。若不尔者,不可与。但欲呕,胸中痛,微溏者,此非柴胡汤证,以呕故知极吐下也。调胃承气汤。(123)

【笔记】

1. 此四条为太阳病误吐所致的几种变证。

2. 120 条为太阳病,误用吐法,伤及胃中之阳,而致胃中虚寒证候,关上脉细数者,是胃气不足、虚阳内扰之征。吐法,作为一种祛邪方法,适用于痰涎宿食等有形实邪壅塞停留于上中焦,且病邪有上逆而出之势者。

3. 关上脉细数:关上候脾胃,脉“细”为因吐伤津致虚之象,“数”为因虚所致,即后面第 122 条所谓之“数为客热”,必数而少力。

4. 小逆:虽因误治引起病变,但不严重,故曰“小逆”。

5. 太阳病,当用解表法,吐法虽寓有解表作用,但不是对表证的常规法则,更何况吐法使用不当,极易损伤胃气,所以《黄帝内经》虽有“在上者,因而越之”之训,在使用上,仍宜严格掌握。本条即是使用不当之证,张氏在这里也告知后学,吐法使用不当的副作用。

6. “一二日吐之者”应作吐之轻者看;“三四日吐之者”,应作吐之重者看。

7. 121 条为吐后伤及胃津,胃中燥热而致心中烦躁证。此条与上条虚实对比,论太阳病误吐转属阳明燥热的证候。

8. 误用吐法,由于患者体质情况,及用药的寒热不同,可以产生不同的变化,120 条为误吐伤及胃中之阳气,121 条则为伤及胃津。

9. 内烦:内心(指胃)烦闷不行。

10. 122 条为胃热消谷而误用汗法,伤及阳气,使中焦由热转寒,胸中之气亦虚,致胃气上逆而呕。此承前(第 120 条),注解朝食暮吐及数脉病机变化。尤在泾:“脉数为热,乃不能消谷而反吐者,浮热在上,而虚冷在下也。”

11. 122 条未言太阳病,故知本条当为杂病。

12. 阳气微:当为胃中阳气虚寒;膈气虚,指胸中之气虚;数为客热:“数”此处应作“虚数”,“客热”当为“虚热”。

【原文】

太阳病六七日,表证仍在,脉微而沉,反不结胸,其人发狂者,以热在下焦,少腹当硬满,小便自利者,下血乃愈。所以然者,以太阳随经,瘀热在里故也,抵当汤主之。(124)

【笔记】

1. 本条为抵当汤之证因脉治。

2. 本条为蓄血证,即太阳病不解化热入太阳之腑,热与血相结于下焦。蓄血重证与前述之蓄血轻证,在病因病机方面,并无差异,唯轻重之别而已,均是太阳表邪不解,随经入腑,邪热深入于下焦血分,引起血热互结而成,以里、实、热、瘀为其病理特征。治宜破血逐瘀,泻热去实。病势急重者,主以抵当汤,病重势缓者,投以抵当丸。蓄血证主要症状有四,即脉沉实、少腹硬满、小便利和如狂。

3. 脉微而沉:反映了表证虽未全除,但邪已随经传里,热瘀相结于血分,致脉中气血不畅,结伏于里而见沉微,此为实证,沉微当按之有力。

4. 反不结胸:言外邪传里,极易内陷于胸,而与胸中有形之积相结成结胸,今未传于胸中,而直趋于下焦,一反其常见之传变,故谓反不结胸。

5. 其人发狂:狂者,血属阴,心主血,瘀热相结,心神为之撼扰,故狂躁不安。

6. 所以然者,以太阳随经,瘀热在里故也:此为仲景对本条之自注,误入经文之中。

7. "抵当汤主之"句当接在"下血乃愈"之后。

8. "太阳病六七日,表证仍在"句,柯韵伯认为根据伤寒中有"病发于阳,而反下之,热入因作结胸"的论断,而提出在"表证仍在"句下,当有"反而下之"一句,这样与下文"脉微而沉,反不结胸"相互连贯。确为明见。

9. 抵当汤:柯氏谓"抵当者,直抵其当攻之处也",谓其药力之猛。方有执谓"抵,至也。水蛭、虻虫,攻坚而破瘀……至当不易之正治",谓其使用得当而言抵当。又:古代水蛭,又名至掌,抵当汤又名至掌汤,后人讹作抵当汤:谓其以药物别名作汤名,备考。

【原文】

太阳病,身黄,脉沉结,少腹硬,小便不利者,为无血也。小便自利,其人如狂者,血证谛也,抵当汤主之。(125)

【笔记】

1. 本条以小便之利与不利,来鉴别瘀血发黄与水湿发黄。

2. 太阳病,邪热入腑发黄,不外两种病机:一则为热与血相结于下焦,荣气不能敷布而致黄,其黄色为暗黄无华;一则为热与水结,三焦不利,湿热内生而为黄,黄色当鲜明。

3. 血证谛也:谛,确实,此为审辨明确之意。

【原文】

伤寒有热,少腹满,应小便不利,今反利者,为有血也,当下之,不可余药,宜抵当丸。(126)

【笔记】

1. 本条为蓄血证之轻证,故用丸剂缓治。

2. 本条与124、125条均为蓄血证辨证的相互补充。

3. 从124、125、126三条来看,少腹硬满的变化为主要用药辨证的证候。从这三条看,少腹硬满为重,故以抵当汤;少腹急结为轻,故以桃核承气汤;而少腹满则处于二者之间,故用抵当汤之方而改以丸剂缓治之。

4. 蓄血证当与水证相鉴别。

5. 方解中有"晬时当下血"句,晬,时满二十四小时称为晬。

【原文】

太阳病,小便利者,以饮水多,必心下悸;小便少者,必苦里急也。(127)

【笔记】

1. 本条以小便之利与不利,区别水停部位。

2. 太阳病，由于饮水过多，而致水气不化，如饮停中焦胃腑，则易致心下悸，心下悸实为胃中悸动，为水停中脘的表现；如饮停下焦，则膀胱气化不利而致小便少而里急，苦里急，指小便不利，少腹急迫不舒的感觉。

3. 其实水停中脘或水停下焦，当均有小便不利之证，因二者都为多饮伤阳，三焦气化失利所致。

4. 水停中脘则悸，即《金匮要略》"食少饮多，水停心下，甚者则悸"，二者病理相同。

5. 在治疗方剂上，水停中脘者，宜从苓桂术甘汤中变化；水停下焦者，当从五苓散中求变化。

6. 抵当汤(丸)方。本方以水蛭、虻虫、桃仁破血逐瘀，攻坚散结；以大黄泻热导瘀，诸药合用，峻散峻行，其功效之强，非桃核承气所能比肩。

【原文】

问曰：病有结胸，有脏结，其状何如？答曰：按之痛，寸脉浮，关脉沉，名曰结胸也。(128)

何为脏结？答曰：如结胸状，饮食如故，时时下利，寸脉浮，关脉小细沉紧，名曰脏结。舌上白胎滑者，难治。(129)

脏结无阳证，不往来寒热，其人反静，舌上胎滑者，不可攻也。(130)

【笔记】

1. 结胸：证候名，指有形之邪结于胸膈，为邪热内陷于胸，与有形之痰水相结，偏为实证。

2. 脏结：证候名，其证与结胸相似，但病变性质不同，是脏气虚衰，阴寒凝结所致。其因一为寒邪入里与脏气相结；一为素本阳虚，脏寒气结，属虚属寒。

3. 按之痛：指胃脘之间按之疼痛。

4. 寸脉浮，关脉沉：结胸一证，多为太阳误下，邪气内陷，与痰水搏结胸中，太阳主表，故寸脉浮，痰水与邪气搏结，气机不畅，故见关脉沉，寸、关，在这里应指表、里而言。

5. 129条之"如结胸状"：从脏结证如结胸状来看，病变部位大都在中焦，一为热邪与痰水相搏结于中脘，侧重为胃；一为阴寒之气相结于中焦，以脾为主，所以脏结证还有"饮食如故，时时下利"等脾阳不运证候。正因为本症为中焦脾阳不振,寒气内结,所以其脉不是沉有力,而是关脉小细沉紧的一派寒痛之候。

6. 饮食如故:指寒气不在胃而在脾,其实寒气结于脾肯定影响中焦纳食,太阴病提纲"太阴之为病,腹满而吐,食不下……"中"食不下"可为佐证。

7. 130 条提出"脏结无阳证"的论点。脏结纯为阳虚阴盛,故曰"无阳证"。在本条中,张氏从无太阳证、无少阳证及无阳明证来说明脏结为三阴之虚寒证。虚寒证,当然不可再以攻下,只宜温阳。

8. 不往来寒热:指脏结无少阳证候;其人反静:指阳虚无力与阴盛相争,故反静;舌上苔滑:指虚寒于里、中焦阳虚寒盛之病机。

9. 柯韵伯:"结胸是阳邪下陷,尚有阳症见于外,故脉虽沉紧,有可下之理。脏结是积渐凝结而为阴,五脏之阳已竭也,外无烦躁潮热之阳,舌无黄黑芒刺之苔,虽有硬满之症,慎不可攻,理中四逆辈温之,尚有可生之义。"(《伤寒来苏集》)

【原文】

病发于阳,而反下之,热入因作结胸;病发于阴,而反下之,因作痞也。所以成结胸者,以下之太早故也。结胸者,项亦强,如柔痉状,下之则和,宜大陷胸丸。(131)

【笔记】

1. 本条提出结胸、痞二者在发病上的区别,以及大结胸证的病机与证治。

2. "病发于阳""病发于阴"二句中之阴阳,当作虚实寒热讲。阳:指热或实;阴:指虚或寒。结胸与痞证都是因表证误下,表邪内陷所致。在阳旺之体,则内陷之邪热与水饮相搏,结于胸胁而成结胸证;在阳虚寒胜之体,则误下之后,胃阳受损,而致邪气结于心下,使中焦气机升降失常,气滞而成痞证。

3. 原文中有"以下之太早故也"句,可知患者原有可下之症因,只是在时间上,下之偏早,如能掌握下之时间,即可中病,此也可见患者体内本有痰水搏结之宿疾。

4. 项强一证,当为邪热随经入陷胸中,影响太阳经气不利所致。

5. 本条可与 273 条 "太阴之为病,腹满而吐,食不下,自利益甚,时腹自痛。若下之,必胸下结硬" 参看,其中 "若下之",即属里虚误下,故胸下结硬,其中与无形相结则成痞,与有形相结则成寒实结胸。

6. 虽曰 "发于阴,而反下之,因作痞也",但实际上,结胸证为误下所致邪热内陷;而痞证者,多为本身里虚阳气不运所致,无所谓非下之方成,只是下之体征加重而已。

7. 痞:此指证候名,即痞证,是无形之邪内阻,中焦升降失常,气机痞塞所致。痞证的特点是心下痞闷不舒,但满而不痛,按之柔软。

8. 大结胸证,水热互结于胸胁,以心下硬痛为主症,属热实结胸,治疗以攻下结聚为主。根据结聚的程度缓急及病位,可分别选用大陷胸丸与大陷胸汤。

【原文】

结胸证,其脉浮大者,不可下,下之则死。(132)

结胸证悉具,烦躁者亦死。(133)

【笔记】

1. 二条均言结胸证的预后,本处之 "死",作预后差之谓。

2. "其脉浮大者,不可下":指虽有结胸,但脉见浮大,则邪热尚未全部入里,如大而无力,则更不可下,因前已下之成结胸,今正已虚,如再下,一误再误,则预后尤为不良。

3. 结胸证悉具:指具备了结胸证的主要体征,包括脉小细沉紧、心下痛、按之石硬、从心下至少腹疼不可近等。

4. 烦躁:此处之烦躁为正虚不能胜邪,而见虚烦不宁,此时更忌下法伤正。

5. 此二条亦说明,结胸证在治疗上,既不可下之太早(132 条),又不可下之过晚(133 条),过早过晚下之均易伤及正气,故均为预后不良。

6. 132 条结胸证之 "不可下" 者,一是因为其表邪未解,热结未实,此时应先解表,后逐水饮。二是如正气已虚,病情危重之际,也不可攻下,当此之时,"其脉浮大" 必为浮大无力,治应先补其虚,而后用逐水之法,或攻补兼施,不能轻易用攻下法。若误用下法,则犯虚虚之戒。

7. 133 条则为治疗失常,当下失下,以致邪聚成实而 "结胸证悉具",此时若再见烦躁,则是正气散乱,正不胜邪之状,可致内闭外脱等一系列邪气盛实、病情重笃、预后不良体征,故曰死。

8. 方有执:"此示人凭脉不凭证之要旨,戒人勿孟浪之意。夫结胸之为阳邪内陷,法固当下,下必待实。浮为在表,大则为虚,浮虚相搏,则表犹有未尽入,而里未全实可知。下则尚虚之里气必脱,未尽之表邪皆陷,祸可立至,如此而命尽,谓非医咎何,是故致戒也。"(《伤寒论条辨》)

【原文】

太阳病,脉浮而动数,浮则为风,数则为热,动则为痛,数则为虚,头痛发热,微盗汗出,而反恶寒者,表未解也。医反下之,动数变迟,膈内拒痛,胃中空虚,客气动膈,短气躁烦,心中懊恼,阳气内陷,心下因硬,则为结胸,大陷胸汤主之。若不结胸,但头汗出,余处无汗,剂颈而还,小便不利,身必发黄。(134)

【笔记】

1. 本条为太阳病误下,邪热内陷,造成结胸证或发黄的病变。大陷胸汤证为热与水结,发黄则为热与湿结。

2. 原为表证,误以攻下,一则伤及正气,故脉由动数变为迟,二则邪气乘机入里于胸,故膈内拒痛,进而成结胸之证,但邪气内陷成结胸者,病人必先有水湿内停,所以如病人内无痰水搏结,则内陷之邪热在体内郁滞熏蒸不解,则上逆为但头汗出,下则湿热相熏,则势必发黄。

3. 心中懊恼:为邪热内陷中与痰水相结,热扰胸膈,心神不宁而致心中懊恼躁烦,此与栀子豉汤之心中懊恼,在病理上有相似之处,均为热扰胸膈所致,但本条为重,其因为热与有形相结为实,而栀子豉汤则为热与无形相结,为虚为轻。

【原文】

伤寒六七日,结胸热实,脉沉而紧,心下痛,按之石硬者,大陷胸汤主之。(135)

【笔记】

1. 本条之大陷胸汤证与前数条有所不同,前数条之大陷胸汤证均为太阳病表证误以攻下,为误治之变证,而本条之大陷胸汤证,则为伤寒邪气未经误治而内传,未传少阳或阳明,而入于胸膈,与痰水相结而成。故本条之脉为"沉而紧",以示表邪全已传里,而由表证误下而成之结胸,其脉都应兼有浮意。

2. "热实"二字,点明结胸性质,并与141条之"寒实结胸"相区别。

3. "脉沉而紧,心下痛,按之石硬"为大陷胸汤证之三大主证,亦称之为"结胸三证"。其中:脉沉而紧言病在里而主痛;心下痛言疼痛之部位;按之石硬言痛之性质(有形、拒按)。石硬,形容腹壁紧张之甚,如石板状。

4. 大陷胸汤为泻热逐水之峻剂。甘遂为泻水逐饮之峻药,大黄泻热荡实,芒硝软坚破结,三药相合,具有泻热逐水破结之功。本方须注意各药煎煮顺序:先煮大黄,去滓后纳芒硝,最后纳入甘遂末。甘遂以末冲服,其峻下逐水之力尤盛,故其用量以 1~2g 为宜。本方泻下峻猛,应中病即止,不可过服,故方后云"得快利,止后服",以免损伤正气。

【原文】

伤寒十余日,热结在里,复往来寒热者,与大柴胡汤;但结胸,无大热者,此为水结在胸胁也,但头微汗出者,大陷胸汤主之。(136)

【笔记】

1. 本条言伤寒邪热内传和误下邪陷所致结胸的区别。伤寒传里,循经不入少阳,即入阳明,此条之热结在里为同时入于阳明、少阳。故既有阳明之热结,又有少阳之往来寒热,在治疗上既不用承气汤,也不用小柴胡汤,而用大柴胡汤和解攻里,此是言传经之变化。鉴别要点:若邪热结于少阳,则以往来寒热为特点,病势偏于半表半里之少阳经,如96条所述之证候,宜小柴胡汤;偏于半里少阳之腑,如103条及165条所述之证候,宜大柴胡汤。若无形邪热与有形水邪结于胸胁、心下或腹部,则为结胸证。

2. 本条又指出大柴胡汤证与结胸证二者的区别:二者均有胸胁不适的体征,但大柴胡汤证有往来寒热之胸胁苦满,结胸证则为心下痛、按之石硬而无寒热(既无少阳证之往来寒热,也无阳明证的蒸蒸发热,又无太阳证之恶寒发热)。

3. 但头微汗出:为水热相结,热不能透越,熏蒸于上而见汗出,此处当与134条之"但头汗出"相鉴别。本条之头微汗出是结胸的一个兼证,证候为轻,同时又无小便不利,故不能熏蒸发黄;而134条则为误下热陷无形,与湿气相结,而致全身发黄。

【原文】

太阳病,重发汗而复下之,不大便五六日,舌上燥而渴,日晡所小有潮热,从心下至少腹硬满而痛,不可近者,大陷胸汤主之。(137)

【笔记】

1. 本条为误治后邪热内陷,即所谓"太阳阳明俱结":一则随太阳经气内陷,与痰水结于胸中;一则由太阳而入阳明,结于阳明之腑而成腑实,但以结胸证为主,故仍以大陷胸汤。

2. "不大便五六日,舌上燥而渴,日晡所小有潮热",实为邪热从太阳内传阳明而成阳明腑实之证,可参考181、220、212、215条等内容,可见本证亦当有腹痛、腹满等腑实体征,只是症状较轻而已。这一点从"日晡所小有潮热"句中,可体会到阳明腑证较轻,不如结胸证"从心下至少腹硬满而痛,不可近"来得剧,故以大陷胸汤调治。

3. 有关结胸证的部位,至本条为止,大体可以判断为:结在胸膈(134);结在心下(135);结在胸胁(136);心下至少腹(137)。从中可见,所谓结胸证,其与痰水相结的部位较为广泛。

4. 此两条为辨大结胸证、大柴胡汤证及阳明腑实证三者之区别。大结胸证为水热互结于胸胁,结聚部位主要在心下,甚至可发展到全腹,虽有胁痛,但无往来寒热,治疗以逐水为主。大柴胡汤证是少阳兼阳明里实,邪犯少阳、阳明二经,以致枢机不利,阳明燥实,腑气不通,其热结在里,故见大便不通;因少阳之邪犹在,所以可见往来寒热。或伴有呕逆、痞满、胸胁满胀等证。治用大柴胡汤和解少阳,攻下里实。阳明腑实证也有热结在里,但是燥热之邪与肠中糟粕搏结而成燥屎,结聚于肠胃,腑气通降失和。因此,在大便硬结的同时,有腹满硬痛或绕脐痛及明显的日晡潮热等阳明腑实证之表现,治疗以泻热为主。陷胸者,主水热互结,病在胸胁;承气者,主燥热结聚,病在胃肠。方用三承气汤。

【原文】

小结胸病,正在心下,按之则痛,脉浮滑者,小陷胸汤主之。(138)

【笔记】

1. 本条为小结胸证的病机和证治。小结胸是热实结胸轻证,其成因与大结胸类似,亦多由表邪入里,或表证误下,邪热内陷与痰相结而成。病势轻浅,病位局限。

2. 心下:实指胃脘部,说明病变部位较局限,所以胀满范围应比大结胸小。按之则痛:不按不痛,说明邪热程度较轻,结聚也比大结胸要浅,临证虽也有不按也痛的,但远比大结胸"疼痛拒按、手不可近"要轻。脉浮滑是痰热互结、病势轻浅的反映。浮主阳热之邪,所结部位较浅,滑主痰。

3. 小结胸证与大结胸证的区别:在病理上,小结胸为邪热与痰相结,大结胸证则为邪热与痰水相结;在部位范围上,小结胸证为小而大结胸证为大,小结胸证为浅而轻,大结胸证则深而重;在治疗用药上,小结胸证的豁痰清热,偏重在上中焦,大结胸证则以破结逐水,偏重于中下二焦。在自觉症状上,小结胸为轻,只按之痛,而大结胸证则为剧,痛而不可接近,按之石硬;在脉象上,小结胸证为热与痰结,其脉主浮滑;大结胸证为热与痰水相结,故脉见沉紧。

4. 小陷胸汤由黄连、半夏、瓜蒌实三味药组成。黄连苦寒,以泻心下热结;半夏辛温,善涤心下痰饮;瓜蒌实甘寒滑润,既助黄连清热,又协半夏化痰,同时还有润肠导之之功。三药相合,辛开苦降,痰热分消,结滞开散。本方与大陷胸汤均治疗热实结胸证,皆由三味药组成,但用药有别,功效各异。本方以黄连清热,大陷胸汤用大黄峻下实热;本方以半夏化痰散结,大陷胸汤用甘遂攻逐水饮;本方以瓜蒌实清热化痰开结,大陷胸汤用芒硝泻热软坚散结。所以,小陷胸汤为清热化痰之方,大陷胸汤为峻下逐饮之剂。

5. 钱天来:"夫邪结虽小,同是热结,故以黄连之苦寒主之,寒以解其热,苦以开其结,非比大黄之苦寒荡涤也。邪结胸中则胃气不行,痰饮留聚,故以半夏之辛温滑利,化痰蠲饮而散其滞结也。栝楼实,李时珍谓其甘寒不犯胃气,能降上焦之火,使痰气下降,盖亦取其滑润也,亦非比芒硝、甘遂之咸寒逐水之峻也……此方之制,病小则制方亦小,即《内经》所云:有毒无毒,所治为主,适大小为制也。"(《伤寒溯源集》)

【临床体会】

大小陷胸汤为辛开苦降、清热化痰之方,妇科临床用之不多,女性饮食不节,膏粱厚味、痰食之积滞留中焦胃脘,致使胆胃不降,痰热内结而致呕恶兼见胃脘部硬满胀痛,痛不可近等,可用此二方加减调理。虽然名曰结胸,实则为痰热水饮结于中焦胆胃。

【原文】

太阳病,二三日,不能卧,但欲起,心下必结,脉微弱者,此本有寒分也。反下之,若利止,必作结胸;未止者,四日复下之,此作协热利也。(139)

【笔记】

1. 本条为寒实结胸的成因与主证,论述太阳表证兼内有寒饮,误用下法之后,可致寒实结胸或协热下利两种不同的转归。

2. 心下必结:即心下有寒邪与水饮之邪互为结滞,一旦睡卧则饮邪上壅而痞塞更甚,故“不能卧”;起则水邪下趋,痞塞由此暂时减轻,故愿“但欲起”,以避免因卧而寒水上逆。

3. 脉微弱者:太阳病,脉当见浮,而现见其脉微弱,可知邪已由表入里并内见虚寒。如此时再以“复下之”,则可导致或因下伤阳、寒水相结成结胸,或患者体质壮盛而致协热下利。

4. 寒分:指虚寒有饮者;本有寒分,素有寒饮者。

5. 太阳病,二三日,本为表证,应无“不能卧,但欲起,心下必结,脉微弱”等证候。上述体征全因其人素为阳虚,寒饮内停,所以在治疗上,应先分轻重,或侧重解表,或侧重温中化饮,或表里兼治,用法方药不外苓桂术甘汤加减变化。今反误以攻下,则更伤正气,中焦升降失枢而不利,亦可能在表之邪,乘妄用攻下而化热入里,与痰水搏结成结胸。

6. 若利止:指正气虽因攻伐而虚,但能自复而利止。

7. 协热利:误下伤正,协表热而为利。意即寒饮协同表邪下利。

8. 四日:非四日之谓,只是言过数日之意,此时表邪已化热成利。利虽可自止,若内陷之邪与痰水搏结,有可能成为寒实结胸。如果正气较弱,下利不止,则成为协热下利。

9.《医宗金鉴》:“四日复下之”之“之”字,当是“利”字。上文利未止,岂有复下之理乎?当改之。

【临床体会】

本条为寒实结胸,病机为寒与饮相搏所致,“此本有寒分也”,点明病由寒起,寒与痰水相结,滞于中焦,胆胃不降,而致中脘不适,坐卧不安等证候。此类体征在临床上亦可遇到:女性平素将养失宜,感受寒邪或过食生冷,寒邪中伏与痰食水饮相结所致。治疗上则侧重于温中逐寒蠲饮,常用附子理中丸合平胃散、大建中汤等加减变化。目前临床上已很少用"寒实结胸,无热证者,与三物小白散"等治法。

【原文】

太阳病,下之,其脉促,不结胸者,此为欲解也。脉浮者,必结胸。脉紧者,必咽痛。脉弦者,必两胁拘急。脉细数者,头痛未止。脉沉紧者,必欲呕。脉沉滑者,协热利。脉浮滑者,必下血。(140)

【笔记】

1. 本条以脉证合参,来辨别太阳病误下后,邪热乘机内陷所致的种种变证,不必过于拘泥,临床运用,自须参酌旁证,灵活变通。

2. 其脉促,不结胸者,此为欲解:这里的促脉是指脉搏急促。促为阳脉,说明其人阳气偏盛,有抗邪外达之力,故虽经误治以攻下,但邪仍未内陷,故不作结胸,为欲透表外解。

3. 脉浮者,必结胸:若下后脉仍浮者,说明表邪虽在,并趁误下伤里而内陷,与痰水互结于胸膈,而成结胸。

4. 脉紧者,必咽痛:脉紧为寒,寒邪随下入里,内传直入少阴,足少阴经脉循咽喉,故作咽痛。

5. 脉弦者,必两胁拘急:弦为少阳主脉,脉弦表示下后邪传少阳。少阳之脉循两胁,邪郁少阳,经气不利,故两胁拘急。

6. 脉细数者,头痛未止:脉细为阴虚,数则为热,阴虚阳浮上亢,扰及清空之地,故见"头痛未止"。

7. 脉沉紧者,必欲呕:沉为主里,紧为主寒,寒邪入里,上逆犯胃,故欲呕。

8. 脉沉滑者,协热利:沉脉候里,滑脉主热,是误下后,表邪入里化热,热迫大肠,传导失司,故作"协热利"。

9. 脉浮滑者,必下血:误下后,脉见浮滑者,为表邪未尽然内陷,而入里之邪已经化热,若热伤血络,则有便脓血之变。

【原文】

病在阳,应以汗解之,反以冷水潠之,若灌之,其热被劫不得去,弥更益烦,肉上粟起,意欲饮水,反不渴者,服文蛤散;若不差者,与五苓散。寒实结胸,无热证者,与三物小白散。(141)

【笔记】

1. 本条言太阳表证,误用冷水喷洒或灌洗,而致邪热被冷水郁束不透,形成寒束热郁体征,因病变主要部位在表,入里未深,故见肉上起粟,不汗出而烦躁。在治疗上,当解表寒消里之郁热,若表寒郁伏,影响太阳腑气不利而致小便不利者,当以五苓散;如见发热恶寒,身疼烦躁者,则宜大青龙汤法。

2. 文蛤散方中,一味文蛤而治本证恐证重药轻,此处恐有误。《金匮要略》有文蛤汤,即大青龙汤去桂枝加文蛤治表寒里热,渴欲饮水不止者,可参考。

3. 寒实结胸,无热证:寒实结胸之证候未见,从方测证,必为寒邪入里与内之寒饮水邪相结于胸膈,其体征似结胸而病因不同,故用三物白散辛热温通,逐寒开胸为治。

4. 至于寒实结胸之起因,本条虽无明述,但亦不外乎,表证误用寒凉(如本条因冷水潠灌),或饮食生冷,寒邪入里,同时胸中必有寒饮水邪内伏。

5. 寒实结胸是结胸证的一种,其病为寒邪入里与痰水相搏于胸。导致寒痰冷饮结聚于胸膈,心胸阳气被遏受阻,故可出现胸胁或心下硬满疼痛等证。

6. 《医宗金鉴》:"'与三物小陷胸汤',当是'三物白散'。'小陷胸汤'四字,当是错简。桔梗、贝母、巴豆三物,其色皆白,有三物白散之义,温而能攻,与寒实之理相合。小陷胸汤及栝楼、黄连,皆性寒之品,岂可以治寒实结胸之证耶?'亦可服'三字,亦衍文也,俱当删之。"

【原文】

太阳与少阳并病,头项强痛,或眩冒,时如结胸,心下痞硬者,当刺大椎第一间、肺俞、肝俞,慎不可发汗;发汗则谵语,脉弦。五日谵语不止,当刺

期门。(142)

【笔记】

1. 并病：一经症状未罢，另一经体征又起，谓之并病。本条为先病太阳，后病少阳，二经俱病。头项强痛为太阳经脉受邪，而头目昏眩为少阳为病，胆火沿少阳经脉上干空窍。本条不用汤剂，并提出慎勿汗之，而以针刺来达到太阳、少阳兼治之法。

2. 大椎为手足三阳经交会之处，刺之外可泄解太阳经气而治表证；肺俞可以宣透表肌之热；肝俞可和血以泻少阳之火；期门为肝之募穴，刺期门则清肝木之火。

3. 时如结胸：如结胸而实非结胸，为邪郁少阳，经气疏泄不利，故心下痞塞，硬满如结胸状。"时如结胸"说明本证与结胸虽有某些相似之处，但实则不同。

4. 发汗则谵语，脉弦：此谵语应与阳明谵语有所不同，其鉴别要点是本证见"脉弦"。谵语、脉弦并提，说明少阳之火邪未解，故虽有阳明里证，亦不可下，因少阳亦禁下法。是以刺期门之法、泻肝胆之火而谵语自消。

【原文】

妇人中风，发热恶寒，经水适来，得之七八日，热除而脉迟身凉。胸胁下满，如结胸状，谵语者，此为热入血室也，当刺期门，随其实而取之。(143)

妇人中风，七八日续得寒热，发作有时，经水适断者，此为热入血室，其血必结，故使如疟状，发作有时，小柴胡汤主之。(144)

妇人伤寒，发热，经水适来，昼日明了，暮则谵语，如见鬼状者，此为热入血室，无犯胃气，及上二焦，必自愈。(145)

【笔记】

1. 143 条为妇人中风，经水适来，而致热入血室的证治。

2. 妇人中风经至，表证未净，邪热乘血海空虚之机入里，热结血室，而致胸胁不舒，热甚则扰及心神而谵语，故针刺期门以泄内热。

3. 血室：对血室的认识，历来医家意见不一，大致有三。有认为是子宫的，有认为是肝脏与肝经的，还有认为是冲任二脉的。但从热入血室三条条文内容来看，所述皆为妇人经水适来适断，邪热因之而入。因此，近代多数医家倾向于血室即子宫。若是冲脉或肝,则男女皆有。然而,肝主藏血,冲为血海,皆与血室有密切联系,因此热入血室的证治,又和两者有关,其实这里可泛指热入血分,如论脏腑,则肝、冲脉、胞宫等均应在范围之内。

4. 其实这里讲了三种结胸之证因:太阳证结胸为热与水结,少阳证见结胸者为热与气结,而本处所言应为热与血结。因其证为血热郁于血室,状如结胸,故又名"血结胸"。

5. 古人在治疗热入血室时,采用刺期门透热的办法,这在临床实际运用时是不够的。其实本证实为妇人中风经来,正气不足,邪气乘虚入内,瘀热相结,扰于血室所致。所以在治疗上,应以清热、化瘀、散结为治。如见表证未解,还宜表里双解,所用方剂多从大柴胡汤为基础加以变化。

6. 热入血室"如结胸状",但并非真结胸。其与结胸证的区别主要有二:一是热入血室必与经水适来适断有关,而结胸证则与经水无关。二是热入血室虽有胸胁下满、谵语等证,但热除身凉或寒热发作有时;结胸证则心下痛,按之石硬,甚则从心下至少腹硬满而痛不可近,或日晡所小有潮热。

7. 144 条妇人中风,初起当有发热恶寒等表证,以其得病之初,经水适来,发病之后,邪热内陷血室,与血相结,而经水适断。血室瘀阻,气血流行不畅,故延及七八日后,正邪分争,寒热发作有时。"如疟状",言其有似疟疾之寒热,但非疟疾之定时而发。因血属阴分,热入血室,郁极则热,故有时寒热,有时不发或较轻。

8. 144 条言经水适断者:血出甫停而血海空虚,邪热乘机入陷,血属阴分,热邪与气血相争于阴分,故寒热往来,治以小柴胡汤和解,但在临床上还宜斟酌用药。

9. 144 条亦可理解为,妇人中风七八日,续得寒热,发作有时,邪已入少阳,但在发病过程中,妇人经潮,至七八日后少阳证已作而经水甫停,此为少阳之邪热乘机扰及血室之故,故使月经提前停止。此时治疗之法,则须和解少阳即可,无须专门调经。在临床上,常可见女性月经来潮之际因发热而经停者,如见寒热,也常以柴胡汤加减调治而获效。

10. 145 条妇人伤寒发热,适逢经水来潮,热入血室,上扰神明,故发谵语。因病在血分,血属阴类,故患者白天神志清楚,入暮则神志迷糊,胡言乱语,如有所见。

11. "无犯胃气及上二焦"是言治疗之禁忌,"上二焦"指上焦与中焦。因本证之谵语,非胃实所致,故不可用下法伤其胃气。又因病不在上中二焦,亦不可妄用汗吐等法。

12. 145条为伤寒发热而逢经水适来,邪热旋即乘虚陷于血分,血属阴,与心相属而主神,今热盛而扰及神明,除发热外,更见昼日明了,暮则谵语、神志不清等高热扰神症状,所以禁犯上中二焦及胃气以伤正。

13. 必自愈:当有误,此为错简。热入血室共三条,以此条为重,岂有不治而待其自愈之理。故还宜从刺期门,及小柴胡汤加入清心安神之法。

【临床体会】

"热入血室",古人认为是经水适来,且七八日之久,于是血室空虚,阳热之表邪,乘虚而内踞之。笔者认为,此为经期不慎感受外邪化热,扰及胞宫所致,因始为外邪所致,故可见恶寒发热,或邪正相争、往来寒热,甚则高热扰及神志出现"昼日明了,暮则谵语,如见鬼状者"等症状,这与妇科经期或产后感染性疾病极为相似。现在临床多从清热解毒、凉血化瘀治疗,较少运用小柴胡汤。

【原文】

伤寒六七日,发热微恶寒,支节烦疼,微呕,心下支结,外证未去者,柴胡桂枝汤主之。(146)

【笔记】

1. 本条实为太阳少阳并病,即太阳证未罢少阳证又起之候,故以表里双解之法,同解二经之邪。

2. 柴胡桂枝汤:即柴胡桂枝各半汤,治太阳少阳并病之轻证。

3. 伤寒六七日,发热、微恶寒、四肢关节烦疼,可见邪尚在太阳,表证未罢。又见微呕,心下支结,此为表邪未净,但部分已入侵少阳,微呕指邪虽入少阳证,但尚浅。胆热犯胃,少阳经气不利,体征较轻,却已是典型的太阳少阳并病,治宜采用太阳少阳兼顾的方法。

4. 本证属太少并病而病情较轻者,故须小制其剂,101条:"伤寒中风,有柴胡证,但见一证便是,不必悉具。"今用桂枝汤原剂之半治太阳,小柴胡汤原剂之半治少阳,合成柴胡桂枝汤。此亦体现"知犯何逆,随证治之"之精神。

5. 王晋三:"桂枝汤重于解肌,柴胡汤重于和里,仲景用此二方最多,可谓表里之权衡,随机应用,无往不宜。即如支节烦疼,太阳之邪虽轻未尽;呕而支结……不必另用开结之方,佐以桂枝,即为解太阳未尽之邪;仍用人参、白芍、甘草,以安营气,即为轻剂开结之法。"(《伤寒古方通》)

【原文】

伤寒五六日,已发汗而复下之,胸胁满微结,小便不利,渴而不呕,但头汗出,往来寒热,心烦者,此为未解也,柴胡桂枝干姜汤主之。(147)

【笔记】

1. 本条为伤寒误治,邪陷少阳兼有水饮内结的证治。

2. 胸胁满而微结为少阳主证之一,但兼有小便不利、渴而不呕等证,则当考虑为三焦气机失利,水气内停。其因可能与汗后复下,影响气机有关。

3. 但头汗出:为阳气被"复下"所遏伏,不能发越,只能上冒为汗。阳邪郁遏则化热而心烦。

4. 柴胡桂枝干姜汤:为和解化饮之方,柴芩同用以清少阳,桂姜合用以宣化停饮,余则牡蛎、瓜蒌软坚开结散饮以为佐。

5. 伤寒五六日,经发汗、攻下等法治疗后,病仍不解,提示已由太阳表证转化为少阳经枢机不利,故见"胸胁满微结",胸胁满、往来寒热、心烦诸证,均为少阳病主证,因知为邪已入少阳。但又见"小便不利,渴而不呕,但头汗出",则知非纯属少阳,而是兼有水饮内结,治当和解少阳合温阳化饮兼顾之法,故选用柴胡桂枝干姜汤。

6. 本条应与146条相鉴别。柴胡桂枝汤证为"心下支结",本证为"胸胁满微结";146条为太阳与少阳并病,本条为伤寒误治,邪陷少阳兼有水饮内结,故在治疗上应有所不同。

【原文】

伤寒五六日,头汗出,微恶寒,手足冷,心下满,口不欲食,大便硬,脉细者,此为阳微结,必有表,复有里也。脉沉,亦在里也。汗出为阳微,假令纯阴结,不得复有外证,悉入在里,此为半在里半在外也。脉虽沉紧,不得为少阴病。所以然者,阴不得有汗,今头汗出,故知非少阴也,可与小柴胡汤。

设不了了者,得屎而解。(148)

【笔记】

1. 本条指出阳微结的辨证。胃肠实热所致的大便秘结,谓"阳结",《伤寒论·辨脉法》:"问曰:脉有阳结、阴结者,何以别之? 答曰:其脉浮而数,能食,不大便者,此为实,名曰阳结也。"邪热较浅,兼带表邪则称为阳微结,即阳结不甚之轻证。

2. 阳微结证既有太阳表证(微恶寒),又有阳明里证(心下满,大便硬),还有阳气被遏不宣之体征(头汗出)。所以,其总的病机应为少阳枢机邪结不畅、表里不和,故不从解表,又不从清里,而以调和少阳之枢为治;如再未解而大便硬者,则宜通便为治,方剂当从大柴胡法变化。

3. 纯阴结:因脾肾阳虚衰,阴寒凝结,温运无力所致的大便秘结,谓"阴结",纯阴结则指没有兼夹证的阴结。《伤寒论·辨脉法》:"……其脉沉而迟,不能食,身体重,大便反硬,名曰阴结也。"

4. 本条所列体征虽多,总属气机不畅所致,其病机有所相通,故仍选用小柴胡汤和解枢机。既能通上焦而透在表之外邪,又能解在里之郁结。

5. "必有表,复有里"与"半在里半在外"是相对而言,意在说明阳微结证的病机特点,是在半表半里即少阳之际,热虽结于里但病势尚浅,故汗下之法均非所宜,只宜用小柴胡汤和解少阳枢机。

6. 本条更须与结胸作鉴别。阳微结为热结于里但较轻,心下满而无硬痛;结胸则为实邪结聚,心下硬满而痛不可按,甚至满腹硬痛,其证为重。

7. 本条更像是仲景在叙述一个病案,讲述其治病过程和辨证变化,后学者可从中体会到仲景辨证的精微之处。

【原文】

伤寒五六日,呕而发热者,柴胡汤证具,而以他药下之,柴胡证仍在者,复与柴胡汤。此虽已下之,不为逆,必蒸蒸而振,却发热汗出而解。若心下满而硬痛者,此为结胸也,大陷胸汤主之。但满而不痛者,此为痞,柴胡不中与之,宜半夏泻心汤。(149)

【笔记】

1. 伤寒五六日,呕而发热者,柴胡汤证具:言太阳病或因未治或因误治而致邪从太阳内传入少阳,此时须和解少阳,治疗原则应予小柴胡汤,但却因以下法误治,但"柴胡证仍在",当此之时还是可以用小柴胡汤和解之,这也是对 101 条"伤寒中风,有柴胡证,但见一证便是,不必悉俱"治疗原则的强调。

2. 本条从条文内容讲,是言少阳病误下后三种变化:①体征未变,少阳证仍在;②误下后,少阳邪热内陷成结胸;③误下后,伤及中焦升降,少阳邪热内陷,心下成痞。

3. 以他药下之:少阳病而不用和法,妄用下法,则为误治,下之后少阳证仍具备者,则仍可按少阳证治疗。如已有其他变化者则随证施治,这里举例二则:或为结胸,或为成痞。

4. 用大陷胸汤或用半夏泻心汤,均是举例说明而已,实际上当看其具体证候,再言具体治疗。

5. 蒸蒸而振:蒸蒸,形容发热较甚,里热向外蒸腾之貌。振,为周身振栗颤抖,本处为正气得药之助而奋起抗邪,蒸蒸发热汗出,此即后人所称之战汗而病解。

【原文】

太阳少阳并病,而反下之,成结胸,心下硬,下利不止,水浆不下,其人心烦。(150)

【笔记】

1. 本条为太阳少阳并病,误下成结胸。由此,结胸证可由太阳误下、少阳误下,及本条太阳少阳并病误下而成,此即 131 条"病发于阳,而反下之,热入因作结胸"。

2. 本条结胸,除有心下硬等结胸主证外,更有"下利不止、水浆不下,其人心烦"之候,"下利不止,水浆不下"为胃气已败,正气大虚,结胸之重证。

3. 太阳病未解,又见少阳之证,为太少并病,治当和解兼表散之法。误下则实邪相结,形成结胸证,故心下硬满。邪气内陷,损伤脾胃,胃气受损而水浆不入,脾气受损而下利不止,此时患者脾胃之气大伤,而邪却滞结不去,正虚邪扰,故致心烦,此为结胸正虚邪实之危候。

【原文】

脉浮而紧,而复下之,紧反入里,则作痞。按之自濡,但气痞耳。(151)

【笔记】

1. 本条论述了痞证的成因、主证及特点。以脉测证,脉浮而紧,为太阳伤寒表证,治当发汗解表,而反误用下法,徒伤中焦脾胃,致脾气不运,胃气不降,升降失常而痞阻中脘,而成痞证。

2. "紧反入里"言浮紧之脉,变为沉紧,是以脉象的变化,说明表邪乘机内陷,邪结于里,影响脾胃功能,导致升降失常,气机窒塞,而成痞证。痞证以心下痞、按之濡为其主要特征。心下痞,乃自觉心下堵塞不适;按之濡,是按之柔软而不痛。因是无形之邪内陷,气机壅滞,内无有形实邪阻结,故又云"但气痞耳"。

3. 参照 131 条"病发于阳,而反下之,热入因作结胸;病发于阴,而反下之,因作痞也",可见痞证之成因为里虚误下,外寒客之,伤及中焦,升降失司,虚寒之气滞留中焦所致。"病发于阴"之阴,可看成里之虚寒及外之寒邪,均属阴之范畴,并随时须与结胸证鉴别。

4. 本条点明痞证的特点,为气痞耳,为无形之寒气导致气机郁滞闭塞不通。故其证为按之自濡(软)状,除外必有喜温喜按之感。

5. 本条只泛论痞之成因与体征,在治法上当以温中消痞为原则,具体分治,可参见下文之五泻心汤证,故《医宗金鉴》谓此处当用甘草泻心汤,南京中医药大学所编《伤寒论译释》主张当用大黄黄连泻心汤,均不完全对症。

【原文】

太阳中风,下利呕逆,表解者,乃可攻之。其人漐漐汗出,发作有时,头痛,心下痞硬满,引胁下痛,干呕短气,汗出不恶寒者,此表解里未和也,十枣汤主之。(152)

【笔记】

1. 本条为太阳病内夹水饮,外寒引动内饮,致饮停胸胁的体征,为太阳病兼证之一。与此病理相似的有小青龙汤证,二者均为外寒引动内饮,但饮停部位不同,一停于胸胁,一停于肺,故体征、治疗各不相同。

2. 本条所列诸症都是表邪引动伏饮所致,由于饮邪变动不居,从而出现众多症状。

3. 漐漐汗出一证,当须与太阳中风证相鉴别,太阳中风之自汗,为外有恶风表证,汗出无定时,此为水饮逆走肌表,发作有时,并无表证。

4. 本条之"心下痞硬满"当须与结胸、痞证相鉴别,大陷胸汤为热陷水结于胸中,为心下痛,按之石硬,部位从心下直至少腹,范围较大;痞证则按之濡而不痛,为无形之气滞壅塞中焦;而十枣汤证之心下痞硬满则为饮停胸胁,饮邪上逆所致。

5.《伤寒论》利水诸方中,以十枣汤最为峻猛,其驱水饮从二便中出,即《黄帝内经》之"洁净府""去宛陈莝"法,重用甘遂、芫花、大戟等峻下有毒之品,而取名为十枣汤者,其意有强调胃气、护理胃气之重要深意。

【原文】

太阳病,医发汗,遂发热恶寒,因复下之,心下痞,表里俱虚,阴阳气并竭,无阳则阴独,复加烧针,因胸烦,面色青黄,肤瞤者,难治;今色微黄,手足温者,易愈。(153)

【笔记】

1. 阴阳气并竭:此处之阴,指里;阳,指表;竭乃虚之之意。系指发汗伤其表气,攻下又伤其里气,即上句"表里俱虚"之意。

2. 无阳则阴独:注家看法不一。笔者认为,此处阳指表证,阴指里证,无阳,言表证已罢,阴独,言只有里证。为表邪内陷,表证已罢而里证独具之意。

3. 本条进一步阐述痞证的形成及误治后的变证与预后。太阳病,本应以汗法治之,而医以发汗,继续发热恶寒,足见汗不如法,病必不除,表证仍在,当再行解表,医反用攻下之法。汗之已伤其表,复下又伤其里,而致"表里俱虚",寒气滞留于心下,致气机滞塞,形成痞证。此时表证虽除,而心下痞之证独存,故曰"无阳则阴独",其中表证已除为"无阳",里寒成痞则为"阴独"。此时误下成痞,当运用消痞之法,但医者不明表里俱虚、邪气内陷之机,反用烧针迫汗,火气内攻,导致阴阳俱损之病机。

4. 本条体征为累经误治,阴阳受损,证候复杂,其判断预后之法,主要取决于阴阳正气的盛衰,尤其须看后天脾胃之气的强弱存亡。其中,胃气的有无是决定治疗难易之关键,面色青黄,为木盛乘土,胃气已伤,故为难治;面色微黄,为胃气尚存,故曰易治。均为举例而言,不可拘泥。

5. 本条可当作太阳病误治,一误再误,终成坏病看待。并言坏病在治疗上应循"观其脉证,知犯何逆,随证治之"的原则。

【原文】

心下痞,按之濡,其脉关上浮者,大黄黄连泻心汤主之。(154)

心下痞,而复恶寒汗出者,附子泻心汤主之。(155)

【笔记】

1. 154 条为痞证之正治法。心下为胃脘部,钱天来《伤寒溯源集》:"心下者,心之下,中脘之上,胃之上脘也,胃居心之下,故曰心下也。""心下痞,按之濡",可与 151 条"按之自濡,但气痞耳"互参。另,"按之濡"是与 135 条之"按之石硬者"相比较而言。

2. 以脉而论,关为中焦之候,浮为阳脉,关上浮者,主热客于中焦。

3. 从其他四个泻心汤方中均有黄芩看,恐本方亦有黄芩,以泄心胸之邪热。林亿等方后注及考《千金翼方》等记载,亦认为当有黄芩为是。

4. 大黄、黄连、黄芩三者均为苦寒之味,大黄泻热和胃,黄连泄心胃之火,黄芩泄上中焦实火,三者合用,使邪热得除,则痞结得开,气机流畅,心下痞闷之证自除。

5. 从大黄黄连泻心汤方剂看,本条当有口渴、心烦等热证。

6. 方中大黄,在于清无形之火热,不在于涤有形之积,故本方大黄不用煮服而以麻沸汤浸泡而饮,取其气也。麻沸汤:此指滚开的沸水。钱天来《伤寒溯源集》:"麻沸汤者,言汤沸时泛沫之多,其乱如麻也。"

7. 155 条论述附子泻心汤证治。本条承接 154 条言心下痞,复有恶寒汗出之症,而不曰"表未解",且从附子泻心汤看,为大黄黄连泻心汤但加温阳之附子而成,以方测证,当为热痞之证又兼见阳虚之候,其恶寒汗出、无头痛发热脉浮等表证当是表阳虚,卫外不固,失于温分肉、充皮肤、肥腠理、司开合之故。本证寒热并见,虚实互呈,单予清热泻痞,则阳虚难复,纯与扶阳固表,则痞结难除,故治以附子泻心汤,寒温并用,消补兼施,使热痞除,表虚得固,则心下痞,恶寒汗出解矣。

8. 155条为素有阳虚,一时表证误下,邪热入里,壅塞于中焦,形成寒热错杂之证,故以泻心汤治入里之壅热,以附子温阳固表,标本兼治。

9. 复恶寒汗出:并非表证恶寒汗出之中风证,而是里之阳虚、表阳不守之恶寒汗出,故不能解表。应与164条之"伤寒大下后,复发汗,心下痞,恶寒者,表未解也。不可攻痞,当先解表,表解乃可攻痞。解表宜桂枝汤,攻痞宜大黄黄连泻心汤"相区别,164条是尚有表证之恶寒。

10. 附子泻心汤,合温凉于一方,治上热下寒证。取上凉下温之法,更恐寒药伤及阳气,故大黄、黄连、黄芩只以麻沸汤二升渍之,须臾绞去渣,此为轻取其气,而附子则另煮取汁,以重取其味,达到泻为轻而温为重之目的,此亦仲景辨证用药高明之处。

【临床体会】

中焦失运,脾胃气机升降异常,导致气滞留于中脘,形成痞证。临床常见脘胀不适、嗳气泛恶等消化道症状。《伤寒论》提出两大主因,即热邪内阻致痞和感寒阳虚成痞。但在临床中,还可见到因情志因素影响脾胃运化,致使胃气不降而痞滞中焦之肝郁气痞证,常以半夏厚朴汤、枳实消痞丸、四逆散之类加减用药获效。

【原文】

本以下之,故心下痞,与泻心汤。痞不解,其人渴而口躁烦,小便不利者,五苓散主之。一方云,忍之一日乃愈。(156)

【笔记】

1. 一方云,忍之一日乃愈:《注解伤寒论》无此语。

2. 邪气入里,形成心下痞,施以泻心汤治之而痞不解,反见小便不利,渴而口躁烦之证,则非泻心汤证。而是因下邪陷,内犯膀胱,气化失职,水停下焦,津液不得下行,故小便不利;水气上逆,阻碍气机升降,心下气机痞塞,故心下痞;水津不化,气液不能上腾,故渴而口躁烦。治以五苓散,化气行水,则痞证自消。

3. 本条讲五苓散亦可治痞(水痞),同时也说明,蓄水证可以影响痞证的治疗。

4. 本条也可理解为本处之痞是由于下焦膀胱气化不利所致,误用攻下,太阳经之表邪随经入里,与水气相结于下焦,膀胱气化不利而致小便不利(主证),进则影响中焦气机壅滞而感心下痞塞,此即水痞证。

5. 所谓"忍之一日乃愈",是强调如忍耐不饮,等其体内气机恢复,水气得利而自愈,这也只是一种设想而已。从本条可见,致痞之因甚多,心下痞一证,不唯热邪壅滞或寒热错杂者有之,如本条水蓄下焦,水气上逆,升降逆乱,气机痞塞者,亦可致心下成痞。

【原文】

伤寒汗出解之后,胃中不和,心下痞硬,干噫食臭,胁下有水气,腹中雷鸣,下利者,生姜泻心汤主之。(157)

【笔记】

1. 本条之痞,非误治而成,而是素本体虚,伤寒汗后,正气更伤,而致中焦失司,气滞中焦所致。其中既有气郁化热之证,又有胃虚气弱之因,故寒热痞结。上则心下痞硬,干噫食臭,下则腹中雷鸣下利,水气不化而流于胁下,故见"胁下有水气"。

2. 痞证以心下痞满、按之柔软而不痛为其特征,本证之心下痞硬,乃邪气阻结较重,心下痞硬是相对之词,即按之心下紧张稍硬,并非结胸证之石硬,且按之不痛,仍与结胸证有别。此处之痞,其中焦恐有食滞停饮。

3. 干噫食臭:噫同嗳,干噫即嗳气;食臭,嗳气中带有未经消化食物之气味。

4.《医宗金鉴》:"名生姜泻心汤者,其义重在散水气之痞也。生姜、半夏散胁下之水气,人参、大枣补中州之土虚,干姜、甘草以温里寒,黄芩、黄连以泻痞热,备乎虚水寒热之治,胃中不和下利之痞,焉有不愈者乎?"

5. 生姜泻心汤方即半夏泻心汤减干姜二两,加生姜四两而成,仍为辛开苦降,和胃消痞之剂。因本证水饮食滞较甚,故重用生姜为君,其辛温善散,宣泄水饮,配半夏而和胃化饮,降逆止呕之功著;更以芩连之苦寒,清热泄痞;干姜、人参、枣、草甘温守中,补益脾胃,合而辛开苦降并用,开泄寒热痞结,水气得宜,谷物得化,中焦升降复常,则痞利诸症自除。

【临床体会】

生姜泻心汤在临床上常用来治疗饮食不节,水湿停滞中脘所致消化道疾病。因有温中降逆之功,在妇科上也用其治疗妊娠所致泛恶、呕吐、脘胀、纳差等症。

【原文】

伤寒中风,医反下之,其人下利日数十行,谷不化,腹中雷鸣,心下痞硬而满,干呕心烦不得安,医见心下痞,谓病不尽,复下之,其痞益甚,此非结热,但以胃中虚,客气上逆,故使硬也,甘草泻心汤主之。(158)

【笔记】

1. 本条为表证误下,中虚表陷,一则中焦虚寒,运化失职,故谷气不化,腹中雷鸣并水气不化而下利;一则为热邪内陷而致心中痞硬而满,故其总的病机为中焦虚寒(胃中虚),而邪气内陷,中气气机失畅而浊气上逆(客气上逆)。

2. 本条之中虚客热相扰,胃气不降,浊气上逆,其病机和半夏泻心汤、生姜泻心汤证无多大区别,只是在程度上以本条为重。由此推测,甘草泻心汤方中当有人参。《千金翼方》《外台秘要》用本方时,方中均有人参,可证。

3. 太阳表证,本当汗解之,却以下法治之,此为误治,故曰"反"。下后损伤中气,外邪乘虚内陷,致寒热之邪结于心下,气机痞塞,中焦气机不畅,升降逆乱,遂成痞证。

4. 气机痞塞较重,故心下痞硬而满。脾胃失于腐熟运化之力,谷物不化,清浊难别,故"下利日数十行"。下后脾胃虚甚,运化失健,中焦脾阳不升,而致浊气壅滞不畅,而成寒热错杂,脾胃虚弱,水谷不化的甘草泻心汤证。但医误以为心下之实邪未尽而"复下之",重伤脾胃,一误再误,中气愈虚,中焦升降愈加失常,浊气因虚上逆,故心下痞硬加重,并特指明"其痞益甚"之因,非是结热,而是"胃中虚,客气上逆"之故。

5. 半夏泻心汤证、生姜泻心汤证、甘草泻心汤证,三者皆有寒热错杂于中,中焦升降失司,气机痞塞,而致心下痞,呕而肠鸣,下利之证,但半夏泻心汤证,以心下痞,呕而肠鸣为主;生姜泻心汤证,水饮食滞较著,故以心下痞硬,干噫食臭,腹中雷鸣下利为主;甘草泻心汤证,脾胃虚弱较甚,水谷不化,故以心下痞硬而满,腹中雷鸣,下利繁剧,干呕心烦不得安为主。三者病机大体相似,但有所侧重,在治法上均以寒温并用、辛开苦降、和胃消痞为主。

6. 五泻心汤治胃虚邪陷,方中均有黄连、黄芩,则可知痞证均为本虚标实之证,中焦气病,气机不展,但客热仍有。客热之来由有二:一为表邪内陷化热;一为中气壅久则亦可化热。但此客热均属无形,故五方中黄芩、黄连在使用上都是清法而不是泻法,用大黄亦只是以麻沸汤渍之,以清其无形之气热而不是涤有形之实积。

7. 陈修园:"此一节,承上节胃不和而言胃中虚之证也。伤寒中风,医反下之,虚其肠胃,则水寒在下而不得上交,故其人下利日数十行,谷不化,腹中雷鸣。火热在上而不得下济,故其人心下痞硬而满,干呕心烦不得安,此上下水火不交之理,本来深奥,医者不知,只见其心下痞,谓邪热之病不尽,复误下之,则下者益下,上者益上,其痞益甚,此非结热,但误下以致胃中虚,客气乘虚上逆,故使心下硬也,以甘草泻心汤主之,此交上下者,调其中之法也。"(《伤寒论浅注》)

【原文】

伤寒服汤药,下利不止,心下痞硬。服泻心汤已,复以他药下之,利不止,医以理中与之,利益甚。理中者,理中焦,此利在下焦,赤石脂禹余粮汤主之。复不止者,当利其小便。(159)

【笔记】

1. 于生姜泻心汤、甘草泻心汤后复出此条,意在阐明伤寒误下,而致心下痞硬,下利不止者,其病证不仅单以诸泻心汤证为然。伤寒,邪在表,当以汗法,服汤药,当汗出表解。但药后,见下利不止,心下痞硬,显系误治,损伤脾胃之气,邪气内陷,寒热错杂,中焦升降失司,清阳不升,则下利不止;浊阴不降,气机痞塞,则心下痞硬。此痞利俱甚之候,当投甘草泻心汤一类方剂,补中和胃,消痞止利。服泻心汤后,其病未除,可能为病重药轻之故,然医者不别,以为痞利为实邪内阻所致,而用他下药,是本为伤寒当须解表而治,反以攻下并一误再误,再度攻下,更伤及中焦脾胃之阳气,遂致下利不止,医再以下法而更伤及下焦之肾中阳气,以致脾肾两虚,统摄无权,关门不固,虽予理中汤,温运中阳,但症重药轻,药不对证,故曰"理中者,理中焦,此利在下焦",当以赤石脂禹余粮汤,温涩固脱,方可奏效。

2. 若利乃不止,又见小便不利者,是下焦肾阳失气化固摄之权,而致清浊不别,水液偏渗大肠而不走膀胱,则当用分利之法,导水湿从小便去,而不偏渗大肠,其利自止。

3. 本条谈伤寒误下后的多种变证及治法,以示疾病的多变性。在临床用药上,也应以具体情况而采用各种不同的治法,以本条举例而言,是痞者则用泻心汤法;中焦虚寒者,则以理中汤;下焦滑脱者,急则治标,以赤石脂禹余粮汤;小便不利者,当利其小便等。本条这些设想,也只是为突出辨证而举例言之。

4. 钱天来:"汤药,荡涤之药也;他药,亦下药也。此条自伤寒服汤药至利不止,皆承前误下成痞之义,不必重看医以理中与之一段,盖示人以病无一定之情,治有变通之法,当审察机宜,随时应变,未可专守一法,概治诸症也。前五泻心汤诸症,无论寒热攻补之法,皆以邪在中焦为治,而不知更有气虚下陷,利在下焦者。故曰理中者,但能理中焦之虚寒而已,与下焦毫不相涉。"(《伤寒溯源集》)

【原文】

伤寒吐下后,发汗,虚烦,脉甚微,八九日心下痞硬,胁下痛,气上冲咽喉,眩冒,经脉动惕者,久而成痿。(160)

【笔记】

1. 经误吐下复发汗,阴阳两伤,阳虚则浊阴弥漫不降而上逆,致心下痞硬、胁下痛等证,阴虚则津伤,二者最终导致经脉失于温煦、濡养,久则成痿。

2. 本条可与《黄帝内经》"阳气者,精则养神,柔则养筋",及《难经》"气主煦之,血主濡之"等经文互参。

3. 眩冒:头昏重而眼黑发花的症状。痿:指肢体痿弱废用的一类病证。

4. 伤寒,法当解表,若先吐下则里气已伤,故为逆,再施汗法,必阳气津液均伤,邪盛扰心则见心烦;气弱则见"脉甚微"。"八九日"言其病程已长,阳气更见亏损,阳虚失运,导致一系列临床体征。

5. 本条与 67 条苓桂术甘汤证较为相似，两者均由伤寒汗吐下后阳虚水气上逆所致，但本证阳虚更甚，证情更重。

6. 本条须与 76 条栀子豉汤证相区别，二者同为发汗吐下后之变证，且均以"虚烦"表述之，然则，栀子豉汤证为热邪内陷，为实；而本证是阳虚饮逆，正气内虚，故脉甚微。

7.《医宗金鉴》："'八九日心下痞硬，胁下痛，气上冲咽喉'三句，与上下文义不属，必是错简。注家因此三句，皆蔓衍支离，牵强注释。不知此证，总因汗出过多，大伤津液而成，当用补气补血益筋壮骨之药，经年始可愈也。伤寒吐下后，复发其汗，治失其宜矣，故令阳气阴液两虚也。阴液虚，故虚烦；阳气虚，故脉微；阳气微而不升，故目眩冒；阴液虚而不濡，故经脉动惕也。阳气阴液亏损，久则百体失所滋养，故力乏筋软而成痿矣。"

【原文】

伤寒发汗，若吐若下，解后，心下痞硬，噫气不除者，旋覆代赭汤主之。（161）

【笔记】

1. 本条为太阳病误治后胃虚气逆成痞，中焦气弱，木乘土位，故不用泻心汤法，而用旋覆代赭汤以和中泄肝为治。重用代赭石以重镇肝气之上逆。

2. 从方测证，本条之气机上逆较生姜泻心汤证及半夏泻心汤证为重，前两条为胃气上逆，而本条为肝胃之气上逆。

3. 本条也是太阳病误治后邪陷致痞的变证，以提示后学，痞证除气滞中脘胃府外，尚可因胃虚而引动肝乘所致。

4. 太阳伤寒发汗，此为正治之法，或吐或下，则为误治，所谓解后，指表邪已解，但却损伤中气，致脾胃腐熟运化失健、郁火内生，阻于中焦，胃气不和，气机痞塞，故心下痞硬。胃气已虚，兼之土虚木横，肝胃气逆，故噫气不除。宜旋覆代赭汤和胃降逆，化痰消痞。

5. 本证与 157 条生姜泻心汤证均为伤寒误治，脾胃之气受损，而见心下痞硬、嗳气之证。但生姜泻心汤证不仅中气受损，且有水饮食滞干扰而寒热错杂之邪阻滞心下，故在心下痞硬的同时，伴见"干噫食臭，腹中雷鸣下利"，治用生姜泻心汤，寒温并用，辛开苦降而痞利自除。而本证是伤寒误治后脾胃受损，胃中不和，痰浊内生，肝气横逆，致气机痞塞，肝胃气逆，见心下痞硬，更见噫气不除之主证，虽噫气而无食臭，亦无肠鸣下利，是以气逆为主的证候，故以旋覆代赭汤补中和胃、镇肝降逆为治，二者当予鉴别。

6. 旋覆代赭汤治疗胃虚痰阻、肝胃气逆之证。方中旋覆花苦辛而咸，消痰降逆，软坚散结消痞，降气行水，主治心下痞满、噫气不除；代赭石苦寒，重镇降逆。两者相合，下气消痰、和胃降逆；更以生姜和胃降逆，半夏祛痰降逆，以上四药为一组，降逆止噫是其共性。人参、大枣、甘草为一组，补中益气，加强运化，扶正祛邪。全方补降合用，以降为主，为治胃气上逆所致噫气、呕吐、恶心、呃逆诸症之良方。故凡胃气虚弱、痰浊内阻，胃气上逆者，用之最为合拍。

【临床体会】

在中医妇科疾病中，因情志不畅影响肝之疏泄功能，导致肝郁气滞，日久则影响脾胃功能，使脾气失升、胃气失降，木乘土位而造成心下（胃脘）痞硬、胃气上逆、噫气不除等证候，常以本方调治。

【原文】

下后，不可更行桂枝汤，若汗出而喘，无大热者，可与麻黄杏子甘草石膏汤。（162）

【笔记】

1. 本条言汗下后，邪热壅肺作喘的证治。

2. 下后不可更行桂枝汤，可见其证本是太阳中风桂枝汤证，误下而致邪气乘机内陷。

3. 汗出而喘：指出邪陷部位在肺，邪陷化热迫肺、气不肃降上逆而致汗出及喘。

4. 无大热：指表无大热，但必有里（肺）热，故用麻杏石甘汤宣肺清里、泄热透肺为治。

5. 下后不可更行桂枝汤，亦当看具体情况。如桂枝汤证下后邪气内陷入里，当然不可再与桂枝汤；但如误下后，桂枝汤证仍在，亦无其他变证者,则仍可与之,如45条"太阳病,先发汗不解,而复下之,脉浮者不愈,浮为在外,而反下之,故令不愈。今脉浮,故在外,当须解外则愈,宜桂枝汤"。临床切不可拘泥。

6. 本条与63条"发汗后,不可更行桂枝汤,汗出而喘,无大热者,可与麻黄杏仁甘草石膏汤"文字相近,证治相同。其主证均为汗出而喘,乃邪热壅肺,肺气上逆所致,治宜清热宣肺,主以麻杏石甘汤。

7. "不可更行桂枝汤"应接在"无大热者"之后,此为倒装文法。今曰下后"不可更行桂枝汤",则知表证已去。

8. 本证以气喘为主证,应注意与麻黄汤证、小青龙汤证、桂枝加厚朴杏子汤证鉴别。麻黄汤证之喘,必表实无汗,身疼腰痛,骨节疼痛;小青龙汤证之喘,亦具备表实无汗特征,有水饮内停,而无里热可言;桂枝加厚朴杏子汤证之喘,与自汗、恶风、脉浮等并见,亦无内热可言。

9. 方有执:"更行,犹言再用。不可再用桂枝汤,则是已经用过,所以禁止也。盖伤寒当发汗,不当用桂枝,桂枝固卫,寒不得泄,而气转上逆,所以喘益甚也。无大热者,郁伏而不显见也,以伤寒之表犹在,故用麻黄以发之。杏仁下气定喘,甘草退热和中,本麻黄正治之佐使也。石膏有彻热之功,尤能助下喘之用,故易桂枝以石膏,为麻黄汤之变制,而太阳伤寒,误汗转喘之主治,所以必以四物者,而后可行也。前第十五条(指63)发汗后不可更行桂枝汤云云,与此止差下字,余皆同。夫以汗下不同而治同者,汗与下虽殊,其为反误而致变喘则一,惟其喘一,所以同归于一治也。"(《伤寒论条辨》)

【临床体会】

一般而言,临床上只要外有风寒束表,内致肺失宣肃,二者合而成郁化热,迫肺成喘者,均可以麻黄杏子甘草石膏汤加减治疗。偏于寒重者,则以麻黄宣表透热药为主,偏于肺热为重者,则以石膏及其他清降之品为主。另外,如有妇科疾病导致高热伴呼吸喘促,也可以本方配合清热凉血方药诸如银翘散、黄连解毒汤等加减治疗。

【原文】

太阳病,外证未除,而数下之,遂协热而利,利下不止,心下痞硬,表里不解者,桂枝人参汤主之。(163)

【笔记】

1. 本条为表证误下成利,而外证未除,多次误下,正气必虚,邪热乘机入里,夹里虚寒而下利,故为协热下利。

2. 数下者必伤阳,而脾胃之阳更首当其冲,脾阳受损,运化失司而清浊不分,下之为利。

3. 心下痞硬一症亦为邪陷于里,中焦清阳之气失于升降而为痞塞所致,其病机与痞证并无多大区别。

4. 本条之治法,属于表里双解之法,但偏于里证。

5. 本条须与34条"太阳病,桂枝证,医反下之,利遂不止,脉促者,表未解也。喘而汗出者,葛根黄芩黄连汤主之"相区别。两条同为表证误下成利,但34条为误下里未虚,里热充斥,故逆于上则喘而汗出,通走于下则下利,为内外俱热,而以表里清法双解;本条为里虚,虽曰协热下利,实则表里俱寒,故治以温里解表。

6. 太阳表证,当以汗法,麻黄汤或桂枝汤之法,今误治屡用攻下,则表邪未解,脾胃已伤,致运化失职,寒湿内生,中焦不运,升降失常,寒从中生,致浊阴不降,滞留中脘而见心下痞硬,清阳不升,则水湿下注成利不止。此乃中阳不振,脾虚寒湿之下利,同时兼表寒未解,故曰"协热而利",当以桂枝人参汤温中解表。

7. 协热而利:指下利夹表证而言。协热者,指兼表证发热下利,可见"热"指表证发热之病象,而非指病性。"协热下利"一证在《伤寒论》中多处出现,其病机不同,施治各异,当以区别寒热虚实之属性、表里证之多少及轻重缓急而论治。如因里虚寒协表热下利者(如本条),当以桂枝人参汤双解表里;如因有里热兼表下利者,如34条之葛根芩连汤证,当以清热止利,兼以解表为治;如太阳与阳明合病下利,其病机偏重于表者,如32条之葛根汤证,应以葛根汤解表为主,使表解里自和,则下利可止。

8. 桂枝人参汤证、葛根芩连汤证,均以里证下利为主,故治里为主,兼以解表。若里证危急,则又当先里后表,如91条之下利清谷、身疼痛,为少阴虚寒夹表下利,以少阴阳虚为急为重,故以四逆汤先温其里,后再以桂枝汤解表。

9. 本证为协热利,因兼有表邪未解,故不用泻心汤治痞之法,虑其攻邪恐致表邪内陷,而改用桂枝人参汤,温里为主,兼以解表。此点164条"表未解也,不可攻痞,当先解表"已有明训。

10. 桂枝人参汤方治脾虚寒湿协表下利,其方实为理中汤加桂枝而成。成无己:"表未解者,辛以散之,里不足者,甘以缓之,此以里气大虚,表里不解,故加桂枝、甘草于理中汤也。"理中汤温中散寒,补益脾胃,复其中焦升降之职而下利止,增炙甘草之量,意在加强补中之力。加入桂枝,辛温通阳,散肌表之邪而除表证。本方以温里为主,兼以解表,为表里双解之名方。

11. 喻嘉言:"误下则致里虚,里虚则外热乘之,变而为利,不止者,里虚不守也。痞硬者,正虚邪实,中成滞碍,痞塞而坚满也。以表未除,故用桂枝以解之,以里适虚,故用理中以和之。此方即理中加桂枝而易其名,亦治虚痞下利之圣法也。"(《尚论篇》)

【临床体会】

桂枝人参汤常用于治疗原本中焦虚寒、脾阳不振、运化无力而见便溏下利,兼有风寒表证者。在中医妇科临床中,妊娠期或产后,或饮食不节,或寒暖失宜伤及中焦运化,则可以理中汤温阳健脾,如此时又复感风寒,可加桂枝而成桂枝人参汤,兼以疏解表邪。其侧重应为病位在里并兼有脾虚上,所以当以温阳益气健脾为主,解表为辅,这在产后体虚所致消化吸收不良、水泄便溏等证的诊治上尤为重要。

【原文】

伤寒大下后,复发汗,心下痞,恶寒者,表未解也。不可攻痞,当先解表,表解乃可攻痞。解表宜桂枝汤,攻痞宜大黄黄连泻心汤。(164)

【笔记】

1. 本条为表证误下,表证未除,入里化热成痞的证治。

2. 本条大下之后复发其汗,一误再误,正气必伤,故虽有表证,治法亦宜以桂枝汤加减变化,即如 21 条之"太阳病,下之后,脉促,胸满者,桂枝去芍药汤主之",22 条之"若微寒者,桂枝去芍药加附子汤主之"。

3. 本条下后复汗虽伤正气,但尚未到伤阴伤阳境地,故仍可以桂枝汤变化,此与 61 条"下之后,复发汗,昼日烦躁不得眠,夜而安静……干姜附子汤主之"和 60 条"下之后,复发汗,必振寒,脉微细,所以然者,以内外俱虚故也"的阳虚体征,是绝不相同的。

4. 本条亦可算 154 条"心下痞,按之濡,其脉关上浮者,大黄黄连泻心汤主之"之补充。伤寒治当发汗解表,但却先行攻下,再行发汗,此汗下失序,表邪不能解除,故恶寒。误汗使邪热内陷,结于心下,痞塞气机,形成热痞,故见心下痞,此里有痞证,而外有表邪,为表里同病,当先解表,表解后再治其里,故曰:"不可攻痞,当先解表,表解乃可攻痞"。若表未解而先攻痞,可引邪深入,易生变证。

5. 本条既曰伤寒,何以不用麻黄汤,反用桂枝汤? 大约如 57 条"伤寒,发汗已解,半日许复烦,脉浮数者,可更发汗,宜桂枝汤"之例,即伤寒汗后,腠理开张,纵有表邪未解,亦不宜用麻黄汤之峻汗,以免过汗伤正,酿成变证,故用桂枝汤调和营卫,解肌祛风。表里同病的治疗原则,当据表里证情的轻重缓急而定。通常里证不急者,当先表后里;里证危急时,方可先里后表;表里均不甚急时,可表里同治。前条(163)之桂枝人参汤证,为太阳病下后,心下痞硬,是以里证为重为急,而表证尚轻,故以温里为主,解表次之。本证(164)亦为伤寒误下,心下痞,是热痞而兼表不解,里证不甚急,故宜先表后里。此外,124 条之抵当汤证,91 条"伤寒,医下之,续得下利清谷不止,身疼痛者,急当救里;后身疼痛,清便自调者,急当救表。救里宜四逆汤,救表宜桂枝汤",92 条"病发热头痛,脉反沉。若不差,身体疼痛,当救其里"之少阴兼表证,均是里证急重,故宜先里后表。

【临床体会】

对伤寒误下成痞,又复感风寒表邪,笔者在临床处理时与本条经旨有一定差异:在误下成虚痞而复感表邪时,如表证恶寒发热轻或痞满较重者,常先以治里为主兼祛表邪;其痞偏虚寒者,则从 163 条之桂枝人参汤加减变化;其痞偏属热者,则常以大黄黄连泻心汤加减。同时在处方用药上,多偏于表里同治并侧重以治里为主。

【原文】

伤寒发热,汗出不解,心中痞硬,呕吐而下利者,大柴胡汤主之。(165)

【笔记】

1. 本条之用大柴胡治疗,必然为伤寒汗出不解,邪已入少阳阳明,里实已成,不然但以心下痞硬,呕吐下利,全可以五泻心汤调治,虚者则可参照桂枝人参汤法(163条);噫气不止独气上逆者,可以旋覆代赭汤法,而本条独以大柴胡汤,则必有大柴胡证,况本条在治法上,伤寒投以汗法,并未误治,只是邪盛药轻,或服药不如其法而使邪直接传里,少阳不利则呕吐,胃气不降则心下痞硬,均为里气内盛所致。

2. 本证之下利,并不是主证,而是腑气不通所致,其利必秽臭,量少而不畅。伤寒发热,若得汗出,则表解而热已,而本证汗出不解,热不为汗衰,且无恶寒之症,说明并非表邪不解,而是邪已深入少阳,并兼阳明里实,是里热之实证不解。邪犯少阳,枢机不利,气机阻滞,故心中(下)痞硬,经云:"邪在胆,逆在胃。"少阳枢机不利,病兼阳明里实,腑气不通,热壅气滞,胆胃气逆故呕吐;阳明燥实内结,热邪迫津下泄,故下利,其利污浊臭秽,量少灼肛,属热结旁流之类。本条应与103条合参,两条均为少阳郁热兼阳明里实之证,故以大柴胡汤和解少阳,兼通泻阳明腑实。

3. 本条在伤寒发汗后,汗出不解,出现心下痞硬之症,应与心下痞硬的其他证候鉴别,如生姜泻心汤证、甘草泻心汤证、桂枝人参汤证、旋覆代赭汤证等。本证是少阳郁热兼阳明腑实证,心下痞硬因少阳枢机不利,气机痞塞所致,可伴见往来寒热,或发热,呕不止,心下急迫疼痛,大便秘结或下利等;生姜泻心汤、甘草泻心汤证,是寒热错杂于中,脾胃受损,中焦升降失司所致,除心下痞硬外,伴见呕吐、肠鸣、下利,干噫食臭,谷不化等;桂枝人参汤证,是太阴虚寒下利,兼表不解,其心下痞硬是脾失健运,浊阴上逆之故,下利属虚寒性质,与本证实热之性截然不同;旋覆代赭汤证,乃胃虚痰阻,虚气上逆,症见心下痞硬,噫气不除,而无呕吐、心下急、下利等。

4.《医宗金鉴》:"'下利'之'下'字,当是'不'字,若是'下'字,岂有上吐下利,而犹以大柴胡汤下之者乎?"亦有一定道理,存疑。

【临床体会】

在妇科疾病治疗中,常常遇到部分患者因七情不畅、肝郁化热,表为经气不舒,见时热时寒;里则内结成积,见便坚尿黄,并常伴有情绪不稳等证候,此类症状常见于经断前后诸症、经前期紧张、乳癖等一类患者,此时笔者常用大柴胡汤为主方,配合丹栀逍遥散(大便通畅者)或枳实消痞丸(便坚者)处理,有一定疗效。

【原文】

病如桂枝证，头不痛，项不强，寸脉微浮，胸中痞硬，气上冲喉咽，不得息者，此为胸有寒也。当吐之，宜瓜蒂散。(166)

【笔记】

1. 本条侧重在素有痰饮体寒者与桂枝汤证的区别。

2. 此处之寒，并非全指表寒，而多重在里寒痰饮之类，正如《伤寒贯珠集》所言："此痰饮类伤寒证。寒为寒饮，非寒邪也。《活人》云：痰饮之为病，能令人憎寒发热，状类伤寒，但头不痛、项不强为异，正此之谓。"

3. 因本条体征为寒饮中伏所致，所以在治疗上不宜用桂枝汤从表论治，而从《金匮要略》"病痰饮者，当以温药和之"，用方从苓桂术甘汤中加减变化。

4. 本条提出了临床治疗大法之吐法。吐法用方也应辨证论治，瓜蒂散也只应按举例看待，所以条文中只言"宜瓜蒂散"而已。

【原文】

病胁下素有痞，连在脐傍，痛引少腹，入阴筋者，此名脏结，死。(167)

【笔记】

1. 本条论述内脏阳气大虚，阴寒凝滞日久的脏结危候。

2. 素有痞：言其为宿疾，对照 131 条"病发于阴，而反下之，因作痞也"，可见患者素为里有虚寒气滞，为无形之阳衰，久则转为有形之寒结于脏，阳衰之甚也，阴盛阳衰之极，故预后差。《金匮要略·五脏风寒积聚病脉证并治第十一》："病有积，有聚……积者，脏病也，终不移；聚者，腑病也，发作有时，辗转痛移，为可治。"可互相参照。

3. 考胁下、少腹、阴筋，乃肝经所过之地，亦与肾经有关，脐旁为脾之分野，由此可见，病变范围较广。肝脾肾三脏之气俱受损伤，脏气虚衰，阴寒凝结，病至于此，其来也渐。其病亦久，致迁延病深，正气愈虚，邪结愈重，元气更衰，救治极难，故曰死。

4. 本条与 129、130 条所述之脏结相比，病机相同，但前两条症轻，仅见心下硬满而痛,饮食如故,时时下利,苔白滑等,而无本条之危象。

5. 本证胁下素有痞,系指腹内痞块内结,属积之类,而痞证之心下痞,为无形之邪气阻结,气机痞塞,按之心下濡软不痛。其病机为寒热错杂,升降失司,相比之下,病浅而轻。

【原文】

伤寒若吐若下后,七八日不解,热结在里,表里俱热,时时恶风,大渴,舌上干燥而烦,欲饮水数升者,白虎加人参汤主之。(168)

【笔记】

1. 本条为伤寒误治伤津,病邪入里化热,以致阳明燥热津伤的证治。

2. 表里:指人体内外,不是指表证、里证。表里俱热,即内外皆热。

3. 时时恶风:非太阳中风之恶风,而是大汗出后,肌腠疏松所致。

4. 本条之重点为邪传阳明,大渴、大热、大汗、烦躁之白虎汤证已俱,当用白虎汤,但本证起于伤寒吐、下之后,津液已伤,故酌加人参,合为清热救津之法。

5. 白虎加人参汤为白虎汤加人参而成,用白虎汤清阳明之燥热,以存津液;加人参益气生津,以治烦渴不解。

【原文】

伤寒无大热,口燥渴,心烦,背微恶寒者,白虎加人参汤主之。(169)

【笔记】

1. 无大热:指表无大热,为里热壅遏不透之故。

2. 背微恶寒:与上条"时时恶风"之病机相似,为汗泄过多而致肌腠空疏之故,当与少阴阳虚之恶风恶寒及太阳表证相鉴别。从方测证,本方必有伤津体征。

3. 由于热极汗多,肌腠疏松,所以在高热的同时出现轻微恶寒,即论中所谓"时时恶风""背微恶寒"。此之恶寒与太阳病之恶寒不同。太阳恶寒,常与病俱来,与病俱去,一般较重,且无口渴心烦之象。此为阳明里热炽盛,汗出肌疏,气阴两伤,不胜风寒所致,所以见风则恶。因背为阳之府,是阳气会聚的地方,热迫汗出津气两伤,卫阳失于固密和温煦职能时,就可以引起背部微恶寒,程度一般较轻。

【原文】

伤寒脉浮,发热无汗,其表不解,不可与白虎汤。渴欲饮水,无表证者,白虎加人参汤主之。(170)

【笔记】

1. 本条明确指出:不论白虎汤或白虎加人参汤,必须在无表证的情况下方可使用。

2. 本条指出,伤寒表证未罢,发热、无汗恶寒,治当发汗解表,不可用白虎汤,因邪在表当治以汗法,此时即或兼见烦渴等里热之证,亦应表里两解,或先解表、后清里,而不可先以白虎汤清其里热。白虎汤为清热重剂,用之可郁遏阳气,甚至引邪内陷,而病必不除。这就是“其表不解,不可与白虎汤”的用意。

3. 若里热已成,表证已解,出现津气两伤的证候,则不仅应以白虎汤清热,更须加人参益气生津。吴鞠通在《温病条辨》中明确了白虎汤的治禁,他指出:“白虎本为达热出表,若其人脉浮弦而细者,不可与也;脉沉者,不可与也;不渴者,不可与也;汗不出者,不可与也;常须识此,勿令误也。”

【原文】

太阳少阳并病,心下硬,颈项强而眩者,当刺大椎、肺俞、肝俞,慎勿下之。(171)

【笔记】

1. 太阳少阳并病,142条中已有详细阐述,本条为前条之补充,当结合二条参看。两条均选用刺法,以泻二经之邪热,慎予汤剂下法,以防成结胸之证,汗剂而致谵语。但问题也需活看,必要时汤剂亦应考虑,如柴胡桂枝汤之类。

2. 本条实为太阳病表未解,邪欲入里,但未入阳明成实而窜入少阳,故以刺法泻二经之邪,以防其入里之变。

【原文】

太阳与少阳合病,自下利者,与黄芩汤;若呕者,黄芩加半夏生姜汤主之。(172)

【笔记】

1. 合病,即两经或三经之病合而俱见之义。本条虽为太阳与少阳合病,但从病情变化上看,当邪气侧重在少阳经,应为表邪未净而邪在少阳已有化热伤及肠胃之势,所以治疗重点在清解少阳,兼和表里。

2.《伤寒论》中见合病下利者有三:一为32条"太阳与阳明合病者,必自下利,葛根汤主之",其病机为太阳寒邪乘与阳明合病之机,内扰肠胃,其机制应偏于外有风寒而内为阳明虚寒,故用葛根汤发表解肌,兼以升清止利;二为本条,为二阳合病下利,但侧重在少阳里热,故以黄芩汤清解少阳里热;三为256条"阳明少阳合病,必下利……宜大承气汤",此条则偏重于阳明里之燥热,故用攻下泄热之大承气汤。三者同为合病,但在处理上各不相同,这也体现了《伤寒论》的辨证特点。

3. 黄芩汤为治利之专方,后世止利方剂大都从此化裁而来。

【原文】

伤寒胸中有热,胃中有邪气,腹中痛,欲呕吐者,黄连汤主之。(173)

【笔记】

1. 本条为伤寒上热下寒之证治。

2. 胸中,指胃;胃中,指肠。胃肠不利,热于胃,故欲吐;肠中有寒,故腹中痛。

3. 黄连汤为清上温下之方,寒热并用之法,但从组方上看,当为下焦之寒重于上焦之热。

【原文】

伤寒八九日,风湿相搏,身体疼烦,不能自转侧,不呕,不渴,脉虚浮而涩者,桂枝附子汤主之。若其人大便硬,小便自利者,去桂加白术汤主之。
(174)

【笔记】

1. 风湿证属杂病范畴,因有关症状与伤寒表证相似,故列专条加以分辨。本条之身痛与太阳表证相似,但风湿证之痛为身体烦疼、不能自转侧,且无表证之恶寒发热。其脉均为浮,而风湿证之脉常为浮虚而涩,涩为湿阻经络气血不宣之故。同时,风湿证无呕吐而有别于少阳证,无口渴而有别于阳明证。

2. 从方测证,本方以桂枝汤加减变化,故其必有自汗表虚之证。

3. 本方加附子,与20条之发汗过多、阳虚液脱而用附子不尽相同,本方用其辛热之性以逐在经之寒湿,而20条是用其扶阳固表。

【原文】

风湿相搏,骨节疼烦,掣痛不得屈伸,近之则痛剧,汗出短气,小便不利,恶风不欲去其衣,或身微肿者,甘草附子汤主之。(175)

【笔记】

1. 本证与上条同为风寒湿邪侵袭人体引起的痹证,均有恶风、汗出、身疼痛等症状。但上条风湿之邪主要侵犯肌表,以身体疼痛,沉重,难以转侧为主;本证则主要侵犯关节、筋骨,以关节疼痛,牵引拘急,屈伸困难,并见短气,身肿等症为主。两证在病变部位上,有重在肌肉与重在关节之异;在病情程度上,有彼轻此重之别。

2. 本条为外有表邪,内有寒湿,故侧重于对湿胜阳微的治疗,以温阳健脾为主,方用甘草附子汤。

【原文】

伤寒脉浮滑,此以表有热,里有寒,白虎汤主之。(176)

【笔记】

1. 本条论述白虎汤证的脉象和病理。对于本条,注家意见颇不一致,争论焦点在于对"表有热,里有寒"的解释,特别是对"里有寒"的提法。宋代林亿校正时已发现原文有误,提出应改正为"表有寒,里有热"。因为以方测证,白虎汤为甘寒重剂,主治阳明热盛,充斥表里。论中有关白虎汤证的条文,均讲的是"表里俱热"或"里有热",所以本条"表有热,里有寒"当改为"表里有热"或"表里俱热",才合乎情理。本条详于脉而略于证。"脉浮滑",不仅言其脉象,而且也是对病机的概括。浮滑当应理解为表里有热,即热炽于里,兼见浮象,是气血外达,热在内而见于外的表现。

2. 白虎汤由石膏、知母、甘草、粳米组成。其中,石膏辛甘大寒,清热除烦止渴。知母苦寒质润,清热生津,既能助石膏清肺胃之热,又能苦寒润燥滋阴。知母与石膏相须为用,则清热除烦止渴的作用增强。甘草、粳米和胃气、养胃阴,且可防石膏、知母大寒伤中之偏。本方药虽四味,但配伍精当,具有清热生津之功,使热清烦除,津生渴止。本方适应证一般以"四大(即身大热、汗大出、大烦渴、脉洪大)"典型症状为依据,但在实际使用中,遇脉数有力、高热、大汗、烦渴者即可使用。

【原文】

伤寒脉结代,心动悸,炙甘草汤主之。(177)

脉按之来缓,时一止复来者,名曰结。又脉来动而中止,更来小数,中有还者反动,名曰结,阴也。脉来动而中止,不能自还,因而复动者,名曰代,阴也。得此脉者,必难治。(178)

【笔记】

1. 此二条主要论述伤寒兼心阴阳两虚的证治。

2. 心动悸:《金匮玉函经》作"心中惊悸",指心跳自觉动惕不宁。《医宗金鉴》曰:"心动悸者,谓心下筑筑,惕惕然动而不自安也。"此乃心阴心阳两亏所致,治当益气滋阴,通阳复脉,主以炙甘草汤。

3. 177条为伤寒兼里虚论治。其体征为外有伤寒表证,里却气血虚损,真气不续,侧重于里虚,心气不足而见脉结代,故虽有表证,仍先治里虚,这也是标本权宜缓急之计。

4. 177条当与102条"伤寒二三日,心中悸而烦者,小建中汤主之"相比较,本条为重,102条为轻。本条之虚在于心之气血不足,102条之虚在于中焦生化之源不足。

5. 177 条论述伤寒,兼及杂病,为内外合论之例,犹柯韵伯所言:"伤寒之中,最多杂病。内外夹杂,虚实互呈,故将伤寒杂病而合参之。"故本方临证多用于杂病、心气血亏损等疾患。

6. 177 条以"伤寒"二字冠首,说明其病因是感受风寒而起,心动悸之证,乃少阴里虚,心失所养之故。观本条,始于表里合病,终于心阴心阳两虚,故予炙甘草汤,以复其脉,太阳与少阴互为表里,少阴为心肾所主,若心主素虚,气血不足,则太阳之邪难以外解,而反内陷少阴,损伤心之气血阴阳,出现脉结代、心动悸证候,病及此处当属严重。《医宗金鉴》:"以其人平日血气衰微,不任寒邪,故脉不能续行也。此时虽有伤寒之表未罢,亦在所不顾,总以补中生血复脉为急,通行营卫为主也。"

7. 炙甘草汤方以炙甘草为主药而命名,其用量较重,甘温益气,以资气血生化之源,《名医别录》谓其"通经脉,利血气",为复脉之要药。人参、桂枝,补益心气,温通心阳;生地、麦冬、阿胶、麻仁,滋阴养血,以充血脉。人参配大枣,补气滋液。本方大剂滋阴,而阴无阳则不能化气,故用桂枝、生姜、清酒之辛通,宣阳化阴,助心行血而利脉道。全方具有通经脉、利血气、益气通阳、滋阴养血、阴阳并调、气血双补之功,遂使气血充,阴阳调,其脉可复,心悸自安。本方功在复脉,故又名复脉汤。

8.《金匮玉函经》无 178 条条文,此条应为 177 条之自注,用以说明结脉和代脉之区别。结脉、代脉,都是脉律不齐,有暂歇征象,二者均属阴脉,但各有特征:结脉,指脉搏缓中一止,止后复来,或是在脉搏的跳动中发生歇止,后续之脉,有一二次跳动较快,即论中所云"更来小数"之意。代脉指脉在搏动中出现歇止,良久方至,不能自还,须下一次脉搏动而替代,一般来说,止有定数,歇止时间较长,可见其程度较重,素有"结为病脉,代为危候"之说,故曰难治。

9. 成无己:"结代之脉,一为邪气留结,一为真气虚衰。脉来动而中止,若能自还,更来小数,止是邪气留结,名曰结阴;若动而中止,不能自还,因其呼吸,阴阳相引复动者,是真气衰极,名曰代阴,为难治之脉。经曰:脉结者生,代者死,此之谓也。"(《注解伤寒论》)

10. "脉结代、心动悸"为本证的辨证要点。结脉、代脉,指脉律不齐,脉来间歇。《素问·痿论》云"心主身之血脉",血液的运行,全赖心气的推动,本证由于心之阴阳两虚,无力推动气血而见悸动不宁。析而言之,心阳不足,则鼓动无力;心血亏虚,则脉道失充,气血流行艰涩,故脉难连续,而现结代。

11. 钱天来："伤寒而见结代之脉,则知其真气已虚,经血枯涩矣。气虚则流行失度,血涩则脉道不利,故脉见结代也。五脏生成篇云:脉之合,心也,脉要精微论云:脉者,血之府也。心为藏神主血之脏,因气血虚衰,心神摇动,气馁而惕惕然悸动也。此阴阳并虚,法当气血兼补,故以炙甘草汤主之。"(《伤寒溯源集》)

【临床体会】

炙甘草汤为《伤寒论》著名方剂,笔者在临床中主要用来治疗更年期妇女的心悸、心律不齐,以及由心肌缺血造成的功能性、器质性心血管疾病。

第二章

辨阳明病脉证并治

【原文】

问曰：病有太阳阳明，有正阳阳明，有少阳阳明，何谓也？答曰：太阳阳明者，脾约是也；正阳阳明者，胃家实是也；少阳阳明者，发汗利小便已，胃中燥烦实，大便难是也。(179)

【笔记】

1. 本条自设问答，说明阳明病的成因有三：一是素有脾约病，又复感受外邪，由太阳病发展而来，称之为"太阳阳明"；二是既无太阳病，又无少阳病，由外邪直接侵犯阳明，出现阳明病的临床表现，此"胃家实"是也，称为"正阳阳明"；三是少阳病误用发汗、利小便，损伤津液而致胃燥便难，称为"少阳阳明"。由此可知，阳明病有不同成因，太阳阳明、少阳阳明多为发汗利小便，损伤津液，热邪化燥所致。而正阳阳明为本经自受其邪，多发生于素体阳旺之人。其临床表现可以轻重不一，如"脾约""胃家实""大便难"等，但热邪化燥成实的病机是相同的。

2. 阳明病还可有其他成因，如太阴病、少阴病在一定条件下，化热化燥，均可发展为阳明病，故不可拘泥。

3. 脾约：胃中津液为脾所约束而不能输布。钱天来："脾约以胃中之津液言，胃无津液，脾气无以转输，故如穷约而不能舒展也。"即因津液为脾所约束而致津少，其症状为便秘。

4. 胃家实：胃家指胃与肠，二者同属阳明经。实，此指有形之实热积滞。

5.《医宗金鉴》:"阳明可下之证,不止于胃家实也。其纲有三,故又设问答以明之也。太阳之邪,乘胃燥热,传入阳明,谓之太阳阳明,不更衣无所苦,名脾约者是也;太阳之邪,乘胃宿食与燥热结,谓之正阳阳明,不大便,内实满痛,名胃家实者是也;太阳之邪已到少阳,法当和解,而反发汗利小便,伤其津液,少阳之邪复乘胃燥,转属阳明,谓之少阳阳明,大便涩而难出,名大便难者是也。"

【临床体会】

临床上因外感发热及感染性疾病所引起的持续性高热,出现腹胀满、大便干结者,都可用承气汤通便泄热调治。按照临床症状轻重,可选择大小承气汤法治疗。对高热患者保持其大便通畅,也是退热的重要手段。

【原文】

阳明之为病,胃家实是也。(180)

【笔记】

1. 阳明之为病:即阳明病。六经病提纲均以此种句式,为《伤寒论》的体例特点。此为阳明病提纲。

2. 胃家:当包括胃与大小肠,《灵枢·本输》有"大肠小肠,皆属于胃"之说,《伤寒论》沿用了此观点。

3. 实:指邪之实,不管经证之邪热,还是腑证之燥结,均为邪实。

4. 章虚谷:"胃家者,统阳明经腑而言也,实者,受邪之谓。"

5. 本条指出病邪内传阳明,无论经证、腑证,其病理之基本变化为胃中燥实。对经证而言,为无形之邪热壅聚于阳明之经,对腑证而言,为有形之邪热壅塞于阳明之腑,但对"胃家实"而言,其病机既包括无形之邪热,又包括有形之燥结。

6. 六经病提纲,其余五经病均以脉证为提纲,唯本条以病机为纲,揭示了阳明病的内涵本质。

7. 后世将阳明病分为经证与腑证。无形燥热充斥内外,表现为身大热;汗自出,不恶寒,反恶热,口渴,心烦,脉洪大或滑数等症的为阳明经证。实热之邪结聚胃肠,表现为发热,汗出,不恶寒,潮热,谵语或心烦,腹胀满,不大便,脉沉实等症的为阳明腑证。

8. 吕震名："问曰：何以识为阳明病？答曰：阳明之为病，胃家实是也。然泛言胃实，恰从何处辨证而知阳明之为病。此其间亦有经腑之别，发热，汗自出，不恶寒，反恶热，甚则舌上干燥而烦，渴欲饮水者，此是阳明经证。若潮热，不大便，谵语，腹满痛者，此属阳明腑证。"（《伤寒寻源》）

【原文】

问曰：何缘得阳明病？答曰：太阳病，若发汗，若下，若利小便，此亡津液，胃中干燥，因转属阳明。不更衣，内实，大便难者，此名阳明也。(181)

【笔记】

1. 本条言太阳病误治伤津，邪热转传阳明的情况，亦即前文所言之太阳阳明，为阳明病成因之一。

2. 转属阳明：言指太阳病邪尚未全解，而病邪已入里化热，并见阳明病证候。

3. 关于太阳病发汗太过，伤津转燥化热而内传阳明，可对照70条"发汗后恶寒者，虚故也。不恶寒，但热者，实也，当和胃气，与调胃承气汤"，此条即为典型的太阳伤津而传阳明之证。

4. "太阳病，若发汗，若下，若利小便，此亡津液，胃中干燥，因转属阳明"，实为179条"太阳阳明者，脾约是也"句之注解。

5. 不更衣：即不大便。成无己曰："古人登厕必更衣，不更衣者，通为不大便。"

6. 尤在泾曰："胃者，津液之府也，汗下利小便，津液外亡，胃中干燥，此时寒邪已变为热。热，犹火也，火必就燥，所以邪气转属阳明也。"

【原文】

问曰：阳明病外证云何？答曰：身热，汗自出，不恶寒，反恶热也。(182)

【笔记】

1. 本条言阳明病之外证。此承上文阳明病内证之实，复申明阳明病外证证候特点。

2. 本条指出了阳明病的外在表现。"身热"除指发热外，还有躯干灼

141

热的含义,为阳明里热炽盛,蒸腾于外的表现。"汗自出"为阳明热盛,迫津外泄所致,与太阳中风证之汗出不同。

3. "不恶寒,反恶热"即为"但热不寒",说明太阳表证已罢,病邪已经完全化热入里。既排除了太阳表证,又阐明了阳明病作为里实热证的特征,具有重要的辨证指导意义。上述外证为阳明经证与阳明腑证所共有。本条当与180条"阳明之为病,胃家实是也"对照,则阳明病的含义才较为完整。

4. 章虚谷曰:"邪在太阳表分,阳气被遏,故必恶寒,其风伤卫则自汗,寒伤营则无汗,若阳明阳盛之经,故邪离太阳而入阳明,即化为热,而不恶寒反恶热也,热蒸水谷之气外泄,则自汗出,乃为阳明之证,与太阳之风伤卫而自汗恶寒者不同也。"

【原文】

问曰:病有得之一日,不发热而恶寒者,何也? 答曰:虽得之一日,恶寒将自罢,即自汗出而恶热也。(183)

【笔记】

1. 本条为正阳阳明,寒邪直入阳明,随即化热,但在寒邪初中之际,阳明经气一时被遏不宣,故有短暂之恶寒现象,旋即化热而汗出。

2. 一日:言其时间之短暂,非定有一日之谓。《伤寒论译释》:"上条指出阳明病的外证是不恶寒,而反恶热,当然是相当正确的,但是当阳明病初起时,却每每伴见恶寒,所以本条又说明这一道理,它的恶寒是因为阳明本经自感外邪,经气被遏所致,这仅是暂时现象,与他经的恶寒是有一定区别的。"

3. 本条指出了阳明病早期可有不发热而恶寒的见证。这种证型非由太阳病传入,而是发病即为阳明病,后世称为"本经自发"。

4. 程郊倩:初得阳明,表气被阻,故亦有不发热而恶寒证,须臾即化热矣,邪不关表故也。(《伤寒论后条辨》)

【原文】

问曰:恶寒何故自罢? 答曰:阳明居中,主土也,万物所归,无所复传,始虽恶寒,二日自止,此为阳明病也。(184)

【笔记】

1. 本条补充 183 条,解释为什么恶寒即能自罢,因为阳明主燥,易从热化,所以初起虽可见恶寒,继则即可转热。

2. 万物所归,无所复传:言土主万物,水谷之海,并非邪至阳明而不复再传。

3. 章虚谷曰:"此言正阳阳明之证,由阳明本经受邪而入腑者也。以阳明阳气最盛,故其邪初感虽有恶寒,得之一日,寒即随阳化热而恶寒自罢,即自汗出而发热也。良以阳明居中土,万物所归,邪既由阳明之经而受,随即顺道入腑,不复再传他处,故名正阳阳明为胃家实也。"

4. 柯韵伯曰:"太阳病八九日,尚有恶寒证,若少阳寒热往来,三阴恶寒转甚,非发汗温中,何能自罢?惟阳明恶寒,未经表散,即能自止,与他经不同。始虽恶寒二句,语意在阳明居中句上。夫知阳明之恶寒易止,便知阳明为病之本矣。胃为戊土,位处中州,表里寒热之邪,无所不归,无所不化,皆从燥化而为实。实则无所复传,此胃家实,所以为阳明之病根也。"

【原文】

本太阳初得病时,发其汗,汗先出不彻,因转属阳明也。伤寒发热无汗,呕不能食,而反汗出濈濈然者,是转属阳明也。(185)

【笔记】

1. 本条叙述了太阳病转变为阳明的原因有二:一是太阳病初起,当用汗法治疗,若发汗不彻,外邪入里化热,则形成阳明病;一是伤寒并未误治,而反汗出濈濈然者,是转属阳明也。此外,还有因发汗太过亡津液而转属者,如前第 181 条与后第 245 条所述。

2. 本条为发汗,汗出不彻,病邪不得外解,化热入里而转入阳明。并特别指出在外感热病中,若在"发热,无汗,呕不能食"的基础上,又出现"汗出濈濈然"者,虽不经发汗或误治,也为转属阳明病。

3. 汗先出不彻:程郊倩谓"彻,尽也,透也",指太阳表证汗不如法,而致汗出不彻,邪未尽去之义。

4. 反汗出濈濈然者:非伤寒本有之证候,伤寒当表实无汗,今反汗出不断,濈濈,言汗出连绵不绝状,为热在阳明之里矣。188 条言"伤寒转系阳明者,其人濈然微汗出也",为阳明热盛迫津外出为汗之状。

5. 程郊倩:"伤寒发热无汗,呕不能食,太阳本证现在,而反汗出濈濈然者,知大便已结燥于内,虽表证未罢,已是转属阳明也。濈濈,连绵之意,俗云汗出一身不了,又一身也。"(《伤寒论后条辨》)

6. 舒驰远:"此条但据汗出濈濈然一端,便是转属阳明,恐不能无疑。若热退身凉,饮食有味,岂非病自解之汗耶?必其人恶热、不恶寒、腹满、按痛、谵语诸证错见,方为有据,否则不足凭也。"(《新增伤寒集注》)

【原文】

伤寒三日,阳明脉大。(186)

【笔记】

1. 本条叙述阳明病的主脉,应为实大有力。
2. 伤寒:为广义伤寒,即泛指外感热病。三日为约数,不可拘泥。
3. 大脉为阳明病之主脉,为邪入阳明,燥热炽盛,鼓动气血所致,同时反映了阳明病邪正斗争激烈的特征。《素问·脉要精微论》指出"大则病进"。王冰注"大为邪盛,故病进也"。说明热势鸱张,病在发展。
4. 大脉之诊,有虚实之分。实证脉大,大而有力,如本条所述;虚证脉大,大而无力,如《金匮要略·血痹虚劳病脉证并治第六》所谓"脉大为劳"。阳明腑证常表现为沉实有力而大。

【原文】

伤寒脉浮而缓,手足自温者,是为系在太阴。太阴者,身当发黄,若小便自利者,不能发黄。至七八日大便硬者,为阳明病也。(187)

【笔记】

1. 本条指出阳明病可以从太阴寒湿中转化而来,所谓虚则太阴,实则阳明,小便不利者则寒湿内蕴而发黄,小便利者,则湿去津伤而转热。
2. "脉浮而缓,手足自温"是太阴病的表现,为脾气虚弱,寒湿中阻所致。太阴为湿土,若脾虚湿郁,影响肝胆疏泄升降功能,导致肝失疏泄,胆汁外溢,则出现黄疸。

3. "若小便自利",则湿热随之下泄,邪有出路而不发黄;但如化热伤津出现"大便硬",则是邪已转属阳明。因太阴与阳明属中焦而为表里,其阳明主燥热,太阴主寒湿,两者因体质情况可互相转化,从燥化则转为阳明,从寒化则转为太阴,此即所谓"实则阳明,虚则太阴"。

4. 喻嘉言:"脉浮而缓,本为表证,然无发热恶寒外候,而手足自温者,是邪已去表而入里,其脉之浮缓,又是邪在太阴,以脾脉主缓故也。邪入太阴,势必蒸湿为黄,若小便自利,则湿行而发黄之患可免,但脾湿既行,胃益干燥,胃燥则大便必硬,因复转为阳明内实而成可下之证也。"(《尚论篇》)

【原文】

伤寒转系阳明者,其人濈然微汗出也。(188)

【笔记】

1. 本条论述了太阳病转变为阳明病的病理过程及转属阳明的辨证要点。

2. 本条再次强调阳明证必有汗出一证,强调了热盛于里迫津外出的病机,可与185条互参。

3. 沈明宗:"此言阳明必有汗出也,邪气转入阳明,热蒸腾达,以肌腠疏而濈濈然微汗自出,盖热蒸于内,汗润于外,汗虽微,而腑实之证矣。"(《伤寒六经辨证治法》)

4. 太阳病转属阳明,自有其规律和临床表现,如"四大证"之类,但这里是抓住"濈然微汗"这一里热主证,由此可以体会到,在临床辨证上,应从主证着手的重要性。

5. "濈然微汗"是阳明病的主要外在表现之一,具有重要的辨证意义。亦需与太阳中风证之汗出相区别。

【原文】

阳明中风,口苦咽干,腹满微喘,发热恶寒,脉浮而紧,若下之,则腹满小便难也。(189)

【笔记】

1. 本条为三阳合病,发热恶寒、脉浮而紧为太阳证;口苦咽干为少阳证;腹满微喘为阳明证。

2. 本证虽为阳明病,但以阳明之经证为主,表邪未解,当慎用下法。下之过早则反致邪陷,而腹满愈甚、津液被耗、小便少。

3. 本条从传统上看,为阳明经证,但临床辨证也宜灵活,如本条之腹满微喘确为腑实所致者,则用下法亦不为过。

4.《医宗金鉴》:"阳明,谓阳明里证。中风,谓太阳表证也。口苦咽干,少阳热证也。腹满,阳明热证也。微喘,发热恶寒,太阳伤寒证也。脉浮而紧,伤寒脉也。此为风寒兼伤表里同病之证,当审表里施治。太阳、阳明病多,则以桂枝加大黄汤两解之;少阳、阳明病多,则以大柴胡汤和而下之。若惟从里治,而遽以腹满一证,为热入阳明而下之,则表邪乘虚复陷,故腹更满也;里热愈竭其液,故小便难也。"

【原文】

阳明病,若能食,名中风;不能食,名中寒。(190)

【笔记】

1. 本条以能食与否,辨别阳明中风、中寒之不同。因风为阳邪,易于化热,能温胃消食,故表现为能食。寒则为阴邪,易伤胃阳,而影响胃阳之蒸腐水谷,故表现为不能食。原文旨在以此区分阳明病之寒热虚实,具有一定意义。

2. 尤在泾:"论中凡言阳明中风,阳明病,若中寒,及少阳中风,太阴少阴厥明中风等语,皆是本经自受风寒之证,非从太阳传来者也,学者辨诸。"(《伤寒贯珠集》)

3. 张隐庵:"此言不能食,名中寒也。阳明病,若中寒,则胃中冷而不能食,水谷不别而小便不利。手足濈然汗出者,土气外虚也。固瘕,大瘕泄也,乃寒邪内结,假气成形,而为久泄之病。欲作,乃将成未成之意。初硬者,感阳明之燥气;后溏者,寒气内乘也。所以不能食而小便不利者,以胃中冷,水谷不别故也。"(《伤寒论集注》)

【临床体会】

本条之"中风"与"中寒"应该理解为患者本身脾胃功能的强弱与否。"中风"患者体质较好,脾胃功能强壮,故虽病仍能食;"中寒"言其体质差,其人本虚,脾胃功能不足而进食差。

在临床疾病发展、变化、恢复过程中,患者的饮食及食欲情况常起到很重要的作用,凡见中焦脾胃功能低下者,一般预后差,疾病恢复时间也较长;如见中焦运化功能未受明显影响、饮食大体正常者,则预后较好,疾病恢复时间也较短。所以,在临床治疗过程中,只要情况许可,都应鼓励患者增加饮食营养。

【原文】

阳明病,若中寒者,不能食,小便不利,手足濈然汗出,此欲作固瘕,必大便初硬后溏。所以然者,以胃中冷,水谷不别故也。(191)

【笔记】

1. 本条论阳明中寒欲作固瘕之证。患者胃阳本虚,中焦阳气不振,加之复感寒邪,以致脾胃受纳、腐熟、转输水谷的功能下降而不运,故见不欲进食,不能分清泌浊而致小便不利;中阳不足,阳气不振而无力温煦四末,可出现手足濈然汗出;胃中虚冷,水谷不化,若大便初硬后溏,此欲作固瘕。成无己:"固瘕者,寒气结积也。"

2. 本条与208条均有"手足濈然汗出"一证,但彼为大便硬,腑实燥结,当用下法;此为不能食,小便不利,大便初硬后溏,为胃中虚冷,水谷不别,当用温中健脾之剂。同为阳明病,证候类似,但一属实热,一属虚寒,其脉象、舌苔、证候自有不同。

3. 钱天来:"'若'字不必作"如"字解,若中寒不能食者,言阳明若为寒邪所中而不能食者,即前不能食者为中寒之义也。"(《伤寒溯源集》)

【原文】

阳明病,初欲食,小便反不利,大便自调,其人骨节疼,翕翕如有热状,奄然发狂,濈然汗出而解者,此水不胜谷气,与汗共并,脉紧则愈。(192)

【笔记】

1. 本条名曰"阳明病",实则为《金匮要略·痉湿暍病脉证治第二》所谓"湿痹"之候。由于水湿之邪留滞于体表,故"骨节疼,翕翕如有热状";水湿之邪内困脾胃,脾之运化失职,导致膀胱经气不利,故"小便反不利";"初欲食""大便自调",说明病情尚轻;"奄然发狂"是神志症状,为正邪交争时表现出的烦躁不安等症。

2. 濈然汗出而解:可理解为正邪斗争时的战汗过程,脉紧为战汗前之脉象,提示即将战汗而解。

3. 水不胜谷气:即正邪交争,正胜邪退。"水",泛指寒湿之邪;"谷气",泛指正气。

【原文】

阳明病,欲解时,从申至戌上。(193)

【笔记】

1.《金匮玉函经》《千金翼方》"至"作"尽",无"上"字。

2. 六经病都有"欲解时"一条,指病邪可能解除的时间,此乃古人之经验总结,临床上病情千变万化,切不可执拗于此。

3. 柯韵伯:"申酉为阳明主时,即日晡也。凡称欲解者,俱指表而言,如太阳头痛自止,恶寒自罢,阳明则身不热、不恶热也。"(《伤寒来苏集》)

【原文】

阳明病,不能食,攻其热必哕,所以然者,胃中虚冷故也。以其人本虚,攻其热必哕。(194)

【笔记】

1. 本条指出阳明病表现为"不能食"者,不能攻其热。盖"不能食"为体质素虚、胃中虚冷之中寒证,所以不可苦寒攻下,致伤胃气,发生呃逆等变证。文中虽未给出治法,但可推知当不外温胃降逆范畴。

2. "不能食"的原因很多,就阳明病而言,既有属于实热者,也有属于虚寒者。如不能食的同时,兼见痞满燥实等证,则属阳明腑实,用攻其热的方法自为正治;如只有不能食,而无其他腑实见证,攻热的方法就当慎重使用。

【原文】

阳明病,脉迟,食难用饱,饱则微烦,头眩,必小便难,此欲作谷瘅。虽下之,腹满如故,所以然者,脉迟故也。(195)

【笔记】

1. 谷瘅:瘅,同疸。因水谷不化,湿郁而发为黄疸,有湿热与寒湿之分。

2. 本条为阳明中虚,中虚不运,升降失枢,饮食瘀积中焦,久则郁而发黄,此脾虚寒致谷疸也。

3. 本证为中焦虚寒,久则成疸,其辨证要点为脉迟,迟则为寒,但必迟而无力,其他体征均为中焦运化失枢所致。

4. 本证宜温中化浊,健运中焦气机为治,如误用攻下,则犯虚虚之戒。

5. 舒驰远:"此条为阴黄证,乃由脾胃夙有寒湿,意者茵陈四逆汤加神曲可用。"(《新增伤寒集注》)

6. 208条大承气汤证、234条桂枝汤证与本条,均有脉迟,其所主不同,一属里实,一属表虚,一属里寒,如果单单执脉以论证,则必差误百出。

【原文】

阳明病,法多汗,反无汗,其身如虫行皮中状者,此以久虚故也。(196)

【笔记】

1. 此条论久虚之人,阳明津伤而无汗。阳明病应为里实热证,里热炽盛,故迫津外泄为汗,今反见无汗,此为体久虚而本身津液亏耗不足之故。唯因其无汗,则邪气郁于肌表不能透达祛邪,故见身痒如虫行皮中状。

2. 尤在泾:"阳明者,津液之腑也,热气入之,津为热迫,故多汗,反无汗,其身如虫行皮中状者,气内蒸而津不从之也,非阳明久虚之故,何致是哉!"(《伤寒贯珠集》)

149

3. 本证与23条桂枝麻黄各半汤证的身痒症状相近,而病机却完全不同,彼因邪郁肌表,不能透达,治宜小发汗以祛邪;此则正虚津亏,不能化汗达邪,治当养津液以扶正;一为表实,一属久虚,必须明辨。此外,阳明病兼有太阳表证时也可无汗;湿热内蕴气机不利,可见但头汗出,余处无汗之证,均应与本条无汗相鉴别。

4. 后世注家为本条补充治疗方剂,有一定参考价值,可是其主张又各不相同,如常器之主张用桂枝加黄芪汤,郭雍主张用桂麻各半汤。然本证既非卫阴虚弱,又非表邪不解,而是阴气久虚,以上二方显然是不适合的。汪苓友主张用葛根汤亦不恰当,因为本证无汗并不是表邪,且属虚候,岂有用葛根汤的道理? 因此,我们认为这样的纸上谈兵,未免脱离实际。

【原文】

阳明病,反无汗,而小便利,二三日呕而咳,手足厥者,必苦头痛;若不咳不呕,手足不厥者,头不痛。(197)

【笔记】

1.《玉函经》"阳明病"上有"各"字,《千金翼方》为"冬"字。《玉函经》"小便"上有"但"字,下无"利"字,"手足"下有"若"字,"必苦头痛"句作"其人头不痛","头不痛"上有"其"字。

2. 此条论阳明中寒,饮邪内停上干之证候。阳明病当多汗,本条反无汗而小便利,为阳明中寒,饮邪内停。由于饮邪停于里,无以蒸化津液故无汗,小便利为膀胱气化功能尚未受到影响。

3. 饮停于胃,上逆则呕,犯肺则咳。饮停中焦,阳气不达四肢则见手足厥冷;上蒙清窍则头痛。所有见证均为饮邪内扰所致,可见阳明中寒,饮邪内扰为本证之关键。

4. 本证的特征是胃家虚寒,阳虚阴盛,饮邪上逆。诸家所见略同,唯柯氏既认为本证是阳明半表半里之虚证,又说当用瓜蒂散吐之,未免自相矛盾,且蹈虚虚之弊,其说殊不可从。根据辨证论治的精神,仍可用温中化饮降逆之法,如吴茱萸汤等。

5. 196条言无汗,盖由津伤,本条之无汗,属于中寒阳虚,夹有饮邪;上条的辨证要点在于病久,本条的辨证要点在于伴见呕咳,厥冷。

【原文】

阳明病,但头眩,不恶寒,故能食而咳,其人咽必痛。若不咳者,咽不痛。(198)

【笔记】

1.《玉函经》"阳明病"上有"各"字,《千金翼方》作"冬"字。

2. 此条为阳明中风,热邪上扰。阳明病以能食不能食辨中风与伤寒。本证见能食则属阳明中风无疑。"不恶寒"则排除了表证的可能性,提示为阳明里热证。热邪上扰清窍则头眩,上逆犯肺为咳。咽喉为肺之门户,故又可见咽痛等症。

3. 尤在泾:"但头眩不恶寒,能食而咳者,阳明风邪变热,聚于胃而逆于肺也。咽居肺上,故必咽痛。若不咳者,肺不受热,则咽必不痛。不恶寒而头眩者,气方外淫而不内炽,亦何至能食而咳哉?"(《伤寒贯珠集》)

【原文】

阳明病,无汗,小便不利,心中懊恼者,身必发黄。(199)
阳明病,被火,额上微汗出,而小便不利者,必发黄。(200)
阳明病,脉浮而紧者,必潮热,发作有时。但浮者,必盗汗出。(201)
阳明病,口燥,但欲漱水,不欲咽者,此必衄。(202)

【笔记】

1. 199 条论述阳明湿热郁蒸发黄之先兆。发黄为湿热之邪所致,若湿热之邪有去路则可避免发黄,例如小便通利,则湿可外泄;汗出则热能外越。本证为湿热内蕴,气机不畅,故无汗,有的可表现为但头汗出,余处无汗,以致热邪不得外越。同时气化失司,则小便不利,而湿邪无去路。湿热郁蒸则心中懊恼。湿热之邪影响肝胆功能,导致肝失疏泄,胆汁横逆溢于周身,则出现身黄、目黄、尿黄等黄疸表现。因而无汗、小便不利、心中懊恼往往是黄疸的先期表现。对于黄疸的产生,古人认为与阳明有关,应该联系肝胆功能的异常方为完整。

2. 199 条之"心中懊恼"当与 76 条栀子豉汤证相鉴别,彼为无形之邪热留扰胸膈所致,无湿邪亦无黄疸;本证为湿热郁蒸,肝失疏泄,胆汁外溢而见黄疸。

3. 200 条论阳明病误用火法而发黄。阳明病为里实热证,当用清法下法。若用火法为误治,可使热邪更盛,津液更伤。若全身气机通畅能够作汗,或小便通利,则邪能外泄,而不致发黄,火毒之邪内蕴,当见汗出,但本证津液损伤,加之气机不利,故仅额上微汗出,膀胱气化失司则小便不利。因而火毒之邪不能外泄,熏蒸肝胆而发为黄疸。

4. 201 条为辨阳明病脉浮紧。脉浮紧为太阳伤寒之脉,浮主表,紧主寒,为风寒外束所致。阳明病见浮紧之脉,则临床意义不同,浮为热盛,阳明热盛,气血充盈于体表,故脉浮。紧为邪实,肠胃有结聚。故阳明病见浮紧之脉,为阳明热盛腑实已成之候,因而潮热发于申酉之时。若脉浮而不紧,为但热无实,热邪迫津外泄,故见盗汗出。盗汗既为热迫所致,则自汗抑或有之。因热盛而盗汗,还应与阴虚盗汗鉴别。本条据脉辨证对临床有参考价值。

5. 202 条辨阳明衄血。阳明病为气分大热证,由于热盛伤津,故口燥为常见之证,表现为口渴欲饮水。但本证表现为"但欲漱水,不欲咽",则为热在营分,邪入营分,营阴蒸腾,故表现为口虽渴而不欲饮,此为热在营分之特征。吴鞠通《温病条辨》有"太阴温病,寸脉大,舌绛而干,法当渴,今反不渴者,热在营中"之论述,可见本证还当有舌绛等营分之证。营热炽盛,若进一步波及血分,血热妄行,灼伤脉络,则可见衄血等症,当随证治之。

6. 喻嘉言:"口中干燥与渴异,漱水不欲咽,知不渴也,阳明气血俱多,以漱水不欲咽,知邪入血分,阳明之脉起于鼻,故知血得热而妄行,必由鼻而出也。"(《尚论篇》)

【原文】

阳明病,本自汗出,医更重发汗,病已差,尚微烦不了了者,此必大便硬故也。以亡津液,胃中干燥,故令大便硬。当问其小便日几行,若本小便日三四行,今日再行,故知大便不久出。今为小便数少,以津液当还入胃中,故知不久必大便也。(203)

【笔记】

1. 本条为阳明病重汗伤津而致便硬的临床变化过程,也可当作仲景对一例阳明病的案例分析。

2. 本条内容可分为三段:第一段,从开始至"令大便硬",指出患者因阳明证而发汗,病解后尚微烦不了了的原因是"大便硬故也"。病到阳明,邪已化热,胃中津液被热熏蒸为汗而自出,182条"阳明病外证云何?答曰:身热,汗自出"。可见自汗出是阳明病本有的症状,但医生更重发其汗,病虽然解除,但津液大量耗损,肠中干燥,大便必硬,加之内热,故见"微烦不了了"。第二段,从"当问其小便日几行"至"大便不久出",根据小便情况推测肠中津液是否恢复,如果病人小便,每天本来是三四次,现在只有两次,此时津液虽伤而不甚,还可逐渐自复,所以知道其大便不久即可畅通。第三段,从"今为小便数少"到句末,进一步说明小便和大便的关系,小便多者,大便必硬,大便溏泄者,小便必少。以小便的多与不多,为诊断大便硬与不硬的主要关键。今小便次数减少,则肠中津液增加,硬便得到濡润,所以无需攻下,亦必然不入自出。阳明病本有汗出津伤之虞,但医者还是多次使用汗法,属误治,为本证津伤便硬的主要原因。

3. 方有执:"差,小愈也,以亡津液至大便硬,是申释上文,当问其小便日几行,至末,是详言大便出不出之所以然。盖水谷入胃,其清者为津液,粗者成渣滓,津液之渗而外出者,则为汗,潴而下行者为小便,故汗与小便出多,皆能令人亡津液,所以渣滓之为大便者,干燥结硬而难出也。然二便者,水谷分行之道路,此通则彼塞,此塞则彼通,小便出少,则津液还停胃中,胃中津液足,则大便润,润则软滑,此其所以必出可知也。"(《伤寒论条辨》)

【原文】

伤寒呕多,虽有阳明证,不可攻之。(204)

【笔记】

1. "呕多"为病势向上,故不宜攻下。"伤寒"两字属广义,即外感热病中,即使有阳明病可下之证,若呕吐频繁者,也不可盲目用大承气汤攻下。呕多表示病位在胃脘部,位置较高,病势向上,一般不宜逆其病势而攻下。然则亦有阳明腑实证，大便完全不通，而呕吐频繁者，必有腹满硬痛等症相随，常可酌情急下。

2. 阳明证兼有胃气上逆，在临床上须具体对待，若因胃热所致，如热在经则可用清降之法，如热在腑而里气不通、浊气上逆者，用下法亦未尝不可，此与《金匮要略》"哕而腹满，视其前后，知何部不利，利之而愈"之病机相同。即使本条之呕，是阳明证兼有少阳证，亦须看二者之轻重，如以少阳证为主，当然不宜先行攻下，而以和解为治，待少阳证去后，再择其病情或清或下，但如以阳明证为主者，则亦宜先行治阳明。

3. 沈明宗："恶寒发热之呕属太阳，寒热往来之呕属少阳，但恶热不恶寒之呕属阳明。然呕多则气已上逆，邪气偏侵上脘，或带少阳，故虽有阳明证，慎不可攻也。"（《伤寒六经辨证治法》）

4. 呕吐一证，见于很多疾患，三阳证中呕吐为少阳主证之一，"呕多"即是少阳证喜呕之意，故虽有阳明腑证，亦当先用小柴胡汤和解少阳，然后再行攻里，或以大柴胡汤、柴胡加芒硝汤等两治少阳阳明，绝不能径攻阳明腑实，而置少阳而不顾。先表后里，是须遵守的治疗原则，而且呕多是病机向上，若用攻法，是逆其所治，最易造成变证。

【原文】

阳明病，心下硬满者，不可攻之。攻之利遂不止者死，利止者愈。(205)

【笔记】

1. 心下即胃脘，其位在上，病位较高，不同于肠中燥屎内结之腹部胀满，故心下硬满者，不可攻下。若攻下太过，势必损伤脾胃之气，而下利不止，甚至危殆。若脾胃之气恢复则利止而愈。

2. "心下硬满者，不可攻之"，从常规来讲是对的，但如见食积壅滞者，亦需权宜，可从三承气中加减变化。因阳明病而见心下硬满者多为实证，属于无形之气热壅塞，当清；若属有形之积滞者，则不论其在胃在肠，在经或在腑，均可攻之。

3. 成无己："阳明病腹满者，为邪气入府，可下之。心下硬满，则邪气尚浅，未全入府，不可便下之。得利止者，为邪气去、正气安，正气安则愈；若因下利不止者，为正气脱而死。"（《注解伤寒论》）

4. 陈修园："止在心下，尚未及腹，止是硬满，而不兼痛，此阳明水谷空虚,胃无所仰,虚硬虚满,不可攻之。若误攻之,则谷气尽而胃气败,利遂不止者死;若其利自能止者,是其人胃气尚在,腐秽去而邪亦不留,故愈。"(《伤寒论浅注》)

【原文】

阳明病,面合色赤,不可攻之。必发热,色黄者,小便不利也。(206)

【笔记】

1. 面合色赤:即满脸通红。为无形邪热盛于阳明之经,不能透达,蒸腾于上所致。此非有形之燥屎积于阳明,故不可用承气汤攻下。若误攻则损伤脾胃之气,水湿内停,与热相结,致气化失司,而见发热、小便不利、黄疸等变证。

2. 凡津伤便秘、伤寒呕多、心下硬满、面合色赤者,多不可妄用承气汤攻下。此外,194 条之"胃中虚冷"及 208 条之"其热不潮"也为不可攻之例。

3. 本病言邪热虽在阳明,亦确有里热,但如未成实者仍不可妄用攻下,如一旦误下,则可引邪深入,同时变证蜂起。

4. "必发热,色黄者,小便不利"为误下致水气不利,郁怫致黄,本为阳明热证,热郁于阳明之经,经中之郁热不能透达,蒸郁之热,见于上者,则见面合色赤,此与 48 条"二阳并病,阳气怫郁在表所致面色缘缘正赤"的病机大体相同。热郁于经为无形之热,宜清而不宜攻,攻之则经热更为受郁。同时攻下多以苦寒,脾胃必伤,一旦中焦受损,水湿之气不能转化,而致下则小便不利。邪热亦乘攻下之机而入里与湿相结,最终导致三焦不利,郁热与湿蒸结而为发黄也,这一点与杂病湿热黄疸之病机也大致相同。

5. 张隐庵:"阳明病,面合赤色,此阳气怫郁在表,当解之熏之;若攻其里,则阳热之邪不能外解,必发热,肌表之热内乘中土,故色黄;夫表气外达于皮毛,而后小便行,今表气怫郁,湿热发黄,故小便不利也。"(《伤寒论集注》)

6. 黄元御:"表寒外束,郁其经热,则面见赤色,此可汗而不可攻,以面之赤色,是经热而非腑热,则毛蒸汗泄,阳气发越,面无赤色;攻之则阳败湿作,而表寒未解,湿郁经络,必发热色黄,小便不利。"(《伤寒悬解》)

【原文】

阳明病,不吐不下,心烦者,可与调胃承气汤。(207)

【笔记】

1. 本条论因阳明燥热内盛而致心烦者,可用调胃承气汤治疗。

2. 阳明病,必有里热,此处见心烦,为阳明燥热内盛、上扰神明所致。但单以心烦一证,即投以调胃承气汤攻下则不妥,故此处从汤测证,必有腹满便坚之腑实体征,同时脉、舌之上亦必有体现。

3. "不吐不下",言本证未经误治,确为阳明实热,不然,如若因误汗吐下后之心烦者,亦可由余热扰心所致,如栀子豉汤证。

4. 调胃承气汤由大黄、芒硝、甘草组成。其中,大黄苦寒泻热,推陈致新以去实;芒硝咸寒润燥软坚,泻热通便;炙甘草甘平和中,顾护胃气,使攻下而不伤正。三药配伍,有泻热和胃、润燥软坚之功。

5. 调胃承气汤有两种服法:一见于太阳病篇第 29 条,温药复阳后,致胃热谵语,"少少温服之",以和胃气而泄燥热;一见于本条,是阳明燥实内结,腑气不通,取"温顿服之",以泻热和胃,润燥软坚。

6. 尤在泾:"病在阳明,既不上涌,又不下泄,而心烦者,邪气在中土,郁而成热也,经曰'土郁则夺之',谓调胃承气盖以通土气,非以下燥屎也。"(《伤寒贯珠集》)

7.《医宗金鉴》:"阳明病,谓已传阳明,不吐、不下,心烦者,谓未经吐下而心烦也,其为热盛实烦可知。故与调胃承气汤泻热,而烦自除也。"

【原文】

阳明病,脉迟,虽汗出不恶寒者,其身必重,短气腹满而喘,有潮热者,此外欲解,可攻里也。手足濈然汗出者,此大便已硬也,大承气汤主之;若汗多,微发热恶寒者,外未解也,其热不潮,未可与承气汤;若腹大满不通者,可与小承气汤,微和胃气,勿令至大泄下。(208)

【笔记】

1. 本条论阳明病可攻与不可攻及大小承气汤的证治要点。具体讲述两种临床辨证,其一为脉迟之辨证,脉迟为寒为虚,但此处之脉迟而不恶寒,则无表证;同时,证见身重兼有短气腹满而喘,并有潮热,知此处之脉迟,全为阳明里热,腑气不畅,经气不透所致,其证为实。另本条所言之"脉迟"是相对于白虎汤证脉滑而言,其迟必沉实有力,为腑气不通、脉道郁滞不利所致。其二讲阳明虽已成实,亦须视临床具体表现而用药,重者以大承气,轻者则宜以小承气。

2. 手足濈然汗出:为肠中燥屎已成之外候。脾主四肢,脾胃燥热过甚则四肢应之,津液为热所迫,故手足濈然汗出。

3. 本条可分三段理解。第一段:"阳明病……大承气汤主之",论大承气汤的证治特点。第二段:"若汗多……未可与承气汤",论阳明里实兼表者禁用大承气汤。若阳明里实,见不恶寒、潮热、手足濈然汗出、大便硬等症,可以使用下法。若微发热、恶寒,则是表证未罢,又无潮热,则是腑实未成,宜用先表后里或表里兼顾之治法,不可径与大承气汤攻下。第三段:"若腹大满不通者……勿令至大泄下",论腹大满者酌以小承气汤轻下。如果表证已解,腹部胀满显著,大便不通,是病属阳明里实,而以痞满为主。也没有潮热、手足濈然汗出等症,则是里热较轻,燥结不甚,宜用小承气汤轻下,不宜用大承气汤峻下,以免过剂伤正。

4. 大承气汤由大黄、厚朴、枳实、芒硝四药组成。关于大承气汤方义,《医宗金鉴》解释说:"诸积热结于里而成满痞燥实者,均以大承气汤下之也。满者,胸胁满急膜胀,故用厚朴以消气壅;痞者,心下痞塞硬坚,故用枳实以破气结;燥者,肠中燥屎干结,故用芒硝润燥软坚;实者,腹痛大便不通,故用大黄攻积泻热。然必审四证之轻重,四药之多少适其宜,始可与也。"

【原文】

阳明病,潮热,大便微硬者,可与大承气汤,不硬者不可与之。若不大便六七日,恐有燥屎,欲知之法,少与小承气汤,汤入腹中,转失气者,此有燥屎也,乃可攻之。若不转失气者,此但初头硬,后必溏,不可攻之,攻之必胀满不能食也。欲饮水者,与水则哕。其后发热者,必大便复硬而少也,以小承气汤和之。不转失气者,慎不可攻也。(209)

【笔记】

1. 转失气:《玉函经》作"转矢气"。

2. 本条分析大小承气汤的配合应用及误治之变证。阳明病发潮热表示腑实已成,故大便已硬,可用大承气汤攻下。但大承气汤为峻下之剂,适用于阳明之腑实重证,对可能有燥屎的腑实疑似证,可用小承气汤试探。若服小承气汤后,腹中转矢气者,为腑实结聚已成,且气机尚有通畅之机,为可攻之证,可进一步用大承气汤攻下。若不转矢气,为腑实未成,仅大便初硬,后必溏,为热而不实,或有虚寒,故不可攻,当审证求因,审因论治。妄以攻之则损伤中焦脾胃,而出现腹部胀满、不能食、饮水则呕等变证。

3. 本条指出已是阳明腑实证,如何来判定其燥实程度。仲景用的是以汤测证法,因为已是腑实,故先可予小承气汤服之以观察病情变化,其中关键为"转矢气",如有矢气转动,是药力推动浊气下趋之故,说明肠中有燥屎,只是因为病重药轻,不能泻下燥屎,故可以放心使用大承气汤攻下;如无转矢气之象,则不宜用大承气攻之,仍可以小承气治之。

4. 攻之必胀满不能食也……与水则哕:均指用药太过,伤及中焦所致之举例。

5. 不转失气者,慎不可攻也:这里是反复强调,只有肠中燥屎已成,方可攻下。

6. 阳明病,潮热,大便微硬者,可与大承气汤:但从文中"不硬者不可与之"及"此但初头硬,后必溏,不可攻之"来看,"大便微硬者"当作"大便硬者"。

7. 三承气汤证是《伤寒论》阳明病的重要内容,约有条文 34 条。其中大承气汤有 19 条,主要在阳明病篇,仅 3 条在少阴病篇。大承气汤为峻下之剂,主要用于治疗典型的阳明腑实证以及急下证。小承气汤条文有 7 条,主要也在阳明病篇,仅 1 条在厥阴病篇。其见证有潮热,谵语,多汗,腹大满,大便硬,燥屎等阳明腑实证,但往往同时伴有一些与阳明腑实证不相符合的症状,如脉滑疾、脉弱、微烦等。可见小承气汤在《伤寒论》中主要用于治疗不典型的阳明腑实证或较轻的阳明腑实证,以及热结旁流证,此外还用作试探法。调胃承气汤条文有 8 条,其中 5 条在太阳病篇,3 条在阳明病篇。其见证有蒸蒸发热,但热不寒,心烦,谵语,腹胀满,腹微满等阳明腑实证,但不强调燥屎内结,大便不通等。可知调胃承气汤在《伤寒论》中主要用于治疗热邪偏盛为主的阳明腑实证中之偏轻者。三承气汤证既有联系,又有区别,临证当注意辨别。

8. 柯韵伯:"此必因脉之迟弱,即潮热尚不足据,又立试法。如胃无燥屎而攻之,胃家虚胀,故不能食,虽复潮热,便硬而少者,以矢后不能食故也。要知不转矢气者,即渴欲饮水,尚不可与,况攻下乎? 以小承气为和,即以小承气为试,仍与小承气为和,总是慎用大承气耳。"(《伤寒来苏集》)

【原文】

夫实者谵语,虚则郑声。郑声者,重语也。直视谵语,喘满者死,下利者亦死。(210)

【笔记】

1. 本条辨谵语、郑声的性质、特征与预后。谵语与郑声都是指患者在神志不清情况下的妄言乱语。谵语大多属实证,表现为声高气粗,妄言乱语,由里热炽盛、扰乱神明所致,故曰"实则谵语"。郑声属虚证,表现为语言重复,声音低微,为精气虚衰、心神失其所依所致,即《素问·脉要精微论》所谓"言而微,终日乃复言者,此夺气也",故曰"虚则郑声"。

2. 谵语也有属虚证者,如211条即为过汗伤及心神(阳)所致的虚性谵语。

3. 直视谵语,喘满者死,下利者亦死:指内热熏蒸,五脏气绝。直视者,肝热极甚之兆;谵语者,心热之极;喘满者,肺热之极,下利者,中虚阴绝。

【原文】

发汗多,若重发汗者,亡其阳,谵语,脉短者死,脉自和者不死。(211)

【笔记】

1. 重发汗:重,重复、多次。

2. 亡其阳:言多次汗后,阳随阴亡。

3. 脉短者:脉短促之谓。

4. 本条之谵语,为虚证之谵语,言语无序,虽不如郑声之反复,必亦声气低微,由此可以看出谵语一证亦有虚实之分,在临床上也确实如此。

5. 脉自和：虽经多汗伤阴，阴伤及阳，但如未致阴阳离决，正气尚能自复者，则脉可自和。自和，脉见有胃气之候，则预后尚好。

6. 方有执："汗本血之液，阳亡则阴亦亏，脉者，血气之道路，短则其道穷矣，故亦无法可治，而主死也，和则病虽竭，而血气则未竭，故知生可回也。"（《伤寒论条辨》）

7. 张隐庵："夫汗虽阴液，必由阳气蒸发而出，故汗多、重汗则亡其阳。表阳外亡，心气内乱，故谵语。脉者，心之所主也，脉短则血液虚而心气内竭，故死。脉自和，则心气调而血液渐生，故不死。"（《伤寒论集注》）

【原文】

伤寒若吐若下后不解，不大便五六日，上至十余日，日晡所发潮热，不恶寒，独语如见鬼状。若剧者，发则不识人，循衣摸床，惕而不安，微喘直视，脉弦者生，涩者死。微者，但发热谵语者，大承气汤主之。若一服利，则止后服。(212)

【笔记】

1. 本条论述阳明腑实重证的辨治及预后。

2. 本证经吐法、下法治疗后仍不解，为表邪已入里，化热伤津，故见便结多日。日晡见潮热，则为阳明经气偏旺（申酉戌）之时，热壅而发热愈甚。

3. 不恶寒为表证已除，必伴阳明其他诸如反恶热、自汗出等证。独语如见鬼状，与谵语同义，为阳明热盛上扰神明所致。上述为典型的阳明腑实证，如果又见"不识人，循衣摸床，惕而不安，微喘直视"则为阳明腑实重证，为热盛阴竭动风之危重证候。

4. "脉弦者生，涩者死"。此为对预后的判断，脉弦，为阴津尚未全竭，正气尚存，犹有生机；若脉涩，为血虚阴竭，预后不良。并指出如果证情较轻，仅见发热谵语者可用大承气汤攻下实热，但得大便通利，则止后服，以免损伤正气。

5. 本条为太阳伤寒误以吐下，伤及津液，邪气化燥入里，而成阳明腑实，其病机变化可参照249、250条。三条均为太阳病误治伤津、邪气乘势入里而成阳明腑实之证。

6. 微者：指误治化热后，邪陷阳明之轻证。正虽伤而阴未绝，故可先以承气法通便泄热，去其独胜之热，待其阴津自复，亦即急下存阴之法，其目的在于泄热,而不在通便,故中病即止,以免伤正。

7. 本证从太阳伤寒而致阳明里热伤津,是有一个过程的,其中一是误治以吐下,二是"不大便五六日,上至十余日"而未治,以致疾病愈积愈重,邪热愈积愈甚。如在此段时间内应下而下,谅不至发展至此。

【原文】

阳明病,其人多汗,以津液外出,胃中燥,大便必硬,硬则谵语,小承气汤主之。若一服谵语止者,更莫复服。(213)

【笔记】

1. 此条辨因阳明热盛津液亏损所致大便干结并见有谵语的治法,以汤测证,本条当有腹满等证。

2. 阳明内热,其人多汗,以津液外泄,故阴津亏损而胃中燥实。此胃当指阳明经腑二证而言。如单见胃热而无大便硬者,即为白虎汤证,如热已入腑,热积搏结于肠,已成有形之热,上则扰神而谵语,下则腑气不通而便结,故可以用小承气泻其热,甚者大承气亦可,但不管如何使用,必中病即止,以防伤正。

3. 其人多汗:程郊倩谓其人属汗家,但从条文中看,其人之多汗,应以热甚而致汗多为宜。

4. 小承气汤是由大承气汤去芒硝,减枳、朴药量而成。其中,大黄苦寒泻热去实,推陈致新;厚朴苦温,行气除满;枳实苦微寒,理气破结消痞。其不用芒硝者,是本证燥坚不甚;减枳朴用量者,是取其"微和胃气,勿令致大泄下"意。适用于阳明热实燥坚不甚,痞满而实之证。

5. 本方煎法取三物同煎,不分先后,故泻热通降之力较为缓和。服药法当视病情之转变以为进退。若初服即大便通,则不必尽剂;若大便不通,则实邪未去,当"尽饮之",至更衣为度。

6. 成无己:"亡津液胃燥,大便硬而谵语,虽无大热内结,亦须与小承气汤通和其胃气。"(《注解伤寒论》)

【原文】

阳明病,谵语发潮热,脉滑而疾者,小承气汤主之。因与承气汤一升,

腹中转气者,更服一升;若不转气者,勿更与之。明日又不大便,脉反微涩者,里虚也,为难治,不可更与承气汤也。(214)

【笔记】

1. 本条为小承气汤之主证主脉,其用小承气汤,关键在于脉见滑疾,滑疾均为热之盛,阳明病谵语潮热,属里实可攻之证;脉滑为热实,疾则燥结未甚,故主以小承气汤。此与沉实有力不同,腑虽有实热,但燥结程度较轻,故脉见滑疾,热甚于积也;如燥结过甚,则成热盛郁伏而见沉实。

2. 腹中转气者,为腹中确有燥结,因下而燥屎转动之兆,此点可参见209 条“转失气者,此有燥屎也”,故更与小承气法以下其燥结。

3. 如不转气者,一则可能药轻邪重,推动无力所致;二则可能腑内未有燥实,此二者均不宜再以小承气汤,故强调“勿更与之”。

4. 脉反微涩者,里虚也:言阳明腑实,但又兼本虚,则攻之不宜,补之恋邪,故为难治。其治法,当从《温病条辨》“阳明温病,下之不通,其证有五” 相关内容中去求证。

5. 尤在泾:“谵语发潮热,胃实之征也。脉滑而疾,则与滑而实者差异矣。故不与大承气,而与小承气也。若服一升而转矢气者,知有燥屎在胃中,可更服一升;若不转矢气者,此必初硬后溏,不可更与服之,一如前二条(209、238 条)之意也。乃明日不大便,而脉反微涩,则邪气未去,而正气先衰,补则碍邪,攻则伤正,故曰难治。便虽未通,岂可更以承气攻之哉!”
(《伤寒贯珠集》)

【原文】

阳明病,谵语有潮热,反不能食者,胃中必有燥屎五六枚也;若能食者,但硬耳,宜大承气汤下之。(215)

【笔记】

1. 本条再次论及谵语潮热的治疗,并以能食与不能食来辨别阳明腑实燥结微甚之程度。

2. 谵语潮热为阳明腑实证之主要表现,可用承气汤类攻下。若不能食者为腑实严重,燥屎内结,肠道壅滞,胃失受纳,故推测胃肠中有燥屎,可用大承气汤攻下。

3. 条文中"宜大承气汤下之"为倒装文法,应在"胃中必有燥屎五六枚也"句之下。

4. 若能食者为腑实较轻,结聚不严重,故曰"但硬耳",可用小承气汤之类治疗。另190条有"阳明病,若能食,名中风;不能食,名中寒"之论述,与本条迥然有别。190条以能食不能食辨中风与中寒,本条谵语潮热并见,则以能食不能食,辨便硬及腑实证之轻重,故在以"反不能食者"来判断用大承气汤时,还应有其他体征,包括"谵语有潮热"等。临床患者证候千变万化,总须全面考虑才妥。

5. 潮热:指热来如潮,248条之蒸蒸发热,亦属此范畴。

6. 反不能食:指阳明热盛,本当能食(消谷善饥),但今反不能食,此则为热盛而致胃中津液干枯,肠中燥热内结,胃气不能顺利降通,故不能食,与194条所述之"阳明病不能食"截然不同。

7. 张路玉:"此以能食不能食,辨燥热之微甚也。潮热谵语,皆胃中热甚所致,胃热则能消谷,今反不能食,此必热伤胃中津液,气化不能下行,燥屎逆攻于胃之故,宜大承气汤,急去亢极之阳,以救垂绝之阴。若能食者,胃中气化自行,热邪不盛,津液不致大伤,大便虽硬,不久自行,不必用药,反伤其气也。"(《伤寒缵论》)

8. 根据《伤寒论》相关条文,临床应用大承气汤还是小承气汤,可根据以下内容辨别:一是潮热、谵语之轻重;二是大便燥结之微甚;三是能食还是不能食的变化;四是脉滑还是脉实;五是舌苔黄还是黄燥。

【原文】

阳明病,下血谵语者,此为热入血室,但头汗出者,刺期门,随其实而泻之,濈然汗出则愈。(216)

【笔记】

1. 本条并见于《金匮要略·妇人杂病脉证并治第二十二》。

2. 本条为阳明经热入于血室的证治。阳明病,经水适来之际,血室空虚,阳明之热内陷于血室,迫血妄行,故为之下血。下血一证,即成为本证之眼目,亦即热入血室与阳明腑实证的辨证关键。阳明腑实证是气分阳滞,热入血室证是血分失和,两者症状相似,但病机截然不同。

3. 血室:指胞宫。因血室隶属肝经,故用针刺肝之募穴期门的方法,以泻肝经实热。

4. 下血：诸家注均为便血，但结合 143 条来看，本处之下血当为月经，因阳明热盛，扰及血室而迫经水妄行。

5. 但头汗出：为阳明经热盛，蒸腾于上所致。

6. 柯韵伯："血室者，肝也，肝为藏血之脏，故称血室。女以血用事，故下血之病最多，若男子非损伤，则无下血之病；惟阳明主血所生病，其经多血多气，行身之前，邻于冲任，阳明热盛，侵及血室，血室不藏，溢出前阴，故男女俱有是症。"（《伤寒来苏集》）

【原文】

汗出谵语者，以有燥屎在胃中，此为风也。须下者，过经乃可下之。下之若早，语言必乱，以表虚里实故也。下之愈，宜大承气汤。(217)

【笔记】

1. 本条为阳明腑证兼有太阳表证的处理。

2. 过经：指过太阳之经。太阳病表证与阳明病里实证并见，若表证已罢，里证独见者，叫做过经。

3. 本证是肌表之邪未解，阳明腑实已成，汗出是风邪在表，谵语是燥屎内结，然而阳明病本有汗出，深恐医者误认，所以慎重指出"此为风也"。

4. 表里证同具的治疗原则，里实者应先治表，表解乃可攻里，所以接着指出"须下者，过经乃可下之"。过经，就是太阳表证已解除之意，但恐怕医者于此还不够深刻理解，因而后面又补充说明过经乃可下之的理由是"表虚里实"。如表邪已解之后，针对其里实情况，也可采用大承气汤。

5. "下之若早，语言必乱"是倒装文法，应接在"宜大承气汤"句后，指出表证未解，不得妄施攻下。因下之过早，表热尽陷而胃热益甚，是以神昏而语言错乱。

6. 成无己："胃中有燥屎则谵语，以汗出为表未罢，故云风也。燥屎在胃则当下，以表未和则未可下，须过太阳经，无表证，乃可下之。若下之早，燥屎虽除，则表邪乘虚复陷于里，为表虚里实，胃虚热甚，语言必乱。与大承气汤，却下胃中邪热则止。"（《注解伤寒论》）

【临床体会】

笔者在临床上对感染性疾病,如妇科盆腔、附件等炎症所引起的高热进行治疗时,通便泄热是常用之法。

【原文】

伤寒四五日,脉沉而喘满,沉为在里,而反发其汗,津液越出,大便为难,表虚里实,久则谵语。(218)

【笔记】

1. 本条为里热致喘满而误以治表之证候变化。

2. 太阳病外邪束表,肺气失宣,亦可致喘,麻黄汤证即为典型之病理变化,但其脉必浮,并有恶寒发热之表证。今脉见沉,则知邪已入里,内热壅聚,肺气不宣而喘满,此为里热致喘,故谓"沉为在里"。条中"伤寒四五日",亦暗示病程已非初起,太阳病已入里。今误用汗法,在里热壅盛的情况下,更为伤津劫液,所以轻则为大便难,促成阳明腑实之证,甚则谵语神昏。

3. 表虚里实:本条之表虚指误以汗法而致表虚,里实指阳明里热已成。本条与上条,同有"表虚里实"句,上条表虚为表邪未解,本条表虚指因误汗而致表气已虚。

4. 喘满一证,有因于表邪外束,有因于里气壅塞。但表邪之喘必有恶寒发热等表证,里实之喘必有潮热便秘等里证;同时,表证之喘满,其满在胸部,其脉必浮,里证之喘满,其满在腹部,其脉必沉。本证喘满脉沉,属于里实无疑。

【原文】

三阳合病,腹满身重,难以转侧,口不仁,面垢,谵语遗尿。发汗则谵语。下之则额上生汗,手足逆冷。若自汗出者,白虎汤主之。(219)

【笔记】

1. 本条言三阳合病,邪热偏重于阳明的证治及禁例。

2. "面垢"下,《玉函经》、成无己本均有"而"字;"谵语"下,《玉函经》有"甚"字。

3. 三阳合病:即太阳、少阳、阳明三经同时发病。

4. 口不仁:言语不利,不知食味。

5. 面垢:面部见油垢污浊。

6. 发汗则谵语:阳明经热,误以汗法,津伤及热扰神明而致神昏谵语。

7. 本证里热炽盛,所以禁用汗剂;假使误汗则津液更伤,邪热愈炽,谵语必然更甚。然里热虽盛,尚无有形燥结,故也不可使用下法;假使误下,则阴从下亡,阳无所附而上越,发生头汗肢冷等变证。

8. 虽曰三阳合病,但条中未见太阳、少阳体征,可见本条偏重于阳明,又从"下之则额上生汗,手足逆冷"看,本条当为以阳明之经证为主;从"发汗则谵语"看,言不可以汗法,故侧重治以阳明经证,以白虎汤为治。

9. 腹满为中焦热甚,气热壅滞所致,而非阳明腑实之腹满,身重则为阳明主土、主肌肉,热在阳明则身重;阳明之脉循于面,热在阳明而致面部油垢污浊。

10. 本条为阳明经证,所以禁用汗下之法,汗之则伤心神,下之则阴伤而阳气外越。

11. "若自汗出者,白虎汤主之"句当接在"谵语遗尿"之下。

12. "三阳合病"可理解为发病初,太阳、阳明、少阳三经证候同时出现。随着病情的发展,太阳、少阳之邪已归并阳明,表现为阳明里热独盛之证。

13. 白虎汤证,后世归纳为身大热、大汗出、大烦渴、脉洪大等"四大证",在临床上确有指导意义。

14. 张锡纯:"方中重用石膏为主药,取其辛凉之性,质重气轻,不但长于清热,且善排挤内蕴之热息息自毛孔达出也。用知母者,取其凉润滋阴之性,既可佐石膏以退热,更可防阳明热久者之耗真阴也。用甘草者,取其甘缓之性,能逗留石膏之寒凉不至下趋也。用粳米者,取其汁浆浓郁,能调石膏金石之药使之与胃相宜也。药止四味,而若此相助为理,俾猛悍之剂归于和平,任人放胆用之,以挽回人命于垂危之际,真无尚之良方也。何犹多畏之如虎而不敢轻用哉?"(《医学衷中参西录》)

【临床体会】

三阳合病,为临床上已进入热病之极期,此时表里俱为热邪充斥,表现为但热无寒的高热体征，神志也受到干扰而出现谵语不清，如见腹满，但无明显大便干结，则予白虎汤清气分之热（亦可参入银翘散、安宫牛黄丸加减）；如兼大便燥结，则可合三承气汤泄热通便。在实际临床上遇到此类感染性高热，用药辨证一般侧重于按温病论治，多于《温病条辨》《温热经纬》中辨证取方。医学在发展，对于热病的治疗，笔者的体会是学习《伤寒论》的辨证思维、学习温病的处方用药。

【原文】

二阳并病，太阳证罢，但发潮热，手足漐漐汗出，大便难而谵语者，下之则愈，宜大承气汤。（220）

【笔记】

1. 本条论二阳并病转属阳明腑实的证治。

2. 本条虽曰二阳并病，只是讲其由来，实则此时太阳病已罢，邪热已深入阳明之腑，热盛于里，而见潮热，手足漐漐汗出。漐漐汗出，言其汗出不断之义，全为一派里实里热征象，故可与泄热通下之法。

3. 二阳并病，即既有太阳表证，又有阳明里证，在治疗上则可小发其汗，参见48条。

4. 成无己："本太阳病并于阳明，名曰并病。太阳证罢，是无表证；但发潮热，是热并阳明。一身汗出为热越，今手足漐漐汗出，是热聚于胃也，必大便难而谵语。经曰：手足漐然而汗出者，必大便已硬也，与大承气汤，以下胃中实热。"（《注解伤寒论》）

5.《伤寒论》中见谵语的条文共27条，主要在太阳、阳明病篇。谵语的成因有误用汗熨火法，或阳明热盛，或肝经有热，或热入血室；亦有误汗亡心阳所致者。

【原文】

阳明病，脉浮而紧，咽燥口苦，腹满而喘，发热汗出，不恶寒反发热，身重。若发汗则躁，心愦愦，反谵语。若加温针，必怵惕烦躁不得眠。若下之，则胃中空虚，客气动隔，心中懊憹，舌上胎者，栀子豉汤主之。（221）

【笔记】

1. 愦愦(kuì,溃):《集韵》:"心乱也",形容心中烦乱不安之状;怵惕:即惊惧恐慌;客气:指外邪,此处指热邪;胎:即苔。

2. 本条论阳明热证误治后的变证及下后热扰胸膈的证治。

3. 本条为阳明经证,经热亢盛但未成实,但误治以太阳汗法与温针,及误以攻下,治不对证,变证蜂起,在治疗上也只能"知犯何逆,随证治之",栀子豉汤的运用,也只是举例而言。

4. 阳明经证,如误用发汗,则津液更伤,促成阳明腑实,而发生烦躁不安,心乱谵语等证;误用温针,则火邪内迫,损伤心神而发怵惕不安,烦躁不眠等变证;误用攻下,则无形之邪热反归并于胸膈之间,发生心中懊侬不适等变证。

5. 本条"阳明病,脉浮而紧,咽燥口苦,腹满而喘,发热汗出,不恶寒,反发热,身重",均言阳明病并侧重于阳明经证,故当此之时,宜以白虎汤调治。

6. 本处之误治汗法或温针,主要受条中"脉浮而紧"之误,实则脉浮而紧非外有寒束,而是浮言热盛于外,紧言其热之实。

【原文】

若渴欲饮水,口干舌燥者,白虎加人参汤主之。(222)

【笔记】

1. 从文义上看,本条承接上条而来,前条之心中懊侬,舌上生苔等证,是下后余热未尽,留滞胸膈,所以用栀子豉汤清宣之剂以清余热。本条为误治后而渴欲饮水,口干舌燥,不但显示了邪热炽盛,且反映出津液严重损耗,故用白虎汤清解邪热而加人参以补气生津。

2. 本条也可看作为阳明经证伤津之主证主方。

3. 成无己:"若下下后,邪热客于上焦者为虚烦;此下后,邪热不客于上焦而客于中焦者,是为干燥烦渴,与白虎加人参汤,散热润燥。"(《注解伤寒论》)

4. 本方石膏能清三焦火热,功多于清肺,退肺中之火,故用为君;知母亦就肺中泻心火,滋水之源;人参生津,益所伤之气而为臣;粳米、甘草,补土以资金,为佐也。

5. 陈修园在《伤寒论浅注》中言 "若前证外更加渴欲饮水,口干舌燥者为阳明经气之燥热,又宜白虎加人参主之,此承栀子豉汤而进一步言也"。确为临床经验之言。

【临床体会】

热病日久必然伤及阴津,在临床上常可见到妇科感染性患者,出现高热、口干、尿少、舌红、便秘等症,可予白虎、承气之法。如治疗后症状减轻,余热未尽而偏重于气阴两伤者,笔者常以白虎加人参汤(偏于余热较甚者)或竹叶石膏汤(偏于阴津亏损者)二方调治。

【原文】

若脉浮发热,渴欲饮水,小便不利者,猪苓汤主之。(223)

【笔记】

1. 以上两条承接第 221 条,论误治后的白虎加人参汤证与猪苓汤证。《玉函经》,本条接在上条 "白虎加人参汤主之" 句下,与 221 条合为一条。

2. 本条与上条均有发热,渴欲饮水,但有明显不同,上条主证为烦渴大汗,小便通利,纯属热灼津伤,故用白虎加人参汤清热生津;而本条为小便不利,无大汗出,是阴虚有热而水气不利,故用猪苓汤滋燥清热利水。

3. 此为阳明误治,邪热充斥,提出三种变化:一为热壅上焦,气热扰于胸膈者,以栀子豉汤清上焦无形之气热;二为热壅中焦,大渴汗出伤津者,以白虎加人参汤清中焦之气热;三为热壅下焦而致膀胱气化失司,小便不利者,以猪苓汤泻下焦之热。三者均为阳明无形之热,此点不可不知。

4. 猪苓汤由猪苓、茯苓、泽泻、阿胶、滑石组成。其中,猪苓、茯苓、泽泻,甘淡渗湿,利水泻热;阿胶甘平,育阴润燥;滑石甘寒,既能清热,又能去湿通窍而利小便,一物兼二任也。合为育阴润燥、清热利水之剂,对阴伤而水热互结小便不利者尤为适宜。

5. 柯韵伯:"上条根首条诸症,此条又根上文饮水来。连用五" 若 "字,见仲景说法御病之详。栀豉汤所不及者,白虎汤继之,白虎汤不及者,猪苓汤继之,此阳明起手之三法。所以然者,总为胃家惜津液,既不肯令胃燥,亦不肯令水渍入胃耳。"(《伤寒来苏集》)

【原文】

阳明病,汗出多而渴者,不可与猪苓汤,以汗多胃中燥,猪苓汤复利其小便故也。(224)

【笔记】

1. 本条言猪苓汤之禁忌。阳明病,热在经而腑气未实之际,多见汗出而渴饮,此时不论已治、未治或误治,只要其证情未变,均宜以清热透热为治,主方则为白虎汤,兼有伤津者,则以白虎加人参汤。之所不能用猪苓汤者,以其能利小便而更伤其阴之故也。

2. 猪苓汤虽有清热养阴作用,但利水功能是主要的。因此,凡不属水热互结,即没有水气内停,只是表现为热盛迫津汗出,热耗津液之口渴、小便不利者,不能误用猪苓汤。此外,里热亢盛所致的小便不利,表现为小便短赤,猪苓汤证的小便不利多伴浮肿等水停症状。

3. 猪苓汤证与五苓散证均属病邪与水气互结,三焦气化失司,均见小便不利、口渴、发热、脉浮等症。然五苓散证为寒邪寒证,可兼表未解,由于一部分寒邪入里,影响膀胱气化,水气内停,故五苓散证之口渴乃因气化失司,津不上承所致,表现为口渴或渴不欲饮,或水入则吐;猪苓汤证为热邪热证,且有伤阴,多见于外感病后期,一般不兼表证。

4. 陆渊雷:"经文'渴者'下,当有'虽小便不利'五字,言小便不利之由于汗多胃燥者,不可与猪苓汤。盖猪苓汤之主证为小便不利或淋沥,虽不渴亦可用。若无此五字,似渴为猪苓汤之主证矣。"(《伤寒论今释》)

【原文】

脉浮而迟,表热里寒,下利清谷者,四逆汤主之。(225)

【笔记】

1. 本条言表热里寒,阳虚阴盛,表里同病,里虚为甚,急当救里的证治。

2. 本条出现下利清谷,乃脾肾阳虚所致,这是本证的主证。其脉浮而迟,迟为里寒,浮脉与迟脉同见,此为里虚寒盛,阴盛格阳,虚阳外越,此种脉象多为浮迟而无力;或因里寒兼表邪未尽,此脉多呈浮迟而有力。

3. 脉浮者为表,故有表热,迟者为里,故有下利清谷,二者相比,里虚寒重于表热,故须急当救里。此与 91 条"伤寒,医下之,续得下利清谷不止,身疼痛者,急当救里"义同。

4. 钱天来《伤寒溯源集》认为本条"表热里寒"为真寒假热,意为阴寒盛于里,虚阳浮于外,亦通。

5. 成无己:"浮为表热,迟为里寒。下利清谷者,里寒甚也,与四逆汤,温里散寒。"(《注解伤寒论》)

6. 章虚谷:"脉浮身热,是有表邪,而不知其脉迟为阳虚里,以四逆汤急救脾肾之阳,用生附配干姜从里达表,其外邪亦可解散而不致内陷矣。"(《伤寒论本旨》)

【临床体会】

热病治疗时,有时因患者体质偏弱或用药过猛,伤及患者阳气,阳气受损,无力温煦而使疾病从阳转阴,导致阴寒弥漫的阳衰阴盛重症。此时急当救逆温阳,以四逆汤调治。笔者也常用温脾汤、附子理中汤等治疗,临床效果优于四逆汤。

【原文】

若胃中虚冷,不能食者,饮水则哕。(226)

【笔记】

1.《千金翼方》无"者"字;《脉经》句首冠有"阳明病"三字。

2. 本条言胃中虚寒,中焦寒阻,胃气无力下降,一则不能蒸腐水谷而不能食,二则饮水时寒水相搏而生哕也。哕:呃逆。

3. 本条言中寒,与 190 条"阳明病,若能食,名中风;不能食,名中寒"之中寒病机相似,两者同为中阳虚寒所致。治当温振中阳以祛寒浊,方可从吴茱萸汤加减变化,因此处之病机与 243 条"食谷欲呕,属阳明也,吴茱萸汤主之"之病机相同。

4. 不能食,亦有属于阳明实热者,如 215 条即为胃中热实结滞,不能容纳,故反不能食,和本条中焦虚寒的不能食,病理机制完全相反。

【原文】

脉浮发热，口干鼻燥，能食者则衄。(227)

【笔记】

1. 此论阳明气分热盛，迫血妄行致衄证。脉浮发热是阳明经气分热炽的表现，热在气分，邪热随经上扰，循经脉而上，足阳明胃之经脉，起于鼻旁，环口，循于面部。脉浮、发热、口干鼻燥，说明阳明经中有热；邪只在经而未散入腑，胃气尚和，故能食；邪热盛于阳明之经，不得外越，热迫血行，血随经上逆，故伤络迫血为衄。

2. 从46条"剧者必衄，衄乃解"及47条"太阳病，脉浮紧，发热，身无汗，自衄者，愈"来看，太阳病有"衄而自解"之可能。阳明病因经热当盛于太阳病，故衄后热虽有出路，但已无由此而解的病机，仍需对证调治。另外，即使太阳病可"衄而自解"，亦有热盛而仍须服药者，如55条"伤寒，脉浮紧，不发汗，因致衄者，麻黄汤主之"。

3. 本证鼻衄，乃因阳明经热炽盛，迫血上行所致，各家看法是一致的。"能食者则衄"一句，说明患者胃气充盛；热壅阳明胃腑，此时邪虽实而正亦不虚，故热可从衄而散解。

4.《医宗金鉴》："阳明病，脉浮发热，口鼻干燥，热在经也。若其人能食，则为胃和，胃和则邪当还表作解也。然还表作解，不解于卫，则解于营，汗出而解者，从卫解也；衄血而解者，从营解也。今既能食、衄血，则知欲从营解也。"

【原文】

阳明病，下之，其外有热，手足温，不结胸，心中懊憹，饥不能食，但头汗出者，栀子豉汤主之。(228)

【笔记】

1. 本条为阳明经证，误投下法，虽未导致结胸重证，但无形之气热，滞留胸中，而致热扰胸膈，心中懊憹，饥而不食，故以栀子豉汤清透胸膈余热。本条之病机与221条大致相同。

2. 太阳篇所述栀子豉汤证为太阳病过汗或误用吐下后而成,本条为阳明病下后所致,病变性质相同,均属余热留扰胸膈和胃,故取清热除烦和胃之法调理。

3. "其外有热,手足温"指阳明之经热见于表者,非表证发热。本证如病邪进一步亢盛并结聚于里,需与结胸证鉴别。

4. 章虚谷:"此即阳明余邪未净,而无燥屎者,下后,有形实邪已去,则无胀满之证矣。尚有无形邪热散漫,故外有热而手足温。并非误下邪陷,故不结胸,而但心中懊侬。邪热肆扰,故饥不能食,其热由胃上蒸而出头汗。故以栀子豉汤轻泄涌吐,使邪从上散也。"(《伤寒论本旨》)

【原文】

阳明病,发潮热,大便溏,小便自可,胸胁满不去者,与小柴胡汤。(229)

【笔记】

1. 本条论阳明病柴胡证未罢的辨治。

2. 证见潮热,似属阳明腑实,但应同时伴有腹胀满或腹痛,大便闭或大便硬,但本证大便溏,提示腑实未成;小便自可而非短赤,亦表示内中燥热不盛。此时不应妄以攻下。

3. 根据"有柴胡证,但见一证便是,不必悉具"的原则,今见潮热而伴胸胁满不去,乃邪热侵犯少阳,经气不利所致,虽无其他少阳病兼证,仍可从少阳而用小柴胡汤,以和解祛邪、疏利经气。

4. 从《伤寒论》条文中可以体会到,在太阳病向少阳病的转化过程中,可出现各种不典型的证候,其表现似太阳、少阳合病,或阳明、少阳合病,或太阳、阳明、少阳三阳合病,若合病中太阳或阳明病主证不明确,则不能轻用汗法或清法、下法,而可从少阳以和解法论治。

5. 热邪初入阳明,虽有潮热,里热未盛,未成腑实,此时当然可从阳明经证调治,然如兼有少阳证未尽者,则为二经同病,在治疗上当须看具体临床体征。本条阳明经证未盛,而潮热、胸胁满等少阳体征仍在,故仍宜先清少阳之邪热,同时遵循先表后里的原则,也是先治少阳,后调阳明。本条少阳阳明同病,如见大便实者,还有大柴胡汤一法可以变化调治。

【临床体会】

笔者在中医妇科临床上,常将小柴胡汤与逍遥散合成一方,治疗肝失疏泄、气血不畅所致的月经失调、胸胁胀满、情志不畅、不孕症等。在治疗这些疾病时,只要肝失疏泄、气血不畅之病机不变,皆可按"但见一证便是,不必悉具"的原则进行调治。小柴胡汤在妇科临床中使用非常广泛,应用范围早已超出《伤寒论》之少阳病,亦不限于伤寒热病,其和解表里、交通上下的组方思想是运用本方的基础。

【原文】

阳明病,胁下硬满,不大便而呕,舌上白胎者,可与小柴胡汤,上焦得通,津液得下,胃气因和,身濈然汗出而解。(230)

【笔记】

1. 本条病机与上条大体相似,阳明少阳同病,兼有不大便者,此时应以少阳阳明同治之法,即以大柴胡汤,颇合本条,而却以小柴胡汤调和之。此种用方,关键在于虽有里实大便不通,但舌苔尚白,以示里热未盛,故先以小柴胡汤以变通。但此是一时之宜,如见舌苔黄燥者,则须从大柴胡或承气之类调治。

2. 本条辨证关键是"舌上白胎者",说明里热尚未成实,如果舌苔黄燥乏液,再见潮热腹满等证,则燥屎内结,里证为多,那么小柴胡就不能胜任了。

3. "不大便而呕",似乎燥热结于肠胃,然"舌上白胎者"则表明内燥热不盛。且见呕吐,提示胃气已上逆,如204条所说"伤寒呕多,虽有阳明证,不可攻之",故本证不能从阳明治之。

4. 前后两条原文均可看作"有柴胡证,但见一证便是,不必悉具"的实际运用举例,由此可知是否选用小柴胡汤治疗,并不在于见到哪几个主症,而主要是从证候的病变性质上看,是否与小柴胡汤证的病机相合,大凡病邪已入里化热,而热势不盛,热邪侵犯少阳经或肝、胆、胃等脏腑,则均可给予小柴胡汤治疗。

5. 服小柴胡汤后病愈的表现及机制,《伤寒论》中描述有二:一是101条所述服药后出现"蒸蒸而振,却复发热汗出而解",即战汗而解;二是本条所述"上焦得通,津液得下,胃气因和,身濈然汗出而解",乃服小柴胡汤后,使枢机运转,三焦通调,气机宣畅,表现为汗出,大便畅,病邪随之而去。由此可见,小柴胡汤扶正祛邪的作用,除表现为补益正气、增强抗邪能力外,还可通过调理三焦气机,使全身脏腑功能恢复正常,而有助于祛邪外出,达到病愈的目的。

【原文】

阳明中风,脉弦浮大而短气,腹都满,胁下及心痛,久按之气不通,鼻干不得汗,嗜卧,一身及目悉黄,小便难,有潮热,时时哕,耳前后肿,刺之小差。外不解,病过十日,脉续浮者,与小柴胡汤。(231)

脉但浮,无余证者,与麻黄汤;若不尿,腹满加哕者,不治。(232)

【笔记】

1. 本两条讨论阳明中风发黄的证治。原文虽曰"阳明中风",实则为三阳合病,且有发黄。

2. "脉弦,胁下痛,耳前耳后肿"为少阳经气不宣所致;"脉浮"为太阳表证;"脉大,短气,腹满,鼻干,一身及目悉黄,有潮热"为阳明证,三阳合病,病情繁杂,给治疗造成很大困难,只能按临床具体表现而治之。这里侧重以和解少阳之法,取其枢机一通,则上下表里兼和之义。但在临床上,尚须具体问题,具体分析。

3. 本应治以清热利湿,疏利肝胆,调和肠胃,然表邪尚未尽解,恐早用攻下,有碍表证,若用发表,有碍里证,故先用刺法,以疏表泄热,宣通气机,疏利经脉,缓和病证。如经针刺治疗,"病过十日",里证消失,脉不弦大而但浮,"脉但浮,无余证"说明原有的少阳阳明证不复存在,此时仅以太阳病为主,治疗当用汗解,予麻黄汤。

4. "若不尿,腹满加哕者,不治"是承231条而论病之预后,即由原来小便难变为尿闭,腹满更重,哕呃更频,表示三焦壅滞,气机闭阻,胃气衰败,呈现正虚邪实之状,病情危重,故曰"不治"。

【原文】

阳明病,自汗出,若发汗,小便自利者,此为津液内竭,虽硬不可攻之,

当须自欲大便,宜蜜煎导而通之。若土瓜根及大猪胆汁,皆可为导。(233)

【笔记】

1. 导:用润滑类药物纳入肛门,引起排便,称作导法。

2. 本条为外治通便法,取燥而润之之义,其实是一种治标不治本之法,如确为津枯便坚者,仍宜究其本而治之。

3. 本证为外感热病恢复期,由于在急性期,即阳明病阶段,里热亢盛迫津外出,汗多津伤,若再加上误汗,则更使津液损伤,导致肠胃干燥,大便硬结,此种大便干硬,不能用攻下法治疗,即原文所说"此为津液内竭,虽硬不可攻之",当用润燥导便之法缓治而不伤正气。

4. 王晋三:"蜜煎外导者,胃无实邪,津液枯涸,气道结塞,燥屎不下,乃蜜煎导之,虽曰外润魄门,实导引大肠之气下行也。"(《绛雪园古方选注》)

5. 阳明本为热病,极易伤津,而致大便燥结。故阳明腑实证常以三承气汤法以泄热通便存阴,但如果治疗不当,如此处为阳明病而误用汗法,则机体主要矛盾表现在津液大亏而致津亏便秘,此时痞满燥实坚的体征一时尚不明显,故以润肠通便法调治。但用蜜煎导法治疗阳明便秘时,其首要条件是表现以津伤为主,燥热未盛之际,所以如见有腑实重证,则非蜜煎导为宜了。

6. 本条与247条麻子仁丸证之病机有相似之处。二者均为热伤津液,均有小便自利或小便数这一因脾约束津液,不走大肠,直走膀胱的体征。小便数或小便自利,对本来津液已亏损的阳明证而言,无疑是雪上加霜,增加了其津亏便秘的严重性。故二者均以润肠之法调治,所不同者,一为内治,一为外治而已。此种润肠通便法,不只用于阳明热证,对一些素本阴亏津少或热病后期患者之便秘,均可以此法加减应用。后世医家运用此方加以扩充变化者极多。

7. 大便硬者如何区分其属燥热内结抑或津液内竭?小便利与不利是为辨证要点。大凡邪热未去,燥实结聚肠胃者,大便硬的同时,必伴有发热、汗出、小便短赤。如邪热去,气机宣通,则小便通利,然津伤尚未恢复,故肠胃干燥,大便硬。本证小便自利,故属津伤便硬。

【原文】

阳明病,脉迟,汗出多,微恶寒者,表未解也,可发汗,宜桂枝汤。(234)

【笔记】

1. 阳明病兼太阳病的证治,以太阳病为主,治当先解表。然而必须是里热不甚者,方可权用,如果因里热炽甚,汗出多而背部微恶寒者,那就属白虎加人参汤所主,桂枝汤不但不能治疗,而且要严格禁用。

2. 阳明、太阳同病,条文未言发热,但应有发热,且伴微恶寒,故称"表未解也"。从病情分析而言,本证证情应偏轻缓,其突出表现是发热伴微恶寒,汗出多,太阳病证候较明显,故治疗不宜攻下而应解表,用桂枝汤。

3. 关于脉迟,有主虚寒者,亦有主实热者,应当加以区别。属实热者,必迟而有力,如 208 条"阳明病,脉迟,虽汗出不恶寒者,其身必重,短气腹满而喘,有潮热者,此外欲解,可攻里也。手足濈然汗出者,此大便已硬也,大承气汤主之"。属虚寒者,必迟而无力,如 195 条"阳明病,脉迟,食难用饱,饱则微烦,头眩,必小便难,此欲作谷瘅。虽下之,腹满如故,所以然者,脉迟故也"。本条的脉迟与前两证又不尽相同,当作缓讲,即中风之浮缓,所以用桂枝汤治疗。

4. 本条论及阳明病如兼有太阳病者,当先解其表。这种提法在原则上是对的,但在临床上,则须视具体情况而定。如表证重于阳明证者,当然可以先解其表,但如阳明里证重于太阳表证者,只应先以清里为宜,如 219 条三阳合病,以阳明经证为主,先不解表而以白虎汤清之;220 条二阳并病而以大承气汤治里,都是辨证为先的体现。

【原文】

阳明病,脉浮,无汗而喘者,发汗则愈,宜麻黄汤。(235)

【笔记】

1. 本条紧接上条而设,上条为阳明病兼太阳表虚,此条为阳明病兼太阳表实,其治法及变化一如前述。

2. 本条在治法上,除表实以麻黄汤解表平喘外,如兼里热,则可考虑大青龙汤。总之在临床上,一定要辨清里热与表寒之轻重变化,方可用药,如里热盛者,麻黄汤应绝对禁用。

【临床体会】

临床上对于感染性疾病高热患者,如见到"无汗而喘",笔者常以麻杏石甘汤为主方,如兼大便干结者,参入三承气汤法;热重明显则选白虎汤变化,重用石膏、知母。同时,也常加入银翘散、桑菊饮等方,效果比单用麻黄汤为优。

【原文】

阳明病,发热汗出者,此为热越,不能发黄也。但头汗出,身无汗,剂颈而还,小便不利,渴引水浆者,此为瘀热在里,身必发黄,茵陈蒿汤主之。(236)

【笔记】

1. 热越:越有外扬之意,热越即是热邪向外发泄。

2. 剂颈而还:"剂"通"齐",即颈以上有汗,颈以下无汗。

3. 引:避开,退却。《史记·李将军列传》:"且引且战,连斗八日。"但此处"引"古今注家多释为"饮",这就与避开之义相反。

4. 水浆:泛指饮料,如水、果汁之类。

5. 瘀热:即邪热郁滞的意思。

6. 本条言阳明湿热郁蒸发黄的证治,可与260条互参。阳明发黄,一般均为湿热蕴结,不得透越而致。阳明病当汗多,一方面为热迫津液所致,另一方面邪热亦可随汗外泄,此病机即谓"热越"。热越者,邪热随汗而外越也。邪热外越,则邪有去路,不致内蕴而致与湿相结,故不发黄;反之热无宣透,身无汗,内热壅盛而致气机不展,湿热互结,小便气化不利,热与水结而为黄,渴引水浆亦为气机不展,水不化津所致。

7. 成无己:"但头汗出,身无汗,剂颈而还者,热不得越也;小便不利,渴引水浆者,热甚于胃,津液内竭也;胃为土而色黄,胃为热蒸,则色夺于外,必发黄也。与茵陈蒿汤,逐热退黄。"(《注解伤寒论》)

8. 茵陈蒿汤由茵陈蒿、栀子、大黄组成,三者均为苦寒之品,寒能清热,苦能泄湿,相辅相成,合为清热泄湿、利胆退黄之剂。茵陈蒿苦而微寒,清热利湿、疏肝利胆,是治疗黄疸的专药。栀子苦寒,清热利湿,通三焦而利小便,导湿热从小便而去。大黄苦寒,泻热导滞,推陈致新。方中大黄只用二两,仅及三承气汤方中之半,配伍取义与攻下阳明腑实不同,旨在除瘀热,导湿热由大便而出。三药合用,使二便通利,湿热尽去,如方后注曰"一宿腹减,黄从小便去也"。

9. 在研读《伤寒论》时,要特别注意条文的排列顺序及前后之间的有机联系,这是前贤及现代伤寒大家刘渡舟教授所力主的研究方法。以236条茵陈蒿汤证条文在论中所处位置进行分析,湿热发黄是气分病兼以伤血的证候。该条前的234和235条为病邪初入阳明,是阳明经轻浅的气分证,故仲景"宜"麻、桂两方治之,此为遵《素问·热论》中"三阳经络皆受其病,而未入于脏者,故可汗而已"之旨,该条后的237条则是阳明蓄血证。而236条茵陈蒿汤证介于麻桂证和抵当汤证之间,恰是邪从气分往血分深入发展的过渡阶段,即由轻浅的气分证向瘀血重证过渡的瘀热伤血证候。

【原文】

阳明证,其人喜忘者,必有畜血。所以然者,本有久瘀血,故令喜忘。屎虽硬,大便反易,其色必黑者,宜抵当汤下之。(237)

【笔记】

1. 喜忘:"喜"作"善"字解。喜忘即善忘、健忘之意。《外台秘要》作"善忘"。

2. 畜血:"畜"同"蓄",瘀血停留叫蓄血。

3. 本条论阳明蓄血的证治。阳明蓄血证是阳明邪热与胃肠宿有的瘀血相结而成。心主血,宿瘀与邪热相合则心气失常,故善忘。大便虽硬而反易,且色黑,正是阳明蓄血证的特征。邪热灼伤津液,大便必硬;瘀血离经,其性濡润,与硬便相合,则化坚为润,大便排出反易;大便潜血,其色黑亮如漆。对于黑便,王肯堂指出"邪热燥结,色未尝不黑,但瘀血则溏而黑粘如漆,燥结则硬而黑晦如煤,为明辨也",颇有参考意义。

4. 蓄血在内,非汗吐之法可治,故用抵当汤来攻瘀破其血结,泻其邪热,以冀达到治愈目的。

5. 蓄血有太阳蓄血和阳明蓄血两种,同为热与血结,均有神志异常症状。此为其同。太阳蓄血证,为太阳表邪入里化热,随经入腑,热与血结在下焦,可见少腹急结,或硬满,小便自利,如狂,发狂等症。阳明蓄血证,为阳明邪热与久有之瘀血相结在肠,心神失养,可见喜忘,大便虽硬而易出,其色必黑等症。太阳蓄血多为"新瘀",阳明蓄血为"本有久瘀血",亦即内有"宿瘀"。神志异常方面,太阳蓄血为如狂、发狂,症状较重,阳明蓄血则为健忘、喜忘,症状较轻。辨太阳蓄血证关键在于小便利与不利,辨阳明蓄血证关键在于大便黑与不黑、难与不难。此为其异。二证成因和证候虽有差异,而其病机都是邪热与血相结,同为蓄血证,所以治疗都可以选用抵当汤以泻热逐瘀。

6. 太阳蓄血证兼有少腹急结、硬满等证,本条虽未提及,想必阳明蓄血证亦应有此等证候。

7. 柯韵伯:"瘀血是病根,喜忘是病情,此阳明未病前症,前此不知,今因阳明病,而究其自也。屎硬为阳明病,硬则大便当难而反易,此病机之变易见矣。原其故必有宿血,以血主濡也,血久则黑,火极反见水化也,此以大便反易之机,因究其色之黑,乃得其病之根,因知前此喜忘之病情耳。"(《伤寒来苏集》)

【原文】

阳明病,下之,心中懊恼而烦,胃中有燥屎者,可攻。腹微满,初头硬,后必溏,不可攻之。若有燥屎者,宜大承气汤。(238)

【笔记】

1. 阳明腑实证,攻下为正治之法,只要使用得当,症状即可很快消失,但在攻下后,病人有心中懊恼且躁烦体征,此为余邪未尽。

2. 凡下后见心烦懊恼者,原因有如下两种:热邪未尽,留于胸膈的栀子豉汤证;燥屎未去,交积内阻的大承气汤证。本条"胃中有燥屎者"为辨证要点,但如见"腹微满,初头硬,后必溏",则不宜攻下。

3. 本证之腹微满、心烦懊恼,既不是燥屎内结的实烦,也不是余热扰于胸膈的虚烦,论其性质,却与79条"伤寒下后,心烦腹满,卧起不安"的栀子厚朴汤证相近,可以斟酌使用。

4. 阳明病下之,心中懊恼,如已无肠中积滞者,则可予栀子豉汤以泄热除烦,如胃中仍有燥屎者,则仍可攻下,至于选用何汤,则须依据临床情况而选用三承气法,不可一概而论予大承气汤。

【原文】

病人不大便五六日，绕脐痛，烦躁，发作有时者，此有燥屎，故使不大便也。(239)

【笔记】

1. 本条论阳明腑实燥屎内结的辨证。燥屎聚结在肠间，壅塞不通，故有绕脐疼痛；邪热内阻，浊气蒸扰，所以烦躁。也正因燥屎不得排解，矢气攻冲，腹痛烦躁，所以会发作有时，这也是燥屎内结的特有征象。燥屎既结，当然大便不通。

2. 214 条以腹中有无转气来判断肠中有无燥屎，此条以绕脐痛进一步说明燥屎的临床表现。

3. 张隐庵："此论内有燥屎，乃承上文之意而申言之也。病人不大便五六日，则热邪在里；绕脐痛者，入于胃下，近于大肠也；烦躁者，阳明火热之气化，心烦而口燥也；发作有时者，随阳明气旺之时而发也；此有燥屎在肠胃，故使不大便也。不言大承气者，省文也。上文云：若有燥屎者，宜大承气汤，此接上文而言，此有燥屎则亦宜大承气汤明矣。"(《伤寒论集注》)

4. 发作有时：宜看作有时而发，有时不发之意，为肠燥屎攻动所致，不可看成发作定时。

【原文】

病人烦热，汗出则解，又如疟状，日晡所发热者，属阳明也。脉实者，宜下之；脉浮虚者，宜发汗。下之与大承气汤，发汗宜桂枝汤。(240)

【笔记】

1. "如疟状"，其实并非疟，从其发热时间多在日晡，可推断其病机已转属阳明，然而本证腑气是否成实，当参合脉象决定。如脉象充实有力，则属于阳明燥实，即可用攻下之大承气汤法，以攻逐内实；如脉象浮虚，则为表邪未尽，里实未甚，还应先宜桂枝汤发汗，以解未尽之表。

2. 本节之大承气汤和桂枝汤主要是点邪之走向：一为转里，一为仍在表，提示有可汗可下的两种治疗方法。从本证来看，也可以说是表里同病，而里不虚者,所以须先解表而后攻里,这是《伤寒论》的治疗原则,因浮虚之脉为表证未解,但已是汗出之后,所以不用麻黄汤,而用桂枝汤解有汗之表证。

【原文】

大下后,六七日不大便,烦不解,腹满痛者,此有燥屎也。所以然者,本有宿食故也,宜大承气汤。(241)

【笔记】

1. 本条言下后燥屎复结的证治。阳明腑实重证,经大下之后,如大便通利,燥屎得下,则脉静身凉,知饥能食,病自可愈。今大下之后,六七日又不大便,并见烦不解、腹满痛等症,此为下后邪热未尽,胃气未复,则六七日所进食物,与邪热相合而成为宿食。所谓宿食者,即胃家实之互辞。曰"宜大承气汤",是示人以法,亦可酌情用小承气汤或调胃承气汤。

2. 燥屎的成因主要有以下几种:一是外感病发展到阳明病阶段,燥热内盛,结聚肠胃,此多由传经而来,或本经自发;二是原有宿食内停于肠胃,与邪热互结所致;三是阳明病经攻下治疗后,病邪未尽,实邪重又结聚滞留于肠胃。

3. 本条在辨证上,也可看作杂病,即原有肠中宿食,不论新旧均可以下治,下后宿食未尽者,只要身体许可,仍可以承气法下之。

【原文】

病人小便不利,大便乍难乍易,时有微热,喘冒不能卧者,有燥屎也,宜大承气汤。(242)

【笔记】

1. 乍:本义为"忽",此处用作连词,即"或者"。

2. 喘:即气喘;冒,是热甚目眩之状。

3. 阳明病腑实,一般是小便利、大便硬,如第105条谓"若小便利者,大便当硬",第251条谓"须小便利,屎定硬,乃可攻之"即是。今小便不利,大便乍难乍易,何以故也?因阳明里实,燥热与糟粕相合,形成燥屎,腑气不通,故大便乍难。燥热结实,大气不行,津液耗损,然未至枯竭程度,部分津液尚能反流于肠,则所结之燥屎,尚有部分得以稍润,故小便不利时,大便乍易。燥屎阻结,热邪深伏于里,难以透发于外,故时有微热。腑气不通,燥热上迫于肺则喘。冒者,热邪上逆,扰乱清官之地也。喘冒俱甚,故不能卧寐。既有燥屎,则腹满痛、烦躁等症亦可存在,故可用大承气汤攻下。

4. 大便乍难乍易:有注家作大便坚与不坚解者。其坚结者,则始终难下,故曰"乍难";其未坚者,或有可通之时,故曰"乍易"。亦有注家作热结旁流解者,如钱潢说:"乍难,大便燥结也;乍易,旁流时出也。"附录于此,以供参考。

5. 本条"小便不利"为热盛伤津,津液亏损所致,须与71条五苓散证之小便不利有别,彼是热结下焦,膀胱气化不利而致。

6. "小便不利",为内热已盛而伤津,则大便有燥结成实之可能,此时在用药上尚不宜以承气汤攻下,至喘冒不能卧者,则肠中燥屎已成,宜以承气汤攻之,治其下而喘冒自止。

7. 张隐庵:"此承上文大下后亡津液而言,病人小便不利致大便乍难乍易者,津液内亡则大便乍难,小便不利而津液当还入胃中,则大便乍易。时有微热者,随阳明气旺之时而微发其热也;喘冒者,火热之气逆于上而不能下;不能卧者,胃不和则睡不安。此有燥屎也,宜大承气汤上清喘冒,而下行其燥屎。"(《伤寒论集注》)

【原文】

食谷欲呕,属阳明也,吴茱萸汤主之。得汤反剧者,属上焦也。(243)

【笔记】

1. "食谷欲呕",而用吴茱萸汤者,为中焦虚寒,虚则不能纳谷,寒则胃气上逆,此与226条"若胃中虚冷,不能食者,饮水则哕"同理。今服吴茱萸汤后反剧者,表示药证不符,其原因众多,仲景只提出病位在上焦,至于其病机病理均未论及,说明食谷而呕大多为中焦疾病,但亦可由病在上焦所致,诸家所注大都认为上焦有热,可参考,但不可作定论讲。当进食时气逆欲呕,这是胃家虚的缘故,可用吴茱萸汤主治。如服本方后,呕吐反而严重者,这就不是中焦之寒而须考虑是否为上焦有热所致。

2. 吴茱萸汤证除本条外,还有后文少阴病篇 309 条"少阴病,吐利,手足厥冷,烦躁欲死者"、厥阴病篇 378 条"干呕吐涎沫,头痛者",以及《金匮要略·呕吐哕下利病脉证治第十七》第 8、9 条,应互参。据《伤寒论》和《金匮要略》记载,本方可用于下列四种病证:①阳明胃寒,食谷欲呕;②少阴吐利,手足逆冷,烦躁欲死;③厥阴头痛,干呕,吐涎沫;④胸阳不足,阴寒上逆,呕而胸满。

3. 吴茱萸汤具有温中散寒,暖肝和胃,降逆止呕的作用。吴茱萸辛苦而热,气味俱厚,主入肝,兼入胃脾,具有温肝暖胃,降逆止呕的功效,为方中主药。重用生姜之辛温,可以温胃化饮,降逆止呕。配以人参之甘温、大枣之甘平,补虚以和中。凡肝胃虚寒,浊阴上逆诸证,皆宜用之。

4. 许宏:"干呕,吐涎沫,头痛,厥阴之寒气上攻也;吐利,手足逆冷者,寒气内甚也,烦躁欲死者,阳气内争也;食谷欲呕者,胃寒不受食也。此以三者之症,共享此方者,以吴茱萸能下三阴之逆气,为君;生姜能散气,为臣;人参、大枣之甘缓,能和调诸气者也,故用之为佐使,以安其中也。"(《金镜内台方议》)

【原文】

太阳病,寸缓关浮尺弱,其人发热汗出,复恶寒,不呕,但心下痞者,此以医下之也。如其不下者,病人不恶寒而渴者,此转属阳明也。小便数者,大便必硬,不更衣十日,无所苦也。渴欲饮水,少少与之,但以法救之。渴者,宜五苓散。(244)

【笔记】

1. 本条为太阳中风表虚证误治成病,及对病情的分析处理。

2. 寸缓关浮尺弱:即脉浮而缓之意。盖寸缓即言寸关尺三部皆缓,尺弱是相对浮紧脉而言,即尺脉不显紧而有力。

3. 本证始为太阳中风证,要以桂枝汤治之,如不解,邪入里则化热而不恶寒而渴,即转入阳明证,这是六经传变之正途。今医在太阳中风证误以攻下,邪热乘机内陷成痞,则须按其具体情况选择泻心汤调治;如转入阳明,而小便数而大便硬,则已有热灼伤津之兆,但患者不更衣十日尚无所苦,只提示津伤不甚,肠内虽有实结,但未坚,故可以润下之法,如麻子仁丸、蜜煎导之类;如出现膀胱气化不及而水停致小便不利,渴欲饮水者,则以五苓散温阳化气,使津气上承。全条充满了辨证精神。

4. 本条所论内容重在辨证:一辨表证误下成痞与自然传经入阳明的区别;二辨小便数、大便硬、无腹胀满痛之津亏肠胃干燥证与邪热结聚肠胃的区别;三辨津伤口渴与停饮津不上承口渴的区别。

【原文】

脉阳微而汗出少者,为自和也,汗出多者,为太过。阳脉实,因发其汗,出多者,亦为太过,太过者,为阳绝于里,亡津液,大便因硬也。(245)

【笔记】

1. 本条以脉阳微与阳脉实,两两对举,辨中风、伤寒汗出过多,导致阳绝于里、津伤便硬之证。

2. 脉阳微,指脉浮取有微弱缓和之象,如果伴见汗出少,则表明正气虚而不甚,表邪衰而将退,正邪相争,正胜邪却,预后可期自行痊愈,故曰"为自和也"。如果汗出多,则津液伤于外,邪热盛于里,是为太过。

3. 阳脉实,指脉浮取而充实有力,也是对阳脉微而言。发汗本为解表正治,应以遍身微汗出为佳,然而汗出多,津液消耗过量,也为太过。由此可见,无论脉阳微、阳脉实,只要汗出多,皆属"太过"。因为汗出多,每易导致邪热盛于里,津液亡于外,而出现肠中干燥,大便结硬的变证。同时也提示发汗应该注意保存津液,切不可发汗太过。

4. 阳明病,热邪炽盛于里的大便不通,为燥屎内结证;热邪不甚,津伤为重的大便不通为脾约。本条就是叙述汗多伤津,而成为脾约证的发病机转。

5. 方有执:"轻高而上前者为阳微,以中风之缓言。中风本自汗,故言出少为自和,和对太过言,谓未至太过耳……实以伤寒之紧言。伤寒本无汗,故曰因发其汗;发而出之过多,则与自出过多者同一致,故曰亦为太过。"(《伤寒论条辨》)

【原文】

脉浮而芤,浮为阳,芤为阴,浮芤相搏,胃气生热,其阳则绝。(246)

【笔记】

1. 脉浮而芤：脉搏轻取可得，浮大中空，形似葱管。为阴血不足，阳气浮盛之象。

2. 绝：亢盛之谓，非断绝之意。

3. 脉搏浮而芤，浮属阳盛，芤是阴血不足，浮脉与芤脉共见，言阴虚阳亢之脉象；胃中有热，其阳邪必然偏亢，阳亢则阴液易消，肠失濡润，即为脾约。此种病变，最多见于素体阴虚和大出血以后的患者，治疗应以养液滋燥为主，忌用承气汤攻下。

4. 本条实为接上条而言，上条言大便致硬之因，本条言大便硬之脉，二者都从阴亏津少立论，治法上亦同。

5. 沈明宗："此辨阳明津竭之脉也。浮为邪气强，芤为阴血虚，阳邪盛而阴血虚，为浮芤相搏，胃气生热，故曰其阳则绝，即亡津液之互辞也。若见此脉，当养津液，不可便攻也。"（《伤寒六经辨证治法》）

6. 陈修园："胃为阳土，贵得阴土以和之。若病人脉浮而芤，浮为亢阳，芤为孤阴，浮教相搏，则胃之阳气盛而生热，热则津液愈竭，无以维其阳，其阳亢则与阴相绝，所谓阳绝于里者如此。"（《伤寒论浅注》）

【原文】

跌阳脉浮而涩，浮则胃气强，涩则小便数，浮涩相搏，大便则硬，其脾为约，麻子仁丸主之。(247)

【笔记】

1. 本条论脾约证治，其病机为胃强脾弱，脾不能为胃行其津液，其功能反为胃热所约束，故称脾约。

2. 跌阳脉隶属足阳明胃经，专候脾胃，跌阳脉浮为胃中有热，因浮属阳脉，胃为阳土，胃气亢盛，故脉亦应之而浮；涩属阴脉，脾为阴土，脾阴不足则脉应之，胃强脾弱，则弱者受强之所约束而不用，而致脾失转输功能，津液不能四布，而但输膀胱，所以小便数，而大便干。主以麻子仁丸润燥通肠。临床上本病多见于老年阴亏、热病后期伤津、产后失血等慢性患者。

3. 脾约证属阳明，但与诸承气汤证略有区别。承气汤证，属阳明燥化成实，故多有恶热和潮热、谵语、烦躁、腹满硬痛等，其有津伤之象，然非脾失转输、津液偏渗所致,而应责之于邪热炽盛,燥屎内阻,故治在攻泻阳明燥实,其法较峻。脾约证亦有胃热,然不能与承气证之燥热比肩,其病机重点当在胃强脾弱,约束津液,以致肠燥便秘,而腹无明显的胀满疼痛,饮食如常,即第244条所谓"小便数者,大便必硬,不更衣十日,无所苦也"。故治在润肠滋燥,软坚通便,其法较缓。

4. 麻子仁丸由小承气汤加麻子仁、杏仁、芍药而成。其中,麻仁润肠滋燥,通利大便,以为主药。杏仁多脂,既能润肠通便,又能肃降肺气,使气下行,而有益于传导之官。芍药养阴和营血,而缓解急迫。大黄、枳实、厚朴具小承气汤意,功能泻热去实,行气导滞,以解脾家之约束,则恢复其转输,为胃行其津液。本方以蜜和丸,是取润下缓行之意。服用时"渐加,以知为度",是谓病情有轻重,禀赋有厚薄,而投量之多少,当审时度势而定。然多少之间,必以知为度,勿使太过不及。

【原文】

太阳病三日,发汗不解,蒸蒸发热者,属胃也,调胃承气汤主之。(248)

【笔记】

1. 发汗不解:言太阳病当用汗法,今用汗法而邪未除,故曰"不解";三日:约数,言其发病已多日。

2. 发汗以后,邪气反化热从太阳表证传里,转为阳明腑实,所以用调胃承气汤,和胃泻热。

3. 蒸蒸发热:形容发热如热气蒸腾,从内达外。

4. 阳明经证也有蒸蒸发热症状,所以本条除了蒸蒸发热以外,一定还有腹满、便秘,或心下痞硬、微烦等腑实见证。设若没有其他燥实症状,但凭此一证就贸然使用下法,势必产生变证。

【原文】

伤寒吐后,腹胀满者,与调胃承气汤。(249)

【笔记】

1. 本条与248条论述调胃承气汤证的两种证候表现。综合来看,其主证是蒸蒸发热,心烦,腹胀满。病机是里热亢盛伴轻度邪结肠胃,故仲景原文不强调大便闭,临床可见大便如常,或偏干,或大便难,但程度不重。

2. 本证当与白虎汤证相鉴别。白虎汤证亦属阳明证,但其热充斥在阳明之经而不在阳明之腑,为无形之热;本证为有形之积热结于肠胃。

3. 用过吐法之后,见到腹部胀满,可见病邪已入阳明之腑并有化燥成实之势,虽有实邪内聚但不甚,同时吐后中气必然受伤,更不可峻下,所以调胃承气汤是为最适当的方剂。

4. 此时之腹满,必按之作痛,不按则其痛不甚,并有坚硬之感,脉象实大,这是调胃承气汤的适应证;如果腹满不按亦痛,且痛势急剧,则属大承气汤证;如果脉浮而弱,腹满喜暖,按之柔软,又属于里虚寒证。由此可见腹诊在腑实辨证上的重要意义。

5. 伤寒本应汗法,治之以吐法,则为误治。误治则变症百出,甚则坏病,今见腹胀满者,则可知为吐后伤津,邪亦化热入里而成阳明燥结,故用承气法调治。如吐后伤阳而见食不下、腹自满之类,则宜从太阴篇中求治。

【原文】

太阳病,若吐若下若发汗后,微烦,小便数,大便因硬者,与小承气汤和之愈。(250)

【笔记】

1. 本条为太阳表证误吐下发汗所致变证,当与太阳篇中有关误治条文互参。

2. 过汗或以吐法,或者攻下等误治后,表邪化热入里,邪热内扰则心烦,燥实内结则便硬,误治伤津而见小便数则为津液更伤,但内热及伤津不甚,仅仅是便硬而未至燥屎的程度,故用小承气汤和之。

3. 本条病机为误治伤津,表邪随之化热入里,化燥转入阳明,如未见肠中燥结,则可参考 168 条白虎加人参汤之法。如已见入阳明之腑,燥热积结于肠中,则可按具体情况以承气法泄热通便。如 249 条调胃承气汤法,此为对轻症者;如再稍盛者,则如本条用小承气和下之;如病情更甚者,则须与大承气汤法,如 212 条。

4. 本条辨燥热结聚于阳明肠腑,此时既有里热,又有结聚证候,治当泻热通便,攻积导滞。但为体征较轻的阳明腑实证,治用轻下法,用小承气汤和下之,此为阳明腑证之轻下法。

5. 徐大椿:"'因'字当着眼,大便之硬,由小便之数所致。盖吐、下、汗已伤津液,而又小便太多,故尔微硬,非实邪也。"(《伤寒论类方》)

【原文】

得病二三日,脉弱,无太阳、柴胡证,烦躁,心下硬。至四五日,虽能食,以小承气汤,少少与,微和之,令小安,至六日,与承气汤一升。若不大便六七日,小便少者,虽不受食,但初头硬,后必溏,未定成硬,攻之必溏;须小便利,屎定硬,乃可攻之,宜大承气汤。(251)

【笔记】

1. 本条辨阳明腑实证,邪热不太盛,有邪结肠胃,但证候不典型者,宜用缓攻法。

2. 虽得病二三日,病程尚浅,却无太阳、少阳症状,独见烦躁、心下硬等证,则是邪已入里转成阳明腑实之征。

3. 本证的烦躁可因热扰心神或邪结肠胃所致,不伴有明显潮热,可见里热不盛。心下硬,提示邪结胃脘,本证属阳明腑实证,原则上应取攻下法,但有不宜攻下的症状:一是心下硬为禁下证之一;二是因病邪部位较高,不能强攻;三是脉弱,正气不足,恐不能耐受攻下,故暂时不用下法,须动态观察。

4. 到四五天,患者能食,根据大便硬、能食的辨证规律,则可以小承气汤治之,但又见脉弱,提示患者体质差,正气不足。此时小承气汤就须按具体临床变化而灵活使用,因此在给药时间上作了适当调整,暂时先与小量小承气汤,以冀病势能有所减轻后再调整用法用量,以收攻下之效,又可避免损伤正气,这是经典的辨证论治。

5. 至六日,与承气汤一升:前因正虚,故虽具承气汤证而只以小承气并少量服之,如服后患者能耐受,则可以小承气汤全量服之。这里是对临床辨证慎之又慎的用药,故不可能少量服用小承气之后,即予大承气,于理不符,故此之"与承气汤一升"中,"承"字前应漏缺一"小"字。此种用药处理从下段即使可以用大承气汤亦须观察小便利与不利,稍一不慎,则"攻之必溏"的论述中,也可看出宜为小承气汤法。

6. 小便少者：言人体津液从膀胱还入大肠，而致肠中津液仍存，故大便"未定成硬"。因此，此句"小便少者"不可看作津少液亏之表现，其实单从此句也不足以辨人体津液之亏损，尚须结合具体临床体征。

【原文】

伤寒六七日，目中不了了，睛不和，无表里证，大便难，身微热者，此为实也，急下之，宜大承气汤。(252)

【笔记】

1. 伤寒六七日：言其病程已长，包含有治疗不及时之意，故才引发条中以下变化。

2. 目中不了了，睛不和：即视物不清，眼珠转动不灵活，全为热极生风，阴伤肝旺的表现。

3. 无表里证：指无太阳表证，又无少阳半表半里证，言邪热已入阳明。

4. 微热：并非无热，而是热深厥深之义，为内热深遏，反不见于外之谓，故外只见微热而已。此处应有腹满拒按、舌焦苔枯之证。

5. 本条辨外感病已六七日，表证已去，病邪已由太阳化热入传阳明，邪热结于肠胃而见大便难者，从"目中不了了，睛不和"可知邪热亢盛，阴液已伤，并有动风之兆。此即叶天士所言"热邪不燥胃津，必耗肾液"的体现，本证耗损的是胃肾之阴液。

6. 本条论及阳明热实，热盛风生，肝阳亢盛而致视物不清的证治。治法上泄热通便以清肝热，同时也表明了辨证的重要。本证虽有目中不了了，睛不和等症状，但病因为里热炽盛，生风所致，此时邪火燔灼，燎原莫制，如不用急下方法，将何以救存阴液，因此用大承气汤实为釜底抽薪的应急措施。故在用药上要认清致病之源，只需通便泄热，诸证即可改善，这对"目中不了了，睛不和"来讲，也是上病治下之法。

7. 本证尚须与白虎加人参汤证鉴别，两者均有发热汗多。但本证可伴有腹微满，大便难或热结旁流之下利，舌红，苔黄腻或焦黄、厚腻，脉沉实，或实而数；白虎加人参汤证则以高热，大汗，口中烦渴引饮，舌红苔黄，脉洪大为主症。本证为有形之热结于肠腑，白虎加人参汤证为无形之热聚于阳明之经。

【临床体会】

三承气汤有泄热通便、荡涤胃肠积热之功,临床上常用于热病引起的腹满、腑气不通,如急性阑尾炎、急性盆腔炎等所致高热伴大便干结者,常须配合其他清热解毒、活血化瘀类药物使用。

【原文】

阳明病,发热汗多者,急下之,宜大承气汤。(253)

【笔记】

1. 发热汗多,此言里热亢盛,迫津外出而致汗多,汗多则伤阴,甚可致亡阴损阳,故急宜去其邪为当务之急,仲景此处明言"急下之,宜大承气汤"。这里"急"字是本条辨证眼目。

2. "发热汗多",是阳明经证之主证,其辨证或可是白虎汤证,也可是白虎加人参汤证,今用大承气汤者,应必有可下之证,故原文突出描述其热盛伤阴或即将伤阴的症状,并予急下存阴之法。此处虽不强调腹胀满痛、大便秘结等阳明腑实症状,但这些体征定为本条所必有。

3. 本条需与254、255、256三条互参。

4. 程郊倩在《伤寒论后条辨》提出急下"为救阴而设,不在夺实"的观点,把救阴和夺实割裂看待,有些片面,其实大承气汤之夺实攻下即是救阴。

5. 钱天来:"潮热自汗,阳明胃实之本证也,此曰汗多,非复阳明自汗可比矣。汗多则津液尽泄,卫阳随之而外走,顷刻有亡阳之祸,故当急下。庶可以留阳气而存津液,故宜大承气汤。然必以脉证参之,若邪气在经而发热汗多,胃邪未实,舌苔未干浓而黄黑者,未可下也。"(《伤寒溯源集》)

【原文】

发汗不解,腹满痛者,急下之,宜大承气汤。(254)

腹满不减,减不足言,当下之,宜大承气汤。(255)

阳明少阳合病,必下利,其脉不负者,为顺也。负者,失也,互相克贼,名为负也。脉滑而数者,有宿食也,当下之,宜大承气汤。(256)

【笔记】

1. 254 条症见发汗不解,或谓太阳表证,发汗太过,津液大伤,邪从燥化,而转属阳明内实;或阳明病误汗,津伤热炽更甚,邪热与肠中糟粕结成燥屎,而成阳明腑实证候。阳明腑实,燥屎阻结,腑气不通,故腹部胀满疼痛,不大便亦自在其中。本条和其他阳明腑实证条文相较,此因发汗津伤,而肠腑燥实则立至,病势发展迅速,若不急于攻下,釜底抽薪,则肠胃气机阻滞,邪实热盛,炎炎莫制,阴液消灼,势急病危矣,故用急下之法,以大承气汤急救其里。

2. 阳明三急下证,叙证不同,但都体现了一个"急"字,其病势快,病情急。三者之中,以第 252 条尤为严重,第 253、254 条稍有差别,然同为里热炽盛,津液耗伤,腑实已成,且阳热呈亢盛之势,阴液有消亡之虞,故治宜急下,即所谓扬汤止沸,不如釜底抽薪。否则,阳热亢极,邪火燔灼,燎原莫制,措手不及,危亡可立而待也。由是观之,急下的目标是阳明燥热,急下之目的则在于保存欲竭之阴液,故被后世誉为"急下存阴法"。再者,急下三证脉症固多凶险,但为防患于未然,病情即使还不甚凶险,只要伤津骤急之势已经显露,亦可放胆攻下,以阻止病情恶化。三急下证,虽曰急下,然毕竟津气已伤,当须慎重,仲景所谓"宜大承气汤","宜"字即示人可根据病情之变化,于大承气汤中斟酌取舍也。

3. 255 条论腹满当下的证治。腹满不减,减不足言,是谓腹满严重,终日不减,即令有所减轻,然程度亦甚微,不足以言减。病因阳明腑实,腑气不通,气机壅滞,故有此大实大满之候。既属内实腹满,则腹痛拒按、大便不通、舌苔黄厚干燥等症亦可相兼出现,故宜大承气汤,以下其满实。

4. 256 条之"必下利":综观三阳证之合病,均见下利一证,如 172 条"太阳与少阳合病,自下利者,与黄芩汤",为表热未透,少阳火郁,邪热迫走阳明大肠,亦可称协热下利,下利亦是邪欲透泄的表现;32 条"太阳与阳明合病,必自下利,葛根汤主之",亦为表邪走于阳明大肠内迫下利;本条内热尤盛,阳明燥热,与少阳火郁相结,迫走大肠而下利,其程度当比前两种为甚。同时,此类下利,均可称协热下利,亦即人体欲祛邪外出,及邪热欲外达的表现。在此种情况下,如不不利,邪热上逆,干扰胃气,则可发生呕吐,如"太阳与阳明合病,不下利,但呕者,葛根加半夏汤主之",即是明证。

5. 256 条前半条论脉的生克关系及对证的预测。阳明属土,少阳属木,二经同病,如木盛乘土则见弦脉,则为负,为不顺;如脉见滑数,则为土旺而不为木乘,故为顺,为不负。

【原文】

病人无表里证,发热七八日,虽脉浮数者,可下之。假令已下,脉数不解,合热则消谷喜饥,至六七日不大便者,有瘀血,宜抵当汤。(257)

若脉数不解,而下不止,必协热便脓血也。(258)

【笔记】

1. 此两条辨阳明里热可下证,如属瘀血内结,治取下瘀血法,用抵当汤。

2. 患者无表里证,此主指无表证而言,病重点在里热亢盛,充斥内外,脉见浮数示气血流行亢盛偏旺,可考虑用攻下法。

3. 257条在攻下后见,如确属肠胃燥实之热,泻之热去则病愈,故热解,脉不数;如是攻下泻热,邪不尽去,脉见数而病不解则当考虑为瘀血内阻;或属湿热夹瘀,滞于大肠,虽下而邪未除,故脉数,热不解,且可出现便脓血,如258条所论。

4. 瘀血和阳明腑实在病情上是不同的,腑实证当有潮热谵语,腹满绕脐痛,不能食等证;瘀血则当有少腹急结,小便自利,喜忘或如狂等证,可资鉴别。

5. 258条,下后仍脉数不解,邪热未减可知。中气却因下而伤,所以下利不止;瘀血则为邪热所蒸腐,故协热便脓血。仲景未出方治,常器之谓宜白头翁汤,柯韵伯谓宜黄连阿胶汤,可供参考。

6. 周禹载:"伤寒一书,凡太阳表证未尽者,仲景戒不可攻。今发热七八日,太阳表证也;脉浮数,太阳表脉也;此仲景自言者也。"(《伤寒论三注》)

7. 成无己:"下后,脉数不解,而不大便者,是热不得泄,畜血于下,为瘀血也。若下后,脉数不解而下利不止者,为热得下泄,迫血下行,必便脓血。"(《注解伤寒论》)

【原文】

伤寒发汗已,身目为黄,所以然者,以寒湿在里不解故也。以为不可下也,于寒湿中求之。(259)

【笔记】

1. 本条言患者素有阳虚，寒湿内留不去，又见伤寒，治以汗法，表邪虽去，而里阳尤虚，而致寒湿益甚，郁而成黄，此为阴黄，关键在于中焦阳虚，寒邪湿遏。其黄则晦暗而不鲜明。王海藏曰："阴黄，其证身冷汗出，脉沉，身如熏黄色暗，终不如阳黄之明如橘子色。"

2. 阳明病湿热发黄为阳黄，与本条之阴黄自属不同。阳黄归之于湿热，其色鲜明如橘，而且必伴见其他实热症状；阴黄是脾胃中阳不足，寒湿内困，其黄晦暗，并有里寒见证。

3. 本证病机为湿胜阳微，治疗上，原文只讲"于寒湿中求之"，后世多以温脾、散寒化湿之方，如理中汤、四逆汤、茵陈五苓散等，均不出温阳化湿范围。

【原文】

伤寒七八日，身黄如橘子色，小便不利，腹微满者，茵陈蒿汤主之。(260)

【笔记】

1. 本条是针对前条而言，前条论寒湿致黄，本条是湿热发黄，则当以清热利湿为治疗准则。黄色鲜明，光亮有泽，如橘子色一样，为本证的特征。由于湿热郁蒸在里，不得外达，所以小便不利，腹部微满，病势偏重于里，故用茵陈蒿汤。本条与 236 条合参，则更为全面。后世论及黄疸成因，归之为寒温与湿热两大类，均受此影响。

2. 成无己："当热甚之时，身黄如橘子色，是热毒发泄于外。《内经》：膀胱者，津液藏焉，气化则能出。小便不利，小腹满者，热气甚于外，而津液不得下行也，与茵陈汤，利小便，退黄逐热。"(《注解伤寒论》)

3. 钱天来："此言(指 260 条)阳明发黄之色，状与阴黄如烟熏之不同也。伤寒至七八日，邪气入里已深，身黄如橘子色者，湿热之邪在胃，独伤阳分，故发阳黄也；小便不利，则水湿内蓄，邪食壅滞而腹微满也。以湿热实于胃，故以茵陈蒿汤主之。"(《伤寒溯源集》)

【原文】

伤寒身黄发热，栀子柏皮汤主之。(261)

【笔记】

1. 本条亦为湿热郁蒸所致,但只言身黄发热,既没有微满里证,又没有恶寒体痛的表证,故用栀子柏皮汤以清泄湿热。

2. 本条论湿热发黄的又一证候及治法,结合 262 条,共列出湿热发黄之三种治法及病理变化。湿热相搏,胆汁横流,溢于肌肤致黄。其中,如外兼表证,则宜表里兼治,开表清里祛湿之法,以麻黄连翘赤小豆汤调治;如外无表证,内无明显积滞,则宜栀子柏皮汤以清热祛黄;如外无表证,内有积滞而致黄者,则宜以泄热祛滞、通便退黄之法,用茵陈蒿汤调治。

3. 本条亦为湿热发黄,原文论述较简,从所用之方可测知本条应是热多于湿,并且是湿热内结较轻,因此本证的表现主要是身黄、目黄、尿黄,黄色鲜明,发热,无汗,口渴,小便欠利。唯其湿热内结不重,故无明显腹满、便秘等症。治宜栀子柏皮汤,清解里热,除湿退黄。

4. 栀子柏皮汤由栀子、黄柏和炙甘草组成。其中,栀子性味苦寒,善清内热,清泄三焦,通调水道,导湿热从小便而出,且质轻可宣,清利之中又有宣透之功。方中肥栀子十五枚,其用量为论中诸栀子类方之冠,全方主治功用于此可见。黄柏苦寒,善清下焦湿热。炙甘草甘缓和中,并能调和上二药苦寒之性,使其既不损伤脾胃,而又能取得清热退黄之良效。三药相配,清泄三焦,使湿去热除而正安,黄疸自愈。

【原文】

伤寒瘀热在里,身必黄,麻黄连翘赤小豆汤主之。(262)

【笔记】

1. 从本条条文看,本为湿热发黄兼有表证,或湿热弥漫全身,"瘀热在里"是辨证关键,点明"身必黄"之病机,指出其属性为实热,故此种发黄亦具有阳黄特征,并还应伴有表证,如见发热恶寒,无汗等症;同时伴有湿热弥漫全身的证候,如见发热,无汗,头重,脘闷,小便不利等症。

2. 本证多见于发黄初期,往往表未尽解,部分病邪已入里化热,与湿相合,熏蒸肝胆,胆热液泄而发黄,如喻嘉言所说:"伤寒之邪,得湿而不行,所以热瘀身中而发黄。"

3. 本证发黄,湿热弥漫全身,上、中、下三焦均波及,中焦积滞不明显,故无腑气壅滞之象。治宜麻黄连翘赤小豆汤,清热利湿,兼以解表。本条与260条茵陈蒿汤证的区别,主要有二:一为本条可兼表证而260条纯属里证;二为本条是湿热弥漫三焦,260条则以湿热壅滞中焦为主。

4. 本方为表里双解之剂,适用于湿热发黄而又兼有表证。方用麻黄、杏仁、生姜以辛温宣发,解散表邪,同时又利肺气,通调水道,以助行水利湿之效。连翘、生梓白皮苦寒清热。赤小豆甘酸而平,擅长利湿之功。炙甘草、大枣甘平和中。用潦水煎药,取其气味俱薄,不助湿邪,现多用普通水代之。诸药合为解表清热、利湿退黄之良剂。唯梓白皮药房不备,可代以桑白皮,或者再加茵陈蒿。此外,表证一罢,麻黄、生姜等辛温之药就应该去掉,不宜久服,以免伤津助热,反受其害。

5. 林澜曰:"此证虽曰在里,必因邪气在表之时有失解散,故今虽发黄,犹宜兼汗解以治之也。"

【临床体会】

麻黄连翘赤小豆汤为临床治疗急性肾炎的常用方,亦常配合五苓散、苓桂术甘汤等用于妊娠水肿的治疗。但如治疗妊娠高血压综合征时,麻黄须慎用。

第三章

辨少阳病脉证并治

【原文】

少阳之为病,口苦,咽干,目眩也。(263)

【笔记】

1. 此为六经辨证中少阳病之提纲之一,即患者的自觉症状部分。

2. 少阳病提纲不单口苦、咽干、目眩三证,并有往来寒热、胸胁苦满、默默不欲饮食、心烦、喜呕、脉弦等证候,本条则论及半里之证。

3. 少阳病以口苦、咽干、目眩等主要症状为提纲,反映了少阳本为人体阳气枢机,病至少阳,正邪分争,易致胆火上炎、枢机不利的纲领性病机。

4. 病由太阳传入少阳,风寒之邪已渐化燥,但还未至入里成实,所以少阳病的性质,属半表半里热证。

5. 胆为少阳之腑,胆热上蒸,则口苦;邪渐化热化燥,伤及津液,则咽干;少阳又主风火,风火上扰则目眩。太阳主表,邪未化燥,口和不渴;阳明主里,燥热已极,口干舌燥而渴欲饮水。

6. 部分注家认为本条不能作为少阳病的提纲,其理由是:①病到少阳阶段,每有往来寒热,胸胁苦满,心烦喜呕等症状,而口苦、咽干、目眩三者并非主证;②口苦、咽干、目眩并非少阳证所独有,如 67 条之苓桂术甘汤证亦有头眩、189 条之阳明中风亦有口苦咽干。其实,此是在辨证上因邪正变化有所侧重而已。太阳主表,以脉证为提纲;阳明主里,以病理机转为提纲;少阳主半表半里,是以病人的自觉症状为提纲。

7. 虽然 67 条之苓桂术甘汤证亦有头眩,但彼为水饮上逆所致,尚有心下痞满,气上冲胸,脉沉紧等主要脉证可资鉴别;189条阳明中风之口苦咽干,实际是三阳合病,故有腹满微喘、发热恶寒、脉浮紧等证。因此,根据病情病势等方面综合分析,此处以口苦、咽干、目眩作为少阳病的特殊体征,在辨证上还是具有提纲性意义的。

8.《伤寒论》注家据《素问·阴阳离合论》等,提出"少阳为枢"之说。认为少阳病证见于外感病由表入里的中间过渡阶段,亦可见于外邪直犯少阳或病邪由阴转出少阳之时。太阳主表,阳明主里,而少阳病位较为特殊,既不在太阳之表,亦未入阳明之里,而在表里之间,故称少阳病为半表半里证。

【原文】

少阳中风,两耳无所闻,目赤,胸中满而烦者,不可吐下,吐下则悸而惊。(264)

【笔记】

1. 本条提出少阳中风证治、禁忌及误吐下后的变证。

2. 少阳中风,乃风邪侵犯少阳之经。由于足少阳脉起于目锐眦,走于耳中,下胸中,贯膈。邪犯少阳,风从火化,风火循经上扰清窍,故耳聋、目赤。邪结胸胁,经气不利则胸中满而烦。因少阳中风为无形之风火内扰,治当以和解枢机、清降胆火之法。若将胸中满而烦误认为有形之实邪阻滞,而妄用吐、下之法,非但风火不除,势必伤耗正气,而现心悸、惊惕等证,故少阳病禁用吐、下二法。

3. 满而烦,仅是少阳邪热,并无痰水实邪阻滞,与瓜蒂散证之"心下满而烦,饥不能食,气上冲咽喉"及阳明腑实证之腹满而烦,根本不同,故禁用吐下。

4. 尤在泾:"此少阳自中风邪之证,不从太阳传来者也。少阳之脉,起于目锐眦,其支者,从耳后入耳中,以下胸中,少阳受邪,壅热于经,故耳聋目赤,胸中满而烦也。是不在表,故不可吐,复不在里,故不可下。吐则伤阳,阳虚而气弱则悸;下则伤阴,阴虚而火动则惊。"(《伤寒贯珠集》)

【原文】

伤寒,脉弦细,头痛发热者,属少阳。少阳不可发汗,发汗则谵语,此属

胃。胃和则愈,胃不和,烦而悸。(265)

【笔记】

1. 本条应分两部分理解:"伤寒……属少阳"为第一部分,讲伤寒感受外邪,若脉浮、头痛发热则为太阳病,今"脉弦细,头痛发热"则属少阳。因"脉弦细"为少阳病之主脉。"少阳不可发汗……烦而悸"为第二部分,讲少阳病误汗的变证。

2. 胃和则愈,胃不和,烦而悸:进一步说明邪传阳明后两个不同的转归变化。"胃和则愈"讲邪传入阳明后,如正强邪弱,机体自行恢复而自愈;如见"胃不和,烦而悸",不但原有谵语等证未愈,且更加烦悸,可见病变进一步增重。

3. 三阳证均有头痛发热,在部位上有太阳痛在后、阳明痛在前、少阳痛在侧的区别;在脉诊上有太阳病脉浮、阳明病脉大、少阳病脉弦之别。本条提出"脉弦细",此为少阳病主脉,尤为辨证眼目。

4. 因少阳病邪不在表,且已露液伤化燥之机,所以禁用发汗;病不在里,肠胃没有燥屎结实,所以禁用攻下;虽有胸满而烦,却非胸中邪实,所以也禁用吐。本条和上条,讲少阳病,不管其因如何,均禁汗、禁吐、禁下,此即"少阳三禁"。因汗法只治表证,下法治胃证,吐法治病在上焦,均不符少阳病半表半里之病机。

5. 少阳病,只宜和解,误用汗法,伤津化燥,转入阳明,如在此时调治胃府,则胃和而转愈;如再误治,则病情加重,少阳主胆,胆病而惊悸不安。

6. 本条"烦而悸"与上条"悸而惊",二者总属风火扰乱心神,但同中有异。盖"烦而悸"者,为风火之邪内传阳明,必与胃实并见,故曰"此属胃,胃不和,烦而悸"。上条"悸而惊"者,为少阳风火亢盛,重伤其阴。胆与肝同属风木,同气相求,故惊者,是胆受病于肝也;悸者,是胆热扰心,母病及子之兆。

【原文】

本太阳病不解,转入少阳者,胁下硬满,干呕不能食,往来寒热,尚未吐下,脉沉紧者,与小柴胡汤。(266)

【笔记】

1. 本条论及少阳病的来路和现有脉证,以及治疗方药。

2. 本为太阳病,或因误治,或因病情发展,导致太阳之表邪转入少阳,从寒转热,并出现"胁下硬满,干呕不能食,往来寒热,脉沉紧"等体征,其病机明显为邪犯少阳。唯脉沉紧,似乎与少阳病之脉弦细不符。其实此处"脉沉紧"是与太阳病脉浮紧对比而言,即脉已不浮而入里,故曰"沉紧",此言以脉象之变化来指出邪已离太阳,而转入少阳。脉证合参,是病在少阳无疑。上述病情,若未经吐下者,知正气尚且不虚,故用小柴胡汤和解少阳则愈。

3.《伤寒论》中之论脉,多与证相对应,太阳脉浮紧,今邪已入传少阳,脉亦必随证变化。所谓沉紧,亦可理解为脉不浮紧,言邪已从表入里。当此之时,就必须脉证互勘,否则固执论证,认定沉紧为少阴脉,就会造成诊断及治疗上的失误。

【原文】

若已吐下发汗温针,谵语,柴胡汤证罢,此为坏病,知犯何逆,以法治之。(267)

【笔记】

1. 本条与16条"……观其脉证,知犯何逆,随证治之"是同一意义。

2. 上条未经误治,如柴胡证仍在,仍可与小柴胡汤;本条经过误治,柴胡证已,就不是柴胡汤所能主治,所以说随证治之。此为少阳病误治的变证与救误的原则。

3. 本条在《玉函经》《千金翼方》中与266条合为一条,从文义中亦可看出本条有接于266条之义。

4. "柴胡汤证罢",反言如误治而少阳证未罢者,则仍可以少阳法治之,此在太阳篇中多见,如103条"太阳病,过经十余日,反二三下之,后四五日,柴胡证仍在者,先与小柴胡"。

5. "谵语"由热盛神昏所致,多属阳明,但此处谵语则非阳明胃实。若少阳转入阳明腑实而见谵语,属少阳阳明之列,必伴阳明胃实之征,不得称为坏病,265条"发汗则谵语,此属胃,胃和则愈",可为佐证。按其病机,因由误治,使阴液耗伤,阴阳逆乱,病证严重而复杂,难以六经病正其名者,方为坏病。由此可见,本条谵语,仅是举例之言,并非坏病只有谵语一症。

【原文】

三阳合病,脉浮大,上关上,但欲眠睡,目合则汗。(268)

【笔记】

1. 三阳合病,即太阳、阳明、少阳三经同时为病。其脉浮大,浮为太阳之脉,大为阳明之脉。上关上,上部脉满溢、超越之状,言脉之长大有力,即少阳弦脉之象。

2. 但欲眠睡:少阴病有"脉微细,但欲寐"的描述,故很似少阴病,但本条之"但欲眠睡"和少阴病的"但欲寐"完全不同。"但欲寐"是由于阳虚阴盛,故其脉必沉而微细少力;本证"但欲眠睡"是因热盛而神昏,故脉为浮大弦长,两者脉象截然不同。且少阴病为阴证,必是无热恶寒;而本证为三阳合病,必有其他阳热见证,因此二者很易鉴别。

3. 目合则汗:即盗汗,是由于阳盛而阴热,阴不内守,眠则阳入阴,迫阴津外出而为汗。凡人寤则卫气行于阳,寐则卫气行于阴,内有伏热而卫气又行于阴,热迫液泄,则腠理开而盗汗出。

4. 本条只言脉证,而未出方治,可与219条之三阳合病相互参看。两者同为"三阳合病",但219条"腹满身重,难以转侧,口不仁,面垢,谵语遗尿"为病情较重,而本条只曰"脉浮大,上关上,但欲眠睡,目合则汗",可知病情较轻。

【原文】

伤寒六七日,无大热,其人躁烦者,此为阳去入阴故也。(269)

【笔记】

1. 阳去入阴:阳为表,阴为里,阳去入阴,言邪离表而入里也。

2. 伤寒六七日,一般规律常是正气恢复,病邪衰退的自愈期。但也常是伤寒由表入里的变化期。若伤寒六七日,见其人无大热,而躁烦不安者,则提示表无大热,邪气由表入里,此即"阳去入阴"之义。唯躁烦一证,阴证阳证均可出现,若欲确诊,还须结合脉症详细辨之。本条总的精神,是言伤寒六七日后,须根据现有脉症来判断病势的进退,以确立适当的治疗方法。

【原文】

伤寒三日,三阳为尽,三阴当受邪,其人反能食而不呕,此为三阴不受邪也。(270)

【笔记】

1. 传经之期,犹必观其见证及体质情况,方可决定传与不传,诊断病邪传变,不能为传经规律所拘。若三阳经尽之时,见有腹满而吐,食不下,或欲吐不吐,或饥而不欲食等证,则为邪传三阴;今其人反能食而不呕,则为三阴不受邪。

2. 伤寒三日,言病已有一定时间,三阳证已传罢,如邪未去,则应传入三阴。今其人反能食而不呕,则显示太阴脾之功能正常而不虚。邪之所凑,其气必虚,今脾旺不虚,邪不能传。太阴篇提纲曰:"太阴之为病,腹满而吐,食不下……"即为脾虚邪可传里之基础,本条即对此条而反证之。

3. 三阳已尽而不传于里,一则为自愈;二则仍还于三阳。可按具体情况从三阳证中求治。

4. "伤寒三日"是仲景据《素问·热论》"一日太阳,二日阳明,三日少阳,四日太阴,五日少阴,六日厥阴"之说而假定之期。从临床可知,疾病传变与否,与病邪之轻重、正气之强弱,以及治疗当否等因素有关。故以计日传经之说与临床实际多有不符。

【原文】

伤寒三日,少阳脉小者,欲已也。(271)

【笔记】

1. 伤寒三日,与上条之意同,言其病程已长,当传少阳,今见少阳之脉不弦而见小,则知病势已缓,病当不传而自愈,正如《素问·离合真邪论》所说"大则邪至,小则平"。

2. 本条是以脉来概括病情,脉小而症状减轻,故为欲愈;反之,若脉小而症状加重,则是邪胜正衰,病邪有内陷之势。临床不可一概而论。

【原文】

少阳病,欲解时,从寅至辰上。(272)

【笔记】

1. 本条指出少阳病减轻欲愈的时间。六经病都有"欲解时"一条,指病邪可能解除的时间,此乃古人之经验总结,临床上病情千变万化,切不可执拗于此。

2. 张隐庵:日出而阳气微,少阳之所主也。少阳乃阴中之初阳,秉阳春之木气,从寅至辰上,乃寅卯属木,又得少阳气旺之时而病解也。

第四章

辨太阴病脉证并治

【原文】

太阴之为病，腹满而吐，食不下，自利益甚，时腹自痛。若下之，必胸下结硬。(273)

【笔记】

1. 此条为太阴病的提纲及误下后的变证。太阴病常见为腹中胀满而呕吐，饮食不下，腹泻明显并渐加重，时时腹痛。如误用攻下，势必导致胃脘部痞满结硬。

2. 太阴与阳明同为中焦病变，但两者在病情变化和性质上截然不同。阳明为里实热证，而太阴则为里寒虚证，二者可互相转化，阳明可转入太阴，太阴亦可转属阳明。

3. 邪至太阴，阳气已虚，太阴之病，其来路有二：一为寒邪直中；一为传经而至，但其传与不传，主要要看患者体质如何。所以有实则阳明，虚则太阴之说。

4. 太阴属土主湿，在脏为脾，脾之阳气不振则水湿不运，从寒湿而化，不论传经或直中，凡是太阴病，总为中焦阳虚阴盛寒证。

5. 本条之腹满与阳明腑实证的腹满，性质完全不同：太阴腹满为寒湿中阻，正虚邪乘，即《黄帝内经》所谓"诸湿肿满，皆属于脾"，此种虚性腹满必兼喜温喜按，按之濡软等特点；阳明腹满则为实证，且有疼痛拒按等特点。

6. 脾与胃相为表里，太阴病必影响及胃，中焦虚寒之气上逆，所以吐而食不下，太阴既病，脾阳下陷不升，因此下利尤为必有证候，文中所谓"自利益甚"，是对食不下而言，食既不下，照理应无下利，今食不下而下利益甚，正是太阴病的特征，也正是太阴病阳虚不运的辨证要点。

7. 此条之"腹满而吐"须与少阳呕吐相鉴别。本处之吐为脾胃虚寒，胃虚阳弱，寒气上逆所致，以吐出清冷及不消化食物为其特征，与少阳吐苦酸之物不同。

8. 太阴病，如再以下法，伤其中焦阳气，则邪气入里而胸下结硬，此种病机与 131 条"病发于阳，而反下之，热入因作结胸；病发于阴，而反下之，因作痞也"相同。

9. 程郊倩："阳邪亦有下利，然乍微乍甚，而痛随利减。今下利益甚，时腹自痛，则肠虚而寒益留中也。"（《伤寒论后条辨》）

【原文】

太阴中风，四肢烦疼，阳微阴涩而长者，为欲愈。(274)

【笔记】

1. 此言太阴中风欲愈之脉证。

2. 太阴属脾，脾主四肢，太阴经感受风邪，所以四肢烦疼。

3. 阳微阴涩而长：讲脉之变化，阳为浮取，阴为沉取，此意同 100 条"伤寒，阳脉涩，阴脉弦，法当腹中急痛，先与小建中汤，不差者，小柴胡汤主之"，小建中汤证之脉亦为浮取为涩，沉取为弦。

4. 本条浮脉（阳微）为中风之脉，今浮取见微，则为风邪欲去之兆，沉取见涩，主里虚，脾阳布运无力，今见涩中带长，是中焦正气来复，邪去而正复之兆，故曰欲愈。

【原文】

太阴病，欲解时，从亥至丑上。(275)

【笔记】

1.《黄帝内经》："合夜至鸡鸣，天之阴，阴中之阴也。"脾为阴土，为阴中之至阴，主旺于亥子丑三时，所以太阴病将愈也在其本经当旺之时。

2.　六经病都有"欲解时"一条,指病邪可能解除的时间,此乃古人之经验总结,临床上病情千变万化,切不可执拗于此。

【原文】

太阴病,脉浮者,可发汗,宜桂枝汤。(276)。

【笔记】

1.《玉函经》"汗"字上有"其"字。

2.　本条论太阴病如兼表证的治法法则。但没有说明症状,仅举出脉浮作为辨证施治的依据。太阴病本属里虚寒证,以理推测当为沉脉,今脉不沉而见浮象,是邪在表的明征,邪在表即应从表调治,故用桂枝汤。

3.　本条选用桂枝汤解表而不用麻黄汤法者,因此处虽以发汗解表之法,然此时又不可过汗,即如"病人有寒,复发汗,胃中冷,必吐蛔"之例,故不用麻黄汤。选用桂枝汤者,外能调和营卫,解肌祛风,且内能调和中焦脾胃,以助营卫生化之源,是寓汗于和法之中。但须注意的是,此为治太阴病的权变之法,而非主法,其主流方药还在温中健脾一途。若里虚较甚,则当先温其里,乃攻其表;若表里同治,偏重于里,如桂枝人参汤法,则属太阴病活法。如此反复推求,则可体会太阴病的治法方药。

4.　本条可与187条"伤寒脉浮而缓,手足自温者,是为系在太阴……"互参,以方测证,本条当有头痛、发热、汗出恶风等桂枝汤见证,且其脉浮应为以浮缓为主。

5.　三阴病兼见表证,一般虽不宜用桂麻之属以过发其汗,但不可绝对。要知里虚兼见表证以治里为急,里虚不甚亦应表里同治,未有只治其表而不治其里者,这是仲景治疗表病里虚的一般规律。但如见病邪一时偏重在表而见表证明显者,则亦应权宜而选用解表之法,但太阴病,本已里虚,今又复见外感表证,只要情况许可,亦可先治其表,但本证毕竟已属里虚,故即使发汗,亦只宜以桂枝汤调和营卫法,不宜用麻黄汤之类大发其汗,以犯虚虚之戒。在临床上,终究须以患者体征为主,以定治表治里的趋向。

6.　本条提脉略证,言脉浮,可发汗,历代名家在对此条的注解上颇有争议。其分歧主要集中在"太阴病,脉浮者",究竟是"太阴兼太阳表证",还是"病在太阴之经",即"太阴病的表证"。前者如王肯堂、汪苓友、恽铁樵及《医宗金鉴》等,均认为本条为太阴兼表;而后者则以柯韵伯为代表。其实,六经各有中风证,其表里属性又将如何加以区别?故不可盲从,仍以前者为妥。但是,柯韵伯谓桂枝汤为"表之里药"的观点倒是值得肯定。

7. 可发汗,宜桂枝汤:此条提出了一个新观点,即桂枝汤是否为发汗剂?可否用于汗法?仔细阅读《伤寒论》可体会到桂枝汤为解表而设,诚有解表发汗功能,唯低于麻黄汤而已,应属汗剂,注家多无异词。而王肯堂提出"须识无汗亦有用桂者",此即为三阴兼表,抗病力较弱,即令有汗,仍不可与太阳中风之自汗同论。此处即指桂枝汤亦可用于治里虚而兼表证者,此足以体现辨证施治的特点。

8. 舒驰远:"证属里阴,虽脉浮亦不可发汗,即令外兼太阳表证,当以理中为主,内加桂枝,两经合治,此一定之法也。今但言太阴病,未见太阳外证,其据脉浮,即用桂枝专治太阳,罔顾太阴,大不合法,恐亦后人有错。"(《新增伤寒集注》)

【原文】

自利不渴者,属太阴,以其脏有寒故也,当温之,宜服四逆辈。(277)

【笔记】

1. "宜服四逆辈",《玉函经》《千金翼方》无"服"字。

2. 脏有寒:此处指太阴脾脏虚寒。四逆辈:辈,类也,四逆辈即指理中汤、四逆汤一类方剂。

3. 本条论太阴病的主证、病机和治则。

4. 上条言太阴病邪在于表之证治,此条论太阴病邪入于里之证治。"自利不渴"是太阴病下利的特点。"自利"是太阴病的主症,因脾阳虚弱而清阳不升;太阴为阴土,主湿,病则多从寒湿而化,以"不渴"揭示了太阴脾阳虚弱而寒湿弥漫的特征,故仲景明确指出"自利不渴者,属太阴"。当然,如果自利太甚,伤及营阴,也会伴有口渴。

5. "脏有寒"是指脾脏虚寒,是仲景进一步对自利不渴病机的解释。太阴病虚寒下利的治疗原则是"当温之"。治疗方药只提出"宜服四逆辈",并未举出具体的方剂,示人临证量其疾病的轻重缓急随证灵活选方用药,即轻者可用理中汤温中祛寒,重者则用四逆汤补火生土。

6. "下利不渴",是指太阴初病泻下的程度尚轻,不能即指为太阴病,还须从其他方面加以辨证,故仲景提出"脏有寒故也",以此点明太阴病为里虚寒证,此与太阳阳明合病下利、口亦不渴之葛根汤证不同,后者属于表邪不解而热迫于里。因此,本证在治疗上宜温补为主,宜四逆辈。

【原文】

伤寒脉浮而缓,手足自温者,系在太阴;太阴当发身黄,若小便自利者,不能发黄;至七八日,虽暴烦下利日十余行,必自止,以脾家实,腐秽当去故也。(278)

【笔记】

1.《玉函经》"脾家"上无"以"字,有"所以然者,此"五字。《千金翼方》"暴烦下利"作"烦暴利"。

2. 系在太阴:属于太阴;脾家实:脾家指中焦,实指运化功能恢复;腐秽:指肠中宿积腐败之物。

3. 本条辨太阳中风和太阴证之区别:太阳中风脉浮缓,必有发热、恶寒、头痛等表证;本条脉见浮缓而手足自温,则知身体并不发热,亦无其他表证,此为两者之区别。

4. 本条言太阴病的两种不同转归,一为湿郁发黄;一为脾阳恢复,自动祛邪外出。寒湿内邪,三焦气机不利,郁结至黄,其黄为阴黄,色当晦暗不洁;又如脾阳能够自复,中焦运化转健,升清浊降,则内留的寒湿腐秽从下而出,即欲自愈。二者变化,均须看邪之深浅及正气强弱而定。

5. "太阴当发身黄,若小便自利者,不能发黄",是推断其可能发生的病理变化及症状。太阴为湿土之脏,寒湿郁滞亦能发黄,故曰"太阴当发身黄",但此种身黄,色黄而晦暗,为阴黄,与湿热郁蒸之阳黄,色鲜明如橘子状很易区别;假使小便自利,则湿邪从下而去,湿有去路而不内郁,可知不能发黄。此"小便自利者"是水湿能否通利化除的关键,小便自利则湿有出路,故不能与寒相郁结而发黄。"至七八日……腐秽当去故也",是讲太阴病欲愈之机转。此为脾阳将复,祛邪外出的表现,邪气尽,则利亦自止。

6. 若不烦而日下利十余行,即是阴寒内盛之象。但脾阳自复的下利,与阴寒内盛的下利,在临床上是不能单从有烦与无烦来区别的,更须结合其他体征加以辨别。

7. 本条与187条"伤寒脉浮而缓,手足自温者,是为系在太阴。太阴者,身当发黄,若小便自利者,不能发黄。至七八日大便硬者,为阳明病也"之前半节完全相同,"至七八日"下,彼是"大便硬者,阳明病也",此为"虽暴烦下利日十余行,必自止,以脾家实,腐秽当去故也"。由此可见,太阴病有两种转归:187条为阴证转阳而成阳明腑实,本条则为正复邪去而暴烦下利;阳明腑实,尚须攻下治疗,而暴烦下利可不药自愈。

【原文】

本太阳病,医反下之,因尔腹满时痛者,属太阴也,桂枝加芍药汤主之;大实痛者,桂枝加大黄汤主之。(279)

【笔记】

1. 自"大实痛者"句以下,成无己本另分为别条。

2. 本条辨太阳病误下后,导致邪陷太阴的两种转归及证治。邪在太阳之表,当以汗解之。若医者失察,反用下法,是属误治。

3. 本条言太阳病误以攻下,一则伤及中焦脾运,一则外邪乘势下陷太阴。但此条举例两种变化,其一为虽下伤脾而表证尚未去者,当先治表,故以桂枝汤法,因已伤脾而腹痛,故权宜加芍药以缓急止痛。此法之意同62条桂枝新加汤证,过汗误下,均可伤及营阴。不然,如误下伤阳,则宜去芍药,如21条桂枝去芍药汤证即是明训;又如280条"太阴为病,脉弱,其人续自便利,设当行大黄芍药者,宜减之,以其人胃气弱,易动故也",即从脾阳虚、下法当慎立论,设如用大黄、芍药者,宜减量之,此因"其人胃气弱,易动故",均含此意。其二为如有内积实邪,则外可以桂枝汤解表,内以大黄通便祛滞。

4. 从桂枝加芍药而言,即暗合小建中之意;桂枝加大黄汤,即暗合调胃承气之意,此亦所谓"实则阳明,虚则太阴"也。

5. 桂枝加芍药汤与小建中汤均能治疗腹痛,二方药物及用量大致相同,所不同者,小建中汤仅多一味饴糖,其方以饴糖为君,目的在于补虚缓急而无解表作用,所以能治阴阳两虚之心中悸而烦,以及虚劳里急悸衄等证;桂枝加芍药汤中不用饴糖,是仍以解表为主,而兼和脾止痛,却无温补作用,这是主治的不同点。

6. 程郊倩:"误下太阳而成腹满时痛,太阴之证见矣。病安得不属之太阴。然责其本,只是营卫内陷,表邪留滞于太阴,非脏寒病也,仍从桂枝例,升举阳邪,但倍芍药收敛之……此则陷者久留于上部,致滞者遂实于中焦,于证似可急下,然阴实而非阳实,仍从桂枝例,升举阳邪,但加大黄以破结滞之物,使表里两邪,各有去路,则寒随实去,不温者自温矣。二证虽属之太阴,然来路实从太阳,则脉必尚有浮者存。"(《伤寒论后条辨》)

7. 然误下之后,为何导致"大实痛者"? 徐大椿:"脾阴亏弱,则胃阳燥,故胃家亦实,而腹大实痛也。用桂枝汤转输脾液,以解未尽之邪;稍加大黄濡润胃热,以除实痛。"方有执认为大实痛是"本来实者,旧有宿食也"。

【临床体会】

在临床上,感染性疾病如急慢性盆腔炎,可出现高热、腹痛、腹胀、便秘等体征,医者常用清热解毒、通便泄热诸如三承气汤配合运用。此类药物,药性大多偏于寒凉,一旦用量太过或患者体质较差,不但邪热未清,且体之阳气已虚,反致伤及中焦脾阳而"腹满时痛"。当此之际,则宜先治其表,以温中暖土之桂枝加芍药汤治之。

【原文】

太阴为病,脉弱,其人续自便利,设当行大黄芍药者,宜减之,以其人胃气弱,易动故也。(280)

【笔记】

1. 本条是对 279 条的用药作进一步说明。因太阴病,脾阳虚,芍药酸甘敛阴易伤阳,大黄苦寒伐阳,均对中焦阳气有损,如欲用之,须慎之又慎。

2. 本条承上条而来,说明治疗太阴病必须顾护患者的正气。太阴病脉弱,为中气虚弱的表现,此时虽未见腹泻,其后必然自行腹泻,凡是寒性攻伐之药,对脾胃虚弱者,均宜慎用。即使有腹满时痛或大实痛而需要使用大黄、芍药之类者,亦须减轻其用量,因中气虚弱,易致下利,否则必致更虚而下利不止。同时亦须注意患者体质,体质弱者,因脾胃本虚,攻伐药应慎用,或减轻用量,以时时顾护后天之本。故仲景警示曰:"以其人胃气弱,易动故也。"

3. 本条的关键在于"脉弱,其人续自便利"。此为中焦阳气已进一步衰微,但证情又虚中夹实而须用大黄、芍药,此时用药宜减其量。这也提示,即使是正虚,须攻邪者仍可以攻之,但药物宜酌量用之。

第五章
辨少阴病脉证并治

【原文】

少阴之为病,脉微细,但欲寐也。(281)

【笔记】

1.《玉函经》无"也"字。成无己本无"为"字。

2. 脉微细:微,脉搏动轻微无力,属阳气虚弱;细,脉细小,属营血不足、阴阳俱虚。

3. 但欲寐:指似睡非睡,精神萎靡,体力衰惫的状态。

4. 本条是少阴病的脉证提纲。少阴病以阳虚为病理基础,又少阴属心肾,心肾阳虚,脉必微而神气不展,故欲寐也。少阴病之成因,有直中和传经两种。寒邪直接侵袭少阴为直中,由他经传入者则为传经。其中,尤以从太阳病传入者为多见,因太阳与少阴相为表里,关系极为密切之故。太阳受病时,正气足者,邪即在太阳而解,正气不足者,邪即乘机陷入少阴,所以有"实则太阳,虚则少阴"之说。另外,邪亦可从太阴转入,如误治而正气受伤,邪陷少阴。

5. 少阴病属全身性虚证,凡是病到少阴者,正气已进入极度衰惫阶段,因此比太阴病更深一层。太阴病不过是伤在中焦,致脾胃阳虚,全身机能还未衰竭,故而治疗较易;少阴病则为心肾阳虚,一派阴寒之气,弥漫内外,故有四肢厥冷、恶寒脉微、下利清谷、精神困顿等严重的阴盛阳微现象。另外,少阴病也是有热证的,因少阴之体属阴而用属阳,可从阴化寒,又可从阳化热,所以少阴有寒化热化之别。

6. 对少阴病提纲的讨论：脉微细，但欲寐，为少阴病的提纲，前已述及，但须知道这是指少阴病常局而言。如脉呈紧、沉、细、数，而证见心烦不得寐等，则又属于少阴病的变局，虽然文中同样冠以少阴病三字，却不可以全身虚寒证论之。少阴病之常局是根据少阴病本质提出的，变局是根据证情变化而叙述的，一常一变，必须有明确的认识。

7. 本证的"但欲寐"，与太阳篇的嗜卧颇相近似，这里应作出鉴别。37条"太阳病，十日以去，脉浮细而嗜卧者，外已解也"，这是太阳病外邪已解，正胜邪却，神恬熟睡的现象。本条的但欲寐，并非真的熟睡，而是阴盛阳虚，神衰不振（《素问·生气通天论》云："阳气者，精则养神。"），其状似睡非睡，似醒非醒。而且，37条之脉"浮细"，此脉"微细"，彼则热退身和而不恶寒，此则无热而身必恶寒，所以一为病解，一为邪盛正虚。此外，231条之"阳明中风证"，也有"嗜卧"一症，但此嗜卧为热盛神昏所致，与以上两证又截然不同。

8. 沈尧封："微，薄也，属阳虚；细，小也，属阴虚。但欲寐者，卫气行于阴而不行于阳也，此是少阴病之提纲，凡称少阴病，必见但欲寐之证情，而其脉微或细，见一即是，不必并见。"（《伤寒论读》）

【原文】

少阴病，欲吐不吐，心烦，但欲寐。五六日自利而渴者，属少阴也，虚故引水自救，若小便色白者，少阴病形悉具，小便白者，以下焦虚有寒，不能制水，故令色白也。(282)

【笔记】

1.《玉函经》"若"字下有"其人"两字，"少阴病形"句上有"为"字，"小便白"三字作"所以然"，"制水"作"制溲"，末句"故"字下无"令色"两字。

2. 欲吐不吐：指要吐而又无物吐出。

3. 下焦：这里指肾脏。

4. 小便色白：小便量多色淡，即小便清长。

5. 本条"少阴病……虚故引水自救"讲述少阴阳虚的吐利症状。"若小便色白者……故令色白也"即明言"小便色白"为诊断阳虚寒甚的重要依据。少阴病，欲吐不吐，是下焦阳气衰微，寒邪上逆所致，由于虚寒下利，中焦肠胃空虚，所以虽欲呕吐，而复不能吐；阴盛于下，拒阳于上，致虚阳上扰，故心烦。

6. 本条之心烦，与阳明腑实的心烦及栀子豉汤证的虚烦，性质完全不同。阳明腑实的心烦，必有一系列实证，如便秘、腹满痛、舌苔黄垢、口干燥等症状；栀子豉汤证的虚烦，为余热留扰胸膈所致，必兼有心中懊恼等；本证的心烦，则必有下利、脉微细等下焦虚寒见证。

7. 自利而渴：此种口渴，不是阳热有余，消烁津液，而是真阳不足，不能蒸化津液上承所致，亦属少阴阳虚之象，故必喜热饮，且饮的量亦应不多，所谓因虚引水自救之兆，就是具体的说明。277条"自利不渴者，属太阴，以其脏有寒故也"，本条"自利而渴者，属少阴"，可见下利一证是太少二阴所同，其辨证要点在于口渴与否，太阴属脾寒湿为患，所以自利但不渴，少阴属下焦阳虚，不能蒸化津液上承，所以自利而渴，但与阳经实热证的口渴下利，则又必须作出区别。大凡阳证下利，利必臭秽，并伴有身热脉数等体征，渴饮量应偏多而喜饮冷；而少阴下利口渴，利必清稀溏泄，或完谷不化，其渴应量少且喜热饮。

8. 本条所论，一为下焦阳虚，火不生土，累及中焦阳虚，而见胃虚脾弱，胃虚不降则欲吐，脾虚不运，水谷不化则自利；二为下焦肾阳衰微，不能化水生津，故只能引水自救，而口渴，必渴不多饮，因其内中无火故也；三则以小便色白的特征来说明下焦虚寒，无力制水，故必色白而清长，至此，已是一派纯阴少阳之证候。

9.《素问·至真要大论》云："诸病水液，澄澈清冷，皆属于寒。""小便色白"与但欲寐、自利、口渴并见，乃少阴阳虚寒盛之辨证依据。小便清长、自利同见，提示下元虚惫，肾失固摄，二便失约。小便清长与口渴并见，提示阳不化阴，气不化津。即原文所说的"下焦虚有寒，不能制水，故令色白也"。至此，少阴阳虚寒盛之象已确诊无疑，故云"少阴病形悉具"。

【原文】

病人脉阴阳俱紧，反汗出者，亡阳也。此属少阴，法当咽痛而复吐利。(283)

【笔记】

1. 本条为少阴亡阳的证候。本证咽痛，乃由于阴寒极盛，虚阳上浮所致，大多不红不肿，和实证咽痛完全不同，切不可治以清热利咽等法。本证得姜附回阳以后,火归本位,则咽痛亦自能痊愈。

2. "法当咽痛而复吐利"句当接在"脉阴阳俱紧"之下。"脉阴阳俱紧",当与太阳伤寒相区别,彼指脉浮紧状,此为脉沉而紧。

3. 咽痛为虚阳浮越,复吐利为肾虚胃气败绝,汗出者,则为阴盛迫阳外出,其汗必凉。

4. 里寒证不应有汗,仲景早有明训,148条"脉虽沉紧,不得为少阴病。所以然者,阴不得有汗,今头汗出,故知非少阴也"。今反有汗出者,是少阴阴寒太盛,逼迫虚阳外亡之征象,即所谓"亡阳也"。

5. 本条仲景未出方治,《伤寒论译释》认为:"少阴病既吐且利,阴寒已盛,若再见咽痛汗出,亡阳之变即在顷刻,此时应急投大剂姜附以回阳固脱,若因循失治,那是非常危险的。"本证至暴且急,治法当从通脉四逆汤、白通汤中求之,以急救回阳;亦有谓"少阴病阳虚阴盛,且见亡阳之变,自宜用四逆汤一类方剂以回阳救逆"。

6. 周禹载:"按脉之阴阳俱紧,阴寒极矣。寒邪入里,岂能有汗,乃反汗出者,则是真阳素亏,无阳以固其外,遂致腠理疏泄,不发热而汗自出也。此属少阴,正用四逆急温之时,庶几真阳骤回,里证不作,否则阴邪上逆,则为咽痛,为吐;阴寒下注,而复为利,种种危候,不一而足也。"(《伤寒论三注》)

【原文】

少阴病,咳而下利谵语者,被火气劫故也,小便必难,以强责少阴汗也。(284)

【笔记】

1.《玉函经》"以"作"为"。

2. 被火气劫:劫,作逼迫解。被火气劫,指被火法强取发汗所伤。

3. 强责:过分强求;强责少阴汗:误发少阴之汗引起津液耗损的病变。

4. "咳而下利",有从阴化寒、从阳化热的区别。寒化者,用真武汤;热化者,用猪苓汤,皆不当汗。若以火法强行发汗,火盛津伤,火邪上扰心神则谵语;汗出津伤,无津下输膀胱则小便必难。"以强责少阴汗也"一句,概括了"谵语""小便必难"的发生原因。

【原文】

少阴病,脉细沉数,病为在里,不可发汗。(285)

【笔记】

1.《玉函经》"汗"字上有"其"字。

2. 本条论少阴病当禁汗。误汗则伤津及伤阳,甚则有亡阳之虞(如上条所言)。脉细为阳虚,为病机之本质;沉者主里;数者,为在里之阳因阴盛阳欲亡,呈动而不静之状,为虚之极,不可当作内热也。

3. 既言"少阴病",其脉当沉,无问其细、数、微、迟,"病为在里"是无可置疑的,所以当禁用汗法治疗。至于301条"少阴病,始得之,反发热,脉沉者,麻黄细辛附子汤主之",302条"少阴病,得之二三日,麻黄附子甘草汤微发汗。以二三日无证,故微发汗也"。虽亦属少阴病使用汗法之例,但其实为少阴病兼表,且少阴里虚寒尚不严重,论中所谓"无证"即无里证,周禹载在302条注中明确指出:"此条当与前条合看,补出'无里证'三字,知前条原无吐利躁渴里证也。"张路玉言之更详,他说:"少阴无发汗之法,汗之必致亡阳。惟此一证,其外有太阳发热无汗,其内不吐利躁烦呕渴,乃可温经散寒,取其微似之汗也。"故不能以此而谓少阴病可汗,少阴病虽有寒化、热化之分,但均属里证,其禁汗则一也。

4. 成无己:"少阴病,始得之,反发热脉沉者,为邪在经,可与麻黄附子细辛汤发汗。此少阴病,脉细沉数,为病在里,故不可发汗。"(《注解伤寒论》)

【原文】

少阴病,脉微,不可发汗,亡阳故也;阳已虚,尺脉弱涩者,复不可下之。(286)

【笔记】

1.《千金翼方》中"亡阳"作无"无阳"。

2. 本条论少阴寒化证禁用汗、下法。

3. 前条已指出少阴病,脉沉细数,虚寒在里,不可发汗的禁例,本条更指出不可攻下的禁例。

4. "少阴病,脉微",为阳气虚,若误用发汗,则有大汗亡阳之虞,故曰"不可发汗","亡阳故也"则是对"不可发汗"原因的补充说明。

5. "阳已虚"是承前"脉微"而言。"尺脉弱涩",为阴血不足。阳已虚,复见尺脉弱涩,则为阴阳两虚,虽有便秘之证,亦当禁用下法,误下则有虚虚之虞。

【原文】

少阴病,脉紧,至七八日,自下利,脉暴微,手足反温,脉紧反去者,为欲解也,虽烦下利,必自愈。(287)

【笔记】

1. 本条为少阴病阳回自愈的脉证。

2. 本条病势向愈的机转,与278条之"太阴病暴烦下利"为"脾家实,腐秽当去"的意义相同。

3. 太阳病脉紧,为病在表,必见发热、恶寒等证,少阴病脉紧,为病在里,所见必是无热恶寒。在机制方面,脉紧主寒,刻下邪正已相持至七八日,见自下利证,这种自下利,可能有两种转归,假如自利无度,自汗形寒嗜睡,手足逆冷,神情躁扰不安者,则有阴阳离决的危险;但本条论述是自利后脉虽暴微,但手足反温,此"手足反温"的"反"有病情反见阳气来复的征兆,故虽有下利症状,并不是病情恶化,而是正复邪退的表现,"脉紧反去"也正是寒邪消退的征象,阴阳渐趋平衡,所以知道其病欲解。此条辨证的关键在"手足反温"上。

4. 本条第一个"脉紧"侧重于寒邪胜而言,第二个"脉紧"则侧重于正虚而言。

5. 本条虽言少阴病有自愈之可能,但"自下利,脉暴微"等脉证亦是阳虚阴盛之表现,自愈虽有可能,实则不易。故还宜用药物辅助之,不可临床等待,以免延误病机。

【原文】

少阴病,下利,若利自止,恶寒而蜷卧,手足温者,可治。(288)

【笔记】

1.《千金翼方》无"卧"字。

2. 蜷卧：指四肢蜷曲而眠。

3. 本条随上条而言，如利止，手足温者，则为阳气来复之势，故曰可治。上条（287条）之手足温实则其病理与本条同，故不宜从自愈立论，而宜从可治看，愈之与否，还宜看用药、病人具体情况及病情变化而论。毕竟已是阴盛阳衰之证，虽利自止，但阳虚之恶寒蜷卧仍在，病情仍为险恶，急宜温中救阳治之。

4. 本条着意指出少阴病阳气来复之象，而提示为可治。少阴病，下利恶寒而卧，为典型的阳已极虚、阴寒弥漫见证。但如见利止，手足渐渐转温者，则是阳气初复、阴邪欲退的转愈之兆，故曰其病可治。

5. 少阴病，阳虚阴盛，其见下利，必伴恶寒而蜷卧等虚寒阴盛证象。若为下利自止，其转归亦有吉凶之别。若下利自止，而其手足仍然厥冷，则利止不是阳复，而是阴竭，即385条四逆加人参汤证之"利止亡血也"，为病情转剧，其预后多凶；若下利止而手足渐转温和，则为阳复阴退之征，为病情好转，是时虽仍恶寒蜷卧，其预后一般较好。本条"利自止"而见"手足温"，显属阳复阴退，故曰"可治"。

6. 陈亦人："本证下利，恶寒蜷卧，已接近阴极阳绝的地步，此时决其可治与否，只在几微之间。手足温，下利止，是阳气来复的标志，所以决其可治；假如手足不温，下利不止，便是危证。"（《伤寒论译释》）

【原文】

少阴病，恶寒而蜷，时自烦，欲去衣被者，可治。（289）

【笔记】

1.《千金翼方》"可治"作"不可治"。

2. 从病情上审知阳气来复，断为可治。

3. 恶寒、身蜷卧是少阴本证，假如复有时时心烦，欲去衣被的情况，是阳气来复与阴邪相搏，阳胜阴退现象，故断为可治。此承上条而言，少阴病不一定必然下利，但见恶寒而蜷卧，则知为阳虚寒盛。所谓"时自烦，欲去衣被"与上条"手足温"为互文，皆阳气欲复之佳兆，故皆曰"可治"。

4. 少阴虚寒证的预后如何,完全决定于阳气的存亡与否。仅据本条"时自烦,欲去衣被"一证,显然是不够的,还应结合其他体征,辨证论治。

5.《千金翼方》所载却为"不可治",与本文意义完全相反,细究之,也有一定理由,因为烦而至欲去衣被,几近于躁,似是阴盛阳虚欲脱之兆,300条"少阴病,脉微细沉,但欲卧,汗出不烦,自欲吐,至五六日自利,复烦躁不得卧寐者死",可与《千金翼方》本之"不可治"条互为佐证。文中只举出时自烦,欲去衣被,并未提及手足温,其与阴阳离决的危象似无区别,据此点来看,《千金翼方》作"不可治",亦有一定道理。

【原文】

少阴中风,脉阳微阴浮者,为欲愈。(290)

【笔记】

1. 本条以脉测证,论少阴中风欲愈的脉象。其中,阴阳指脉之寸尺,阳指寸部,阴指尺部。

2. 风为阳邪,少阴中风,寸脉应见浮象,今不浮而微,可知是风邪渐解。少阴为里,邪入少阴,尺脉当沉,今不沉而浮,是阳气渐回,正气来复的现象,风邪去,阳气回,故说欲愈。但在临床上,脉诊只是辨证的一方面,更应与证候互参。

3. "为欲愈"不是必愈,是指病情有转好的可能。

【原文】

少阴病,欲解时,从子至寅上。(291)

【笔记】

1.《玉函经》"至寅"作"尽寅",无"上"字。

2. 本条论少阴病欲解时。提示少阴病好转的时间,是从子时到寅时。

3. 六经病都有欲解时一条,一般都在该经主气之时,得旺气而解。本条不解于阴盛之时,而解于子至寅阳气生长之时,是因为阳长而阴消,阳进则阴退,阴寒得阳生之气,而病可自解。

4. 疾病的欲解虽与自然界的阳气盛衰有关,但这只是一个外部影响因素而已,其只是提供了一种有利病情向好发展的条件。因此,对其欲解时必须灵活看待,不可过分拘执。

【原文】

少阴病,吐利,手足不逆冷,反发热者,不死。脉不至者,灸少阴七壮。(292)

【笔记】

1.《千金翼方》"吐利"上有"其人"二字,"至"作"足"。

2. 灸少阴:灸少阴经脉所循行的穴位。

3. 七壮:每艾灸一炷为一壮,七壮即灸七个艾炷。

4. 少阴病吐利,属阴盛阳衰之证,多伴见手足逆冷、脉微弱等。判断预后以阳气盛衰为依据。今见"手足不逆冷,反发热者",则表明阳气损伤不甚,所以断为"不死"。若"脉不至者",用艾灸少阴穴位七壮,温通阳气,使阳气通则脉自至。至于应灸何穴,论中只谓"灸少阴七壮",而未云具体穴位。少阴经诸穴,均可随证选用,如欲回阳驱阴,更可灸关元、气海等穴,效果更好。

【原文】

少阴病,八九日,一身手足尽热者,以热在膀胱,必便血也。(293)

【笔记】

1.《玉函经》将本条列在 292 条之前。

2. 本条论少阴病热移膀胱便血证。少阴包括心肾水火两脏,病至少阴,阴阳水火俱损,其转化既可从寒化,亦可从热化。病至少阴,八九日邪不得解,若见到"一身手足尽热",知疾病是从热而化。肾与膀胱相表里,少阴虚火炽盛,移热于膀胱,形成膀胱热证。热邪内迫血分,伤及血络,迫血妄行,则出现"便血"。

3. 本条之便血应指尿血。若大便便血,仲景则曰"下血"(见《金匮要略·惊悸吐衄下血胸满瘀血病脉证治第十六》)。

4. "少阴病,八九日,一身手足尽热"体现了邪正相争过程中,正胜邪退,病势已向轻浅方向发展。此即《内经》所谓"中阴则溜于府"之机转。

5. 本证仲景未出方治,柯韵伯认为轻则猪苓汤,重则黄连阿胶汤,常器之则认为可用桃核承气汤、芍药地黄汤,皆可参考。临床尚需结合叶天士"入血就恐耗血动血,直须凉血散血"治则,进行辨证治疗。

6. 少阴病有寒化、热化之分,本条系属热化之变证,"一身手足尽热"是其辨证要点。一则可与阴盛格阳鉴别,阴盛格阳之身热不恶寒,必与手足厥冷同见,此证一身手足尽热;二则作为热在膀胱的标志,因膀胱经主表,外应皮毛,热在膀胱,故一身手足尽热。

7. 由于少阴与太阳互为表里,故大多认为本证是脏邪传腑、由阴出阳,但在临床上亦有学者观察到本证是病邪深入,由气入血的结果。陈亦人:从临床来看,小便血与大便血都有可能,膀胱泛指下焦部位,太阳病篇蓄血证"热结膀胱"与"热在下焦"并提,可资佐证。不少注家认为本证是少阴移热于膀胱,为脏邪传腑,由阴出阳,如此则为病向好的方向转归。实际未必如此,临床上每见少阴病伴发血证时,往往是病邪深入,由气入血,因为膀胱有热,并不意味着少阴邪解,当与少阴三急下同理,所以本条的转归,值得讨论。

【原文】

少阴病,但厥无汗,而强发之,必动其血,未知从何道出,或从口鼻,或从目出者,是名下厥上竭,为难治。(294)

【笔记】

1. 下厥上竭:下厥指阳衰于下,上竭指阴竭于上。

2. 本条论少阴病因强发汗而致动血的变证。少阴病,寒从中生,阳气虚弱,故厥冷无汗,假使汗出,则易引起亡阳危候。少阴正证,本无汗法,篇中麻附细辛、麻附甘草二汤,都因有太阳余证,所以发表与护阳同用,以求从权一汗。今少阴病外无兼证,而强发其汗,激动营血,升越于上,但病变仓促,很难判断出血位置,故言或从口鼻,或从目出。先是阳气衰于下,而后发为厥逆,复以误汗,营血外流而竭于上,造成下厥上竭,下厥当用温,而上竭又不宜用温,而致顾此失彼,确属难治之候。

3. 本条与293条同为少阴出血,但彼证血从下溢,是阴证转阳,由虚转实,而本证血从上出,是阴阳两竭,两者病机显然不同,故彼不言难治,而此言难治。

4. 少阴病"不可发汗",前已论及。误发其汗,则有亡阳之变,286条

"少阴病,脉微,不可发汗,亡阳故也"即是其例。

【原文】

少阴病,恶寒身蜷而利,手足逆冷者,不治。(295)

【笔记】

1. 本条为少阴病之典型体征,亦即纯阴无阳危候,故曰不治。少阴病提纲曰"脉微细,但欲寐",本条在此基础上病变加重,直致阳虚更甚,阴寒更盛而难治。

2. 本条"恶寒身蜷而利,手足逆冷"显为阳虚阴盛之征,与289条"恶寒而蜷,时自烦,欲去衣被者,可治"、288条"恶寒而蜷卧,手足温者,可治"等条文对照,前云可治者,因虽阳虚阴盛,但有"时自烦,欲去衣被"的阳气来复和"手足温"的阳复阴退之象,预后较好,故断为"可治"。本条恶寒而无身热,身蜷而手足不温,皆阴盛之象,毫无阳复之征,是谓有阴无阳之证,已属危候,又见下利而手足逆冷,所以断为"不治"。

3. 所谓"不治",只是说明病情危重,预后较差,尚非必死之谓,如能采取积极有效措施,及时给予回阳救逆、温阳通脉之独参汤及四逆、白通等一类回阳之剂,还是有可能挽救的。

【原文】

少阴病,吐利躁烦,四逆者死。(296)

【笔记】

1.《玉函经》"躁烦"作"烦躁"。

2. 少阴病吐利,出现躁烦,是衰微的阳气与阴邪尚能抗争的表现,如果正能胜邪,则当阳回利止,病即由重转轻;如更见四逆,则可证明阴寒之盛,阳气已到达竭绝的地步,有阴无阳,所以断为死证。

3. 本条论及少阴阳气脱绝的危候。但在证候发生的先后上当理解为吐利躁烦在先。此为阴盛阳虚,但阴阳尚有相争之变化,继则四肢厥冷者,则阳气已绝,因四肢为诸阳之本也,故主大凶,因到此时,已是纯阴无阳之兆。

4. 本条与 309 条 "少阴病,吐利,手足逆冷,烦躁欲死者,吴茱萸汤主之" 相类似,但一则主死,一则为可治。陈亦人指出:"吴茱萸汤证是先见手足厥冷,后见烦躁欲死,且以烦为主,表明阴邪虽盛,而阳气尚能与之相争,故可用吴茱萸汤泄浊通阳;本条则先见吐利躁烦,后见四逆,以躁为主,说明虚阳虽勉与邪争,但争而不胜,残阳欲绝,故预后不良,难以挽救。"尤在泾以本条与吴茱萸汤证相较时指出:"少阴病,吐利烦躁,四逆者死,此复以吴茱萸汤主之者,彼为阴极而阳欲绝,此为阴盛而阳来争也,病证则同,而辨之于争与绝之间。"

【原文】

少阴病,下利止而头眩,时时自冒者死。(297)

【笔记】

1. 自冒:冒者,如以物蔽目之意,这里指眼前视物时有昏暗不清之状。

2. 本条论阴竭于下,阳脱于上的危候。

3. 288 条曾指出少阴病下利,如利自止,手足转温为可治,这是阳气来复,邪气表退的征兆,病情由阴转阳,所以断其为可治。本条利止,未言手足转温,而反见头眩和时时自冒现象,可知这一利止,绝不是阳气来复,而是阴液已竭,源泉枯绝,阴液既竭于下,则阳失其依附而飞越于上,所以见到头眩而时时自冒,此时阴竭阳越,脱离在即,故为死候。

【原文】

少阴病,四逆恶寒而身蜷,脉不至,不烦而躁者死。(298)

【笔记】

1. 本条论阳绝神亡的危候。少阴病,四逆,恶寒而身蜷,为少阴阳衰阴盛。脉不至较脉微欲绝为甚,为真阳虚极,无力推动血脉运行。不烦而躁,即患者神志不清,手足无意识躁动,为阳绝神亡的表现。

2. 295 条 "少阴病,恶寒身蜷而利,手足逆冷者,不治" 和本条对比,两者病机相同,均为阴盛无阳、虚阳欲绝之重症。但彼证有下利,此证虽无下利却是脉绝而躁,可见本条病情较前更为凶险,所以为死候。

3. 烦与躁有所不同,烦是心烦,从火,表示阳气未绝;躁此处作阴盛讲,即《黄帝内经》"躁则消亡"之义。

4. 此条重在"不烦"二字,因烦尚有一线之阳,不烦则为纯阴无阳之死候。

5. 尤在泾将此条与295、288、292条综合注释,说:"恶寒身蜷而利,手足逆冷,阴气太盛,阳气不振,与前(指288条)利止手足温等证正相反。盖手足温时,自烦发热者,阳道长、阴道消也;手足逆冷,不烦而躁者,阴气长、阳气消也。且四逆而脉不至,与手足温而脉不至者(指292条)不同,彼则阳气乍厥,引之即出;此则阳气已绝,招之不返也。而烦与躁又不同,烦者,热而烦也;躁者,乱而不必热也。烦而躁者,阳怒而与阴争,期在必胜,则生;不烦而躁者,阳不能战,复不能安而欲散去,则死也。"

【原文】

少阴病,六七日,息高者,死。(299)

【笔记】

1. 息高:息指呼吸,息高,指呼吸表浅不能下达,为肾不纳气的表现。《金匮要略·肺痿肺痈咳嗽上气病脉证治第七》称之为"肩息",皆形容喘促时的状态,即张口抬肩,呼吸表浅,如此无根之"游息",为肾气已绝之死症。

2. 肺主气而根于肾,肺主出气,肾主纳气,共同维持人之呼吸功能。少阴病六七日而见息高,息高乃呼吸浅表,不能下达胸腹,不能纳气归根,这是肾气虚竭而不能纳气的表现,肾气绝于下,肺气脱于上,上下离决,故断为死候。

【原文】

少阴病,脉微细沉,但欲卧,汗出不烦,自欲吐,至五六日自利,复烦躁不得卧寐者死。(300)

【笔记】

1. 本条论少阴病纯阴无阳,胃气败坏,直至阴阳离决的险候。

2. "脉微细沉,但欲卧"正与"少阴之为病,脉微细,但欲寐"合,乃少阴阳虚阴盛之证。"汗出不烦"显是阳气外亡,"不烦"则是已虚之阳无力与阴邪抗争,更见阴寒之邪上逆之"自欲吐",此时一线残阳,已达欲绝阶段,是时即便遵仲景"脉沉者,急温之"之旨而投救逆回阳之剂,尚恐不及,况失此不治而因循至五六日,以致阳气愈虚,阴寒愈盛,进而见"自利,复烦躁不得卧寐"等证,是病情继续恶化,阴盛而阳脱于下则下利;阳气极虚不能入阴则烦躁不得卧寐。前欲吐,今且利;前不烦,今烦且躁;前欲卧,今不得卧。阳虚已脱,阴盛转加,阴盛阳脱,正不胜邪,阴阳离决,故断为死候。

【原文】

少阴病,始得之,反发热,脉沉者,麻黄细辛附子汤主之。(301)

【笔记】

1.《千金翼方》"脉"字下有"反"字。成无己本、《玉函经》均作"麻黄附子细辛汤"。

2. 本条为少阴表里两感证治。所谓两感,即太阳、少阴同病,或少阴病兼有太阳证。

3. 少阴病多为里虚寒证,本不应有发热,故称反发热。病始得之而见发热者,为外邪束表,卫阳郁遏。然病在表,脉必见浮,今见脉沉,可知本有少阴里虚,当属少阴兼表证。

4. 从"始得之"看,本条病程尚短,虽为少阴阴寒阳虚,尚未见下利清谷、四肢厥冷寒盛表现,体征尚轻,所以一旦复感太阳表寒,仍可用表里双治之法调治,如病程日久或里寒盛者,则宜急当救里,因为少阴病证候,毕竟以里寒阴盛为主。

5. 以药测证,本条还应有恶寒、无汗等表证。

6. 本条与92条"病发热头痛,脉反沉。若不差,身体疼痛,当救其里"相比,均有发热、脉沉,但92条为重,症状偏于里,虽表证未解,亦以里虚为急,故用四逆汤先救其里;至于本条,病属两感,里虚不甚,故可温阳发汗并行。两条细细合参,即可体会。

7. 麻黄细辛附子汤方中麻黄辛温,解表散寒;炮附子大热,温阳祛寒;细辛气味辛温雄烈,既能走表,又能入里,佐麻黄以解表,佐附子以温经。三药相伍,散寒解表以退热,温经助阳以祛寒;温阳更助解表,表散不伤阳气。

8. 刘渡舟教授曾言，少阴初病，不当见发热，今反发热，知非单纯少阴为病。初病即见发热，多为太阳受邪，太阳受邪，其脉当浮，今不浮而沉，则知非单纯太阳为病。因此当为太阳、少阴两感为病。故治用温经发汗，表里两解之法。

【临床体会】

笔者常用本方治疗素禀阳虚，复感风寒所致之身痛、关节肌肉疼痛，也常用其治疗产后气血两虚、复感风寒之身痛。

【原文】

少阴病，得之二三日，麻黄附子甘草汤微发汗。以二三日无证，故微发汗也。(302)

【笔记】

1. "无证"，《玉函经》、成无己本均作"无里证"。无里证，指无吐利等里虚寒证。

2. 本条与前条均为少阴两感之证，但本条病势较缓，可互参。前证用附子温经，麻黄发汗，本证也用麻黄、附子，故也应有反发热、无汗、脉沉等症状。"无里证"三字应为这两条的审证要点，对少阴发汗，有非常重要的意义。"无里证"，是指无吐利等证，亦指里证不甚之意。而只有在"无里证"的情况下，才能发汗与温经并用，如见以里证为重为主者，则虽有表邪，亦当先以温里为急，不可表里同治。

3. 本条与前条相比，前条言始得之，是证势稍急，本条言得之二三日，是证势稍缓，所以在用药上，前条以细辛之升，温经散寒，而本条以甘草之缓，取其微汗。

4. 刘渡舟教授曾言，少阴病得之二三日，则较上条"始得之"正虚的程度有所加重，故虽是少阴、太阳两感于寒，拟用表里两解之法时，麻黄细辛附子汤尚恐辛散太过，而当用麻黄附子甘草汤温阳解表，微发其汗。

【原文】

少阴病，得之二三日以上，心中烦，不得卧，黄连阿胶汤主之。(303)

【笔记】

1. 本条论少阴病阴虚火旺的证治。素体阴虚,复感外邪,二三日后,邪从热化。肾水不足,不能上济心火,心火独亢于上。临床表现除心烦失眠外,当伴有咽干口渴、舌红少苔、脉细数等。

2. 少阴病为全身虚寒证,但因患者体质不同,在病机上则有寒化、热化之分。邪犯少阴,如素体阳虚,则外邪从阴化寒,形成少阴寒化证;素体阴虚,则外邪从阳化热,形成少阴热化证。

3. 本证与栀子豉汤证之虚烦不得眠不同,栀子豉汤证为无形邪热扰于胸膈,病在气分,阴液未伤,多见舌苔薄黄,治以清宣郁热;本证为阴虚火旺,心肾不交,多见舌红赤少苔,治以育阴清热。

4. 黄连阿胶汤由黄连、黄芩、芍药、鸡子黄、阿胶组成。其中,黄芩、黄连,清泻心火以治上热;芍药、阿胶、鸡子黄滋阴养血,以治下虚。阿胶与鸡子黄为血肉有情之品,入心肾而滋养阴血。全方共成泻心火、滋肾水、交通心肾之剂。须注意原方中鸡子黄为生用。

5. 柯韵伯言:"此少阴之泻心汤也,凡泻心必借芩连,而导引有阴阳之别,病在三阳,胃中不和而心下痞硬者,虚则加参甘补之,实则加大黄下之。病在少阴而心中烦不得卧者,既不得用参甘以助阳,亦不得用大黄以伤胃矣。用黄连以直折心火,佐芍药以收敛神明,所以扶阴而益阳也。"

【临床体会】

黄连阿胶汤,笔者在临床上常与酸枣仁汤、知柏地黄丸配合,用来治疗更年期女性,因阴亏火旺、心肾失交引起的心烦失眠、情绪不稳、急躁易怒等症。

【原文】

少阴病,得之一二日,口中和,其背恶寒者,当灸之,附子汤主之。(304)

【笔记】

1. 本条论少阴寒化证治。少阴病本属阳虚体质,症见口中和而不燥不渴,提示证无里热;背属督脉,总督诸阳,阳虚故背恶寒。内服附子汤,外用灸法,灸药并施,共奏温经扶阳之功。

2. 附子汤以人参回生气之源,附子温真阳之本,白术、茯苓健脾利湿,芍药和血,总以扶阳为主,为治疗少阴寒化之剂。

3. 本条与下条(305 条)同为附子汤证,应互参。徐大椿:"此扶阳御寒、益阴固本之剂,为少阴虚寒证之第一要方。"《金匮要略·妇人妊娠病脉证并治第二十》:"妇人怀娠六七月,脉弦,发热,其胎愈胀,腹痛恶寒者,少腹如扇,所以然者,子脏开故也,当以附子汤温其脏。"与本条为异病同治之法。

4. 本条背恶寒,乃阳气衰微现象,当与太阳表证及阳明热证鉴别。太阳病背恶寒,是风寒侵于肌表,卫阳被郁所致,故与发热、头痛、脉浮等证并见;阳明热证之背恶寒,是由于邪热内炽,汗出太多,肌腠疏松,津气不足所致,故必口中燥渴引饮。三者虽各有恶寒见证,但性质不同,故治法各异。

5. 口中和:并非病证,是指口中不苦、不燥、不渴,为排除热证而提出的鉴别指征。

【原文】

少阴病,身体痛,手足寒,骨节痛,脉沉者,附子汤主之。(305)

【笔记】

1. 本条论述少阴阳虚寒湿身痛证治。少阴阳衰阴盛,寒湿失于温化,浸渍于肌肉,留滞于关节,故身体痛、骨节痛;阳气虚衰,寒湿留滞,阳气不能充达于四肢,故手足寒;阳虚阴盛,加之寒湿阻滞,故脉沉而不起。

2. 本条接上条,为上条之补充。两条同为少阴寒盛,表现不一,上条"口中和,其背恶寒者",侧重于阳虚;本条"身体痛,手足寒,骨节痛,脉沉者",侧重于寒盛。若二者兼有,则更可用附子汤主之。

3.《伤寒论》中有关身痛证治有三条:35 条麻黄汤证、62 条桂枝新加汤证及本条。三条病机不同,治法分明,临床须详加辨别:麻黄汤证的身痛为风寒之邪束表,卫气闭塞,营阴郁滞所致,是证必伴有发热恶寒、无汗、脉浮,其手足不寒,治当发汗解表,得汗出则身痛自除;桂枝新加汤证的身痛为气阴两虚,肌体失养所致,其证以汗出身痛、脉沉迟为特点,治当补益气阴,俾气阴复,肌体得以温养,则身痛可止;本证之身痛为少阴阳虚,寒湿凝滞所致,证见手足寒、脉沉,治以附子汤温经驱寒除湿,使阳气复而寒湿去,身痛自愈。

4. 本条如见"反发热"者,则宜从二感调治,现本条无表证,为一派阴盛阳衰体征。

【临床体会】

笔者在临床上,常用本方治疗虚寒性痛经、闭经、月经过少,及产后体虚复感风寒引起的身痛,但须配合益气、养血、通络方药,诸如黄芪桂枝五物汤、温经汤、桃红四物汤等。

【原文】

少阴病,下利便脓血者,桃花汤主之。(306)

【笔记】

1. 下利便脓血,多为热利,如后文(第371条)"热利下重者,白头翁汤主之"。但本条治以桃花汤,以方测证,则非属热,当属少阴病虚寒性的下利便脓血。其证候特点是:下利脓血杂下,而里急后重不明显,无肛门灼热,亦无臭秽之气,腹痛绵绵,喜温喜按,口淡不渴,舌淡,脉弱,为脾肾阳虚,络脉不固,大肠滑脱所致。治宜桃花汤温涩固脱。

2. 桃花汤由赤石脂、干姜、粳米三味组成。赤石脂性温而涩,入胃与大肠经,功能收涩固脱、止血止泻,故以其为主药,佐以干姜温中、粳米兼益脾胃,共奏温阳涩肠固脱之功效。赤石脂一半煎用,取其温涩之气;一半为末,并以少量粉末冲服,取其直接留着肠中,以增强固涩作用,对滑脱不禁者尤有明显效果,这也体现了仲景在《伤寒论》中遣方用药的灵活性。

【原文】

少阴病,二三日至四五日,腹痛,小便不利,下利不止,便脓血者,桃花汤主之。(307)

【笔记】

1. 本条是对上条桃花汤证的补充。腹痛,为虚性腹痛,必喜温喜按;小便不利,为脾肾阳虚,清浊不分,水气不走清道而混入浊道,故尿少、利不止。

2. 本条之腹痛是肠胃虚寒所致,与阳明腑实证的腹痛全不相同。阳明腑实证的腹痛,痛势剧烈且拒按;本证腹痛是隐隐作痛,喜温喜按。

【原文】

少阴病,下利,便脓血者,可刺。(308)

【笔记】

1. 可刺:指可用针刺的方法。

2. 本条提示少阴下利可用刺法,但须结合临床体征,即使用针法,亦当与灸法共用以温补之。

3. 林澜:"刺者,泻其经气而宣通之也。下利便脓血,既主桃花汤矣,此复云可刺者,如痢证利不止,复利其小便,与五苓散,以救石脂禹余粮之穷;故此一刺,亦以辅桃花汤之所不逮也。"

4. 刘渡舟:"古代刺灸之法,一般说来刺法是泻其实热,灸法是祛其虚寒。今少阴病,下利便脓血,治以刺法而不用灸法,则知其为热利而非寒利。少阴病,阴虚阳亢,邪气从阳化热,热灼阴络而便脓血,其证当有里急后重,下利肛热,舌红少苔等阴虚有热之象,此时再用桃花汤温阳固脱,实非所宜,故用针刺之法,随其实而泻之。"

【原文】

少阴病,吐利,手足逆冷,烦躁欲死者,吴茱萸汤主之。(309)

【笔记】

1. 本条言少阴寒重,浊阴上逆,导致胃虚肝逆体征。其病机为阴盛阳衰,浊阴蠢动,引动肝逆而乘胃,其中吐者即是胃虚肝浊之变,下利则为少阴阴盛之本证,烦躁欲死者,言烦躁之甚,但尚未到阴阳离决,而是阳尚能与阴相争不解之状。故本条之阴盛阳衰较 296 条"少阴病,吐利躁烦,四逆者死"和 300 条"少阴病……复烦躁不得卧寐者死"为轻。

2. 本证"吐利,手足逆冷"与四逆汤证相似。"烦躁欲死"为辨证关键,示患者心烦躁扰,难以耐受,说明阳气虚衰不甚,尚能与阴邪相争,与少阴阴盛亡阳证之意识不清,肢体躁扰不宁截然不同。本证与四逆汤证的区别在于彼是脾肾虚寒,以下利厥逆为主;此是胃虚肝逆所致,以呕吐为主。

3. 吴茱萸汤证在《伤寒论》中有三处:一为阳明病篇第243条,二为少阴病篇此条,三为厥阴病篇第378条。其中,243条是食谷欲呕而用之,378条为干呕吐涎沫而用之,本条则是因吐利而用之。由此可以看出,吴茱萸汤证是以呕吐为主证,下利厥冷不是必备症状。上述三条的病理机转,都是中虚肝逆,而浊阴上犯,与阴盛阳虚不同,故本证虽有下利,也不是太严重,其所以烦躁欲死者,实为呕吐太甚所致。本证既是浊阴上犯致胃气不降上逆,所以用吴茱萸汤,上以温中补暖,下则泄浊通阳。

【原文】

少阴病,下利咽痛,胸满心烦,猪肤汤主之。(310)

【笔记】

1. 本条论少阴阴虚咽痛的证治。

2. 本条亦为少阴病之变证。少阴证多有下利,如遇素本阴亏之体,则下利极易伤阴,致使邪从火化,少阴之脉入肺循喉咙,阴虚化热,虚火上炎,上扰咽喉则咽痛,热扰心神则心烦。此咽喉部红肿不太明显,痛势也不剧烈,不同于风热实证之咽部红肿热痛,故不宜以苦寒消之,而只能于滋阴中求其治法。近世有用肉桂以引火归原者,亦是一法,但必在大队滋阴药中使用。

3. 本证下利与少阴虚寒证下利,完全不同。喻嘉言曾说:阳微用附子温经,阴竭用猪肤润燥,二者治疗不能稍容混淆。

【临床体会】

猪肤汤目前在临床上已很少使用,如遇本条之阴虚患者,笔者大多选用知柏地黄汤等方药,甚则少加肉桂以引火归原,或参考311条之甘草汤、桔梗汤之类方剂,配合其他方药用之。

【原文】

少阴病,二三日,咽痛者,可与甘草汤。不差,与桔梗汤。(311)

【笔记】

1. 本条为少阴病又复感客热于咽者,病情较轻,故以甘草汤清之,甚则加桔梗之苦辛宣肺开结,此对病情之轻者而立。

2. 本条叙证过于简略,难以辨证,无法测其寒热虚实,但从方药反测其因,以其用甘草汤、桔梗汤治疗来看,生甘草能清热解毒,桔梗能开肺利咽,是知本条所叙之证应为客热犯于咽喉之咽痛。故本条咽痛,并非虚火上炎,而是少阴客热于咽部,咽喉部当有单纯轻度肿痛,而无其他症状,而且病情浅轻,所以只用一味甘草以清火解毒。如果服后病势不减,是肺气不宣而客热不解,所以加桔梗以开达肺气,气机宣泄,则客热自能透达。

【原文】

少阴病,咽中伤,生疮,不能语言,声不出者,苦酒汤主之。(312)

【笔记】

1. 生疮:指咽喉部发生溃疡。

2. 苦酒:就是米醋。

3. 少阴病,咽部受到疮伤,出现局部溃疡,疼痛较剧,波及会厌,因疼痛而难于语言,甚者不能发出声音。仲景将本条归在少阴病范畴,应以阴虚内热咽中创伤破溃之可能为大。用苦酒汤主治,取其敛疮消肿,但本方药力低微,此处只是治标而已,故临床不可盲从。具体用药,仍宜结合临床而定。

4. 刘渡舟:"少阴病'咽中伤,生疮',多为邪热痰浊损伤少阴之络,致使咽部溃烂,声门不利,不能语言,而声音难出。治当涤痰消肿,敛疮止痛。"

【原文】

少阴病,咽中痛,半夏散及汤主之。(313)

【笔记】

1.《外台秘要》"咽中"作"咽喉"。

2. 本条论少阴客寒咽痛的证治。

3. 本条叙证简略，仅据咽中痛一证，很难辨其寒热虚实。然以方测证，本条所指咽痛，乃寒从外束，寒邪郁聚不得伸达，郁而化火所致，本证除咽痛之外，当还伴有恶寒、气逆、欲呕等症状，所以用半夏散及汤来治疗。后世所说的喉风、急喉痹等证，大致可归属于本证一类。

4. 本条之咽中痛，从方测证。用桂枝者，则其病理有二：一为少阴为本，外加寒束，邪郁而化热，故咽痛，以火郁发之意，如此则本证必有外感风寒体征。二为用桂枝引火归原，以收上焦浮火。在仲景《伤寒杂病论》中桂枝与肉桂不分，如《金匮要略》中"虚劳腰痛，少腹拘急，小便不利，八味肾气丸主之"中肉桂用桂枝可证。

【原文】

少阴病，下利，白通汤主之。(314)

【笔记】

1. 本条属少阴寒化之虚寒性下利，但叙证简略，以方测证可知，此下利是肾阳虚衰，虚阳下陷，关门不固所致，具有滑脱不禁的特点，兼见有恶寒蜷卧、手足厥逆、脉微细或沉微等。治宜在回阳救逆的基础上，通阳举陷以止利。

2. 白通汤，即四逆汤去甘草而改用葱白，以恐甘草缓和姜附之性，反掣急救回阳之肘，所以去而不用；葱白有通阳之功，故本证除阴寒内盛外，尚应有格阳于外之征，如戴阳面赤之类。从315条白通加猪胆汁汤证，及317条通脉四逆汤证加减法"面色赤者，加葱九茎"来看，本条还应有脉微，肢冷，畏寒，舌苔白滑等证。故以葱白破其格，通其阳。由此而观，本证当比四逆汤证为重。

【原文】

少阴病，下利脉微者，与白通汤。利不止，厥逆无脉，干呕烦者，白通加猪胆汁汤主之。服汤，脉暴出者死，微续者生。(315)

【笔记】

1. 本条言白通加猪胆汁汤的脉证及其预后。

2. 脉暴出：言脉象一反阳虚应脉微之常态而突见浮大躁动之虚阳浮越欲脱之象，服药后脉象见由微细欲绝至骤然浮大而按之空豁无根，此烛尽焰高，为大凶之象，故主死。

3. 微续：指脉搏渐渐微现，此处指阳气渐见恢复之兆。

4. 白通加猪胆汁汤的治疗方义，即《内经》所谓"寒因寒用""甚者从之"之意。本条病机一如前条，为阴盛格阳，用白通加猪胆汁者，为反佐之法，因白通汤为大温之剂，服之有被盛寒格阻之可能，而见干呕烦，故以猪胆汁反佐，以寒药引热药下行，以达病所，起救逆回阳之功。

5. 尤在泾："脉暴出者，无根之阳，发露不遗，故死；脉微续者，被抑之阳，来复有渐，故生。"（《伤寒贯珠集》）

【原文】

少阴病，二三日不已，至四五日，腹痛，小便不利，四肢沉重疼痛，自下利者，此为有水气，其人或咳，或小便利，或下利，或呕者，真武汤主之。(316)

【笔记】

1.《玉函经》"自下利者"作"而利"，"小便利"作"小便自利"。

2.《备急千金要方》《千金翼方》"真武汤"作"玄武汤"。

3. 本条论少阴阳虚水泛的证治。其病机为少阴阳虚，不能制水，水寒之气泛滥而致诸证蜂起，溢于外则四肢沉重而痛，犯于太阴则腹痛，影响膀胱气化则小便不利，犯肺则咳，干胃则呕。

4. 本条虽然与太阳篇 82 条之汗出过多、心下悸、头眩、身瞤动、振振欲擗地等症状有所不同，但其病理机转均为肾阳衰微，阳虚水泛所致水气为患，故都用真武汤主治。

5. 真武汤由茯苓、芍药、白术、生姜、附子组成。其中，附子辛热以壮肾阳，补命门之火，使水有所主；白术苦温，燥湿健脾，使水有所制；术附同用，温煦经脉以除寒湿；生姜宣散，佐附子助阳，是于主水中有散水之意；茯苓淡渗，佐白术健脾，是于制水中有利水之用；芍药活血脉，利小便，又可敛阴和营制姜、附刚燥之性，使之温经散寒而不伤阴。诸药合之，温肾阳以消阴翳，利水道以去水邪，共奏温阳利水之效。证有或然之变，故有加减之法：若咳者，是水寒犯肺，加干姜、细辛温肺散寒，加五味子收敛肺气；小便利者不须淡渗，故去茯苓；下利甚者，是阴盛阳衰，去芍药之苦泄，加干姜以温中；水寒犯胃而呕者，可加重生姜用量，以和胃降逆。

【原文】

少阴病，下利清谷，里寒外热，手足厥逆，脉微欲绝，身反不恶寒，其人面色赤，或腹痛，或干呕，或咽痛，或利止脉不出者，通脉四逆汤主之。(317)

【笔记】

1. 本条论少阴病阴盛格阳的证治，应与 370、390 条合参。

2. 本证阳虚里寒的程度，较四逆汤尤为加重，四逆汤为脉沉或微细，本条则为脉微欲绝，其人外热，面色赤者，均为里寒极盛，阳气已被格拒于外，其中咽痛，亦是阴盛阳浮的表现。病至此，阴阳即将离决，故以通脉四逆汤倍加干姜，以救逆回阳，成败恐亦在此一举。喻嘉言《尚论篇》："下利里寒，种种危殆，其外反热，其面反赤，其身反不恶寒，而手足厥逆，脉微欲绝，明系群阴格阳于外，不能内返也，故仿白通之法，加葱入四逆汤中，以入阴迎阳，而复其脉也。前条云，脉暴出者死，此条云脉即出者愈，其辨最细。盖暴出则脉已离根，即出则阳已返舍，縡其外反发热，反不恶寒，真阳尚在躯壳，然必通其脉而脉即出，始为休证，设脉出艰迟，其阳已随热势外散，又主死矣。"确是至言。

3. "反不恶寒"的"反"字，是说阳虚本应恶寒，现"不恶寒"，以此点明格阳于外的病理特征。"其人面色赤"为面红如妆而娇艳，与阳明病 206 条"面合色赤"之满面通红不同。总之，"里寒外热"为通脉四逆汤的辨证关键。

4. 通脉四逆汤即四逆汤加大生附子、干姜用量而成。重用附子，倍用干姜，以大辛大热之药，急驱内寒，破阴回阳，通达脉气，故名为通脉四逆汤。面赤，加葱白宣通上下阳气，破除阴阳格拒；腹痛，加芍药通泄脾络；干呕，加生姜温胃散寒，降逆止呕；咽痛，加桔梗利咽止痛；利止脉不出，加人参大补气阴，以救阴竭。方后强调"病皆与方相应者，乃服之"，意在示人处方选药必须契合病机，随证加减。

【临床体会】

真武汤、四逆汤、通脉四逆汤三方，在临床上均用在疾病后期或因邪重或素本体虚，最终导致心肾衰竭，所致一身阳气衰微，阴寒内盛，甚则虚阳为阴寒所格的危重状态。在实际使用时，对以肾阳不振、无力主水，肾中阳虚、阳虚水寒相搏,三焦不畅,水气滞留所致周身水肿、小便不利者,偏重以真武汤温阳化水;对以心阳亏虚为主,涉及心肾阳衰、阴寒内盛、手足厥逆、脉微欲绝者,则首以回阳救逆之四逆汤调治;如病情进一步发展,见阴盛充斥于内,五脏寒盛,里寒极盛,阳气已被格拒于外,手足厥逆,脉微欲绝,阴阳离决,则以通脉四逆汤治疗,但如病候发展到此种情况,其预后已属半生半死了。

【原文】

少阴病,四逆,其人或咳,或悸,或小便不利,或腹中痛,或泄利下重者,四逆散主之。(318)

【笔记】

1. 本条言阳气郁结不伸,不能达于四末,而致四肢厥冷。与以上几条阴盛阳虚之四肢厥冷,性质完全不同。此处之四逆,乃由于肝气郁结,阳郁于里,不能通达四肢,所以逆冷,然而在程度上并不严重,且无其他虚寒见证,在辨证上不难区分。

2. 本条"少阴病"三字,不能单纯看作有"脉微细,但欲寐"症状的少阴病。之所以将本条列入少阴篇,只是因为本证也有四肢逆冷的体征,及伴有腹中痛、泄利下重等症状,在病机上却为肝木怫郁,气机失于疏泄条达,阳气不能宣达于四肢而致厥冷。肝郁每易克制脾土,故腹痛、泄利下重,用四逆散宣畅气机,透达郁阳。

3. 四逆散由柴胡、芍药、枳实、甘草组成。其中,柴胡疏肝理气,透达郁阳;枳实行气破滞;芍药苦泄通络;甘草和中缓急。四味相合,使气机调畅,郁阳得伸,而四逆得除。

4. 笔者认为,本证偏于实热证,之所以放在少阴篇中者,即以此与四逆汤证相鉴别,以区别一寒一热,一虚一实,一为阳气虚衰,一为阳气怫郁。

5. 柯韵伯认为"泄利下重"四字,应该列在"四逆"句之后,不应当列入或然证中,可从。

6. 或然证中的咳,是肺寒气逆,故加五味、干姜以温肺而收气逆;悸为饮邪侮心,故加桂枝通阳,以宁心神;小便不利,乃水气不化,故加茯苓以利水;腹中痛乃阳虚中寒,故加附子,温肾散寒止痛;泄利下重者,加薤白,行气滞而下重泄利并除。如纯系木邪侮土之论,其起因多由肝气怫郁所致,故多见于杂病,女性中尤为多见。

【临床体会】

四逆散为妇科临床常用方剂,取其疏肝解郁、透散气机之功,治疗因七情繁杂、肝失疏泄条达,而致气机郁结化热,影响气血运行之月经失调、不孕症、乳胀诸症。四逆散虽有宣畅气机、透达郁阳功能,但其方药力偏薄,还须配合其他方药才能取效。也常和痛泻要方配合,治疗女性因情绪躁动引起的泄泻。

【原文】

少阴病,下利六七日,咳而呕渴,心烦不得眠者,猪苓汤主之。(319)

【笔记】

1.《千金翼方》“下利”作“不利”。

2. 少阴病下利六七日,而伴心烦不得眠,则为阴虚内热,火扰心神。肾主水气,邪扰而水气不化,偏渗大肠则下利,上犯于肺则咳,上逆于胃则呕,津不上承则渴。此证属少阴阴虚,虚热与水邪互结于下焦的水气证。阴不足为正虚,水内停为邪实,故治以猪苓汤清热育阴利水。

3. 少阴病下利,有寒热之分。本条下利、口渴、心烦,与282条“心烦……自利而渴者”相同,但彼属阳虚寒胜,此属水热搏结。所以,彼证虽有心烦,而但欲寐,同时小便清长;本证心烦却不得眠,虽未提及小便情况,也不难测知本证小便定然是短赤了。

4.“下利”“咳而呕渴”当与316条真武汤证鉴别。两者均是水气为患,但真武汤证是阳虚寒盛,尚伴有腹痛、四肢沉重疼痛等状;本证是阴虚有热与水气相搏结,并伴有心烦不得眠等。一为阳虚水泛;一属阴虚水结。

【原文】

少阴病,得之二三日,口燥咽干者,急下之,宜大承气汤。(320)

【笔记】

1. 本条为急下存阴法。少阴病有三急下之说,均以大承气汤治之,取其急下存阴之义。但在临床上,尚须看患者的具体情况,能否经受大承气之攻下,同时,使用本法时,亦须有可下之征。

2. 从少阴病的分型来看,本条与 321、322 条均为少阴化热化实之证,但非少阴之常法,不可滥用。

3. 以汤测证,此三条(包括 321、322 条)均为阳明实证无疑,但均以少阴病开头者,恐怕为提醒后学"大实有羸状"也,故均不可以虚证视之。

4. 本条急下证当是土燥水竭,只有急下阳明之实,才能救少阴之阴。"口燥咽干"即为燥实内结,蒸灼津液,肾阴损伤的反映。没有提到阳明肠腑燥实证,属于省文,绝不是仅据口燥、咽干而用急下。临床必须四诊合参,全面分析,始可不误。

【原文】

少阴病,自利清水色纯青,心下必痛,口干燥者,可下之,宜大承气汤。(321)

【笔记】

1. "可下之"三字,《金匮玉函经》及《注解伤寒论》作"急下之",结合上下文分析,当以"急下之"为是。

2. 本条论燥实内结,迫液下泄,火炽津枯者,治当急下。自利清水色纯青,指所下为黑色臭秽浊水,是燥实结聚肠间迫津下泄所致,即所谓热结旁流。燥实内结,腑气壅滞,故心下必痛;燥热内炽,灼伤真阴,则口干燥。阳明燥热结为燥实,阴液损伤已重,热结旁流,更伤阴液,必然损及肾阴。本证病重势急有真阴欲竭之势,故当急下。

3. 此为少阴三急下之二。心下痛、口干燥、自利色青等固为临床事实,但非热结旁流必有见证,故用大承气汤之目的,是在于攻其燥屎,而不是治其色青,明乎此,则色纯青一语,可以不必强解。

4. 本条少阴病,亦指真阴耗伤而言。燥实内结,迫液旁流,故"自利清水,色纯青",所下皆污水而臭秽难闻,此即《素问·至真要大论》"暴注下迫,皆属于热"之谓。

【原文】

少阴病六七日,腹胀,不大便者,急下之,宜大承气汤。(322)

【笔记】

1.《玉函经》《脉经》《千金翼方》"胀"均作"满"。

2. 此条即少阴三急下之三,论燥实内结,肠腑阻滞,土燥水竭者,治当急下。冠首"少阴病"提示肾阴亏虚,病经六七日,又见腹胀、大便不通的阳明燥实证,肾阴进一步耗伤而濒临竭绝。

3."腹胀,不大便"是本证的审证要点,其腹胀不是一般的腹胀,而是腹大满不通,或腹满不减,减不足言,说明燥屎内结,壅滞甚重,故须急下存阴。

4. 320 条有"口燥咽干"一症,321 条有"口干燥"一症,本证"腹胀,不大便"的同时,亦当有口咽干燥等肾阴将竭之证。此三条应互参。

5. 上述三条合称"少阴三急下证",其总的病机皆为阳明燥实竭伤真阴,有土燥水竭之势,治当急泻阳明之实,以救少阴之阴。

【原文】

少阴病,脉沉者,急温之,宜四逆汤。(323)

【笔记】

1.《千金翼方》"急"作"当"。

2. 脉沉:当是脉沉而无力细弱,而不是沉实有力之谓。

3. 急温之:言其治之迫切,以免病情进一步发展至不可收拾,所谓"见机而作,不俟终日",寓有"既病防变"的"治未病"思想。

4. 本条只言脉象,以药测证,当有四逆汤相关体征,如下利清谷、四肢厥冷之类。

5. 四逆汤由附子、干姜、甘草组成,主治少阴虚寒,四肢厥逆诸症,故以四逆命名。附子生用,温肾回阳,破阴寒,为治疗少阴虚寒证之主药;干姜辛温守中,助附子回阳破阴,正所谓"附子无干姜不热"之意。炙甘草甘温,健运中阳之气,助姜、附回阳,降低附子的毒性。

6. 柯韵伯:"按理中、四逆二方,在白术、附子之别。白术为中宫培土益气之品,附子为坎宫培阳生气之剂,故理中只理中州脾胃之虚寒,四逆能佐理三焦阴阳之厥逆也。"(《伤寒来苏集》)

【原文】

少阴病,饮食入口则吐,心中温温欲吐,复不能吐。始得之,手足寒,脉弦迟者,此胸中实,不可下也,当吐之。若膈上有寒饮,干呕者,不可吐也,当温之,宜四逆汤。(324)

【笔记】

1.《玉函经》"则吐"作"即吐","心中温温"作"心下嗢嗢","不可吐也"作"不可吐",《玉函经》、成无己本"当"作"急"。

2. 温温:温(yùn,音运),同愠。愠愠,即心中自觉蕴结不适。

3. 本条论少阴病膈上有寒饮与胸中痰实的辨证。可分三段理解:

第一段:"少阴病……复不能吐",论述膈上有寒饮与胸中痰实的共有表现。饮食入口则吐,心中温温欲吐,复不能吐,与282条的"欲吐不吐"表现及病机类同,是少阴阴寒上逆的证候,然欲吐不吐之症,不仅见于少阴寒逆,亦可见于胸中实邪结聚诸证。

第二段:"始得之……当吐之",论述胸中邪结的表现和治法。病初起即见手足冷,而脉象弦迟,此非少阴寒化证,而是邪阻胸中的实证。由于痰食之邪阻滞胸膈,正气向上祛邪,故饮食入口则吐。不进食时,心中亦蕴结不适而上泛欲吐,因实邪阻滞不通,故"复不能吐"。胸中阳气被实邪所阻,不得布于四末,故手足寒。脉象弦迟按之有力,提示邪结阳郁。"其高者,因而越之",实邪在上不可用攻下法,当用吐法因势利导。

第三段:"若膈上有寒饮……宜四逆汤",论述少阴寒饮的治法。少阴阳虚失于气化,寒饮内生而上逆以致干呕,治宜四逆汤温运脾肾以化寒饮,不可误以为胸中实邪而用吐法。

痰食阻滞为实,寒饮留膈为虚,两者临证表现相似,然实者宜吐,虚者宜温,临证当辨清虚实。

【原文】

少阴病,下利,脉微涩,呕而汗出,必数更衣,反少者,当温其上,灸之。(325)

【笔记】

1. 必数更衣,反少者:大便次数多而量反少。

2. 温其上:上,指人身上部穴位。此处应是颠顶之百会穴,以此振奋阳气。

3. 本条论少阴阴盛,虚阳欲脱,浊阴上逆之证。少阴阴盛,虚阳无依,上则从汗而外亡,下则气虚不固而数更衣,加之浊阴弥漫,上逆而致胃气虚而呕吐。致此,病已深重,服药必从四逆辈,但因其呕吐,必然造成服药困难,故先以温灸之法,作权宜之计,待病情稍有改善,仍须急进汤剂以固阳。

4. 方有执:"微,阳虚也,涩,血少也。汗出,阳气不能外固,阴弱不能内守也。更衣反少者,阳虚则气下坠,血少所以勤努责,而多空坐也。上,谓顶,百会是也。灸,升举其阳,以调养夫阴也。"(《伤寒论条辨》)

5. 少阴病的病情比较危重,预后的判断极其重要。如趋寒化,主要取决于阳气的存亡,阳回者,可治;阳不回者,预后不良。如见热化,应是取决于阴液的存亡,阴存者可治;阴亡者死。此可参考后世温病学说对温热伤阴的辨证和有关治法。

6. 喻嘉言:"是证阳虚,本当用温,然阴弱,复不宜于温,一药之中既欲救阳,又欲护阴,漫难区别,故于顶之上,百会穴中灸之,以温其上而升其阳,庶阳不致下陷,以逼迫其阴,然后阴得安静不扰,而下利自止耳。此证设用药以温其下,必逼迫转加,下利不止,而阴立亡,故不用温药,但用灸法,有如此之回护也。"(《尚论篇》)

第六章
辨厥阴病脉证并治

【原文】

厥阴之为病,消渴,气上撞心,心中疼热,饥而不欲食,食则吐蛔。下之利不止。(326)

【笔记】

1. "食则吐蛔",《玉函经》作"甚者食则吐蛔"。"下之利不止",《玉函经》《脉经》《千金翼方》均作"下之不肯止"。

2. 消渴:指饮水多而渴仍不解;心中疼热:心胸或胃脘部有疼痛灼热之感;食则吐蛔:进食后呕吐蛔虫。

3. 本条是厥阴病上热下寒证的提纲。消渴者,阴虚心肝火旺,津液被灼而引水自救;肝旺则气逆而气上撞心;胃中为肝热所乘,故心中疼热;肝木侮土,脾胃受邪,则饥而不欲饮食;下寒而蛔不安,故吐蛔;下寒甚则阳虚失运而下利。

4. 前人谓厥阴为三阴之尽,盖阴尽即阳之初生,且与少阳为表里,禀风木而寄相火,下连寒水,为乙癸同源,是其本;上接君火,成子母相应,是其标。由此可见,厥阴本身就是一个阴阳寒热俱备的阶段,因此厥阴病大多寒热错杂。

5. 虽然厥阴病的证候错综复杂,但归纳起来,其变化不外两种:一为厥与热的互相胜复,正胜则由厥而转为发热,邪胜则由热转为厥逆;二为上热下寒,既有热证的表现,又有寒证的表现,此为阴阳错乱,失却了正常的调节。此即巢氏《诸病源候论》中所谓"阳并于上则上热,阴并于下则下冷",本条即是上热下寒、阴阳错乱之证候。其中,消渴,气上撞心,心中疼热为上热;饥而不欲食,食则吐蛔,下之利不止,就是下寒。

【原文】

厥阴中风,脉微浮为欲愈,不浮为未愈。(327)

【笔记】

1. 本条乃是从脉象的变化来判断厥阴病的预后。

2.《伤寒论·辨脉法》曾言:"凡阴病见阳脉者生,阳病见阴脉者死。"其意为凡阴病见到阳脉,为阴消阳长,正气渐复而病邪有向外之机,故知为可生;凡阳病见到阴脉为阳退阴进,正气衰微而病邪向内,所以断为死候。

3. 厥阴病而见脉微浮者,为阴病见阳脉,此乃阴消阳长,正进邪退,故预后主吉,反之,则病不愈,预后为差。

【原文】

厥阴病,欲解时,从丑至卯上(328)。

【笔记】

1. 本条指出厥阴病向愈的机转与欲解时间。"从丑至卯上",《玉函经》《千金翼方》作"从丑尽卯"。

2. 从丑至卯上:即凌晨1时至清晨7时。正当日出之时,阳气渐长,阴气渐消,符合厥阴阴尽阳生的机制,故认为是其欲解时。此乃古人之经验总结,临床上病情千变万化,切不可执拗于此。

【原文】

厥阴病,渴欲饮水者,少少与之愈。(329)

【笔记】

1. 本条论厥阴病阳复口渴的调护之法。

2. 厥阴病之消渴是阳复太过,热反亢盛,则发生大渴。本条只是邪退阳气乍复,津液一时不及上承所引起的欲饮水而已,口渴当不会太明显,少少与之,其阴津即可恢复。

3. 厥阴病,渴欲饮水者可见三种情况:其一为厥阴病上热下寒证,多表现为寒热错杂,消渴,渴的程度较重;其二为阳复太过证,邪热灼津耗液,伤阴而见口渴欲饮;其三为邪退阳复,诸症消除,仅见"渴欲饮水"者,多为阳气初复,津液一时不能上承,但口渴程度不甚。本条当属第三种情况,须少少饮水,补充其津液,使阴津得充,阴阳平衡而自愈。但如口渴,若患者恣情纵饮,因阳气初复,无力使阴水蒸腾化气,必致水饮内停,而生他变。由此可见,少少与饮,实为本证调护之关键。

4. 张路玉:"阳气将复,故欲饮水,然须少少与之,是谓以法救之。盖阴邪将欲解散,阳气尚未归复,若恣饮不散,反仍停蓄酿祸耳。"(《伤寒缵论》)

【原文】

诸四逆厥者,不可下之,虚家亦然。(330)

【笔记】

1.《玉函经》从本条以下至篇末,别为一篇,题曰"辨厥利呕哕病形证治第十"。

2. 本条指出虚寒厥逆的治疗禁忌。寒厥阴盛,本已阳衰,攻伐之下更伤阴气而加重病情。虚家,气血不足,正气内虚,亦不可以攻伐伤正,以犯虚虚之戒。

3. "诸"字在此处为发语词,并非言及一切厥证。"诸四逆厥"与"虚家亦然"相呼应,说明这里是指虚寒性质的厥逆,不可用下法。

4. 不可下之:从广义上讲,应指一切攻伐之法,如汗法、吐法等。故喻嘉言曰:"厥阴证,仲景总不欲下,无非欲邪还于表,使阴从阳解也。"

5. 本条阐明虚寒厥证治禁"不可下之",与第335条"厥应下之,而反发汗者,必口伤烂赤"前后呼应,说明热实厥证当禁发汗、温补等法。两者各述寒热两端,禁例亦相反。

【原文】

伤寒先厥,后发热而利者,必自止,见厥复利。(331)

243

【笔记】

1. 必自止：为阳胜发热，则脾阳振而利自止。见厥复利：厥则阴胜，故下利复作。本条言厥阴阴阳胜复之变化。

2. 厥热胜复是厥阴病在发展过程中阴阳消长，正邪进退的外在表现。厥为阴胜，热为阳复。先见四肢厥冷伴寒利为阳虚阴盛。后见发热为阳气来复，阳复利必自止。若四肢厥冷再现，为阴寒内盛阳复不及，寒利复作。

3. 本条亦论厥、热、利之间的关系。厥阴病，其特点为阴阳胜复、厥与热互见，阳胜之际，即见发热，阴胜之际，则为厥逆，同时寒厥又常伴下利，这是因为阴寒伤及脾之升清所致。

4. 伤寒病深入厥阴，病愈之机全赖阳气来复。阳长阴退，即是生机；阴盛阳消，则入危境。

5. 本条与下文 332、333、334、336、341、342 等条彼此可互参。

【原文】

伤寒始发热六日，厥反九日而利。凡厥利者，当不能食，今反能食者，恐为除中。食以索饼，不发热者，知胃气尚在，必愈，恐暴热来出而复去也。后三日脉之，其热续在者，期之旦日夜半愈。所以然者，本发热六日，厥反九日，复发热三日，并前六日，亦为九日，与厥相应，故期之旦日夜半愈。后三日脉之，而脉数，其热不罢者，此为热气有余，必发痈脓也。(332)

【笔记】

1. "后日脉之"，《玉函经》作"后三日脉之"，自"所以然者"句以下至"故期之旦日夜半愈"句止，《玉函经》无。

2. 厥利：指手足厥冷而又患腹泻。

3. 除中：证候名。为胃气败绝之危候，表现为病情危重而反能食。

4. 食以索饼：食（sì，音饲），此处用作动词，即给患者吃。饼，为面食的通称。索饼，条索状的面食。

5. 脉：此处为动词，即诊察的意思。

6. 旦日：指明日。

7. 本条文字冗繁，其大意是从厥与热日数相较，辨阴阳胜负之机，并辨除中证，其重点在于强调胃气的有无是疾病进退的关键。条中之日数，均应视作约略之数,不宜拘泥。

8.《医宗金鉴》:"'不发热者'之'不'字,当是'若'字,若是'不'字,即是除中,何以下接'恐暴热来出而复去'之文耶?"可从之。

9. 本条还提示,在厥热胜复阶段,阳气回复亦不可太过,太过则变利为害。如食后发热经久不退,超过了与厥相应的时间,且脉见数急者,则为阳复太过,病从热化。邪热内炽,郁蒸经脉,壅滞气化,可发生痈脓的变证。

10.《金匮要略·脏腑经络先后病脉证第一》"病者素不应食,而反暴思之,必发热也"可与本条"恐为除中"互参。

【原文】

伤寒脉迟六七日,而反与黄芩汤彻其热。脉迟为寒,今与黄芩汤,复除其热,腹中应冷,当不能食,今反能食,此名除中,必死。(333)

【笔记】

1. 彻其热:彻,除。彻其热,除其热。

2. 本条指出因误治伤及中焦胃气而转为除中的逆证,并辨除中的成因、特征及其预后。上条除中是未因误治而自转逆候,本条是阴证误用寒凉,以致造成胃阳败绝的危证。

3. 伤寒脉迟,为病在足太阴脾,必有下利等症,当以理中法温中驱寒。但如治疗失误,将阳复之热当作阳盛之热而误投黄芩汤以除之,此为以寒治寒,必致伤及中焦阳气。既是阴盛阳微之证,当有腹中冷痛下利,不能饮食等症,《黄帝内经》有"胃热则消谷,谷消故善饥"之说,现在的情况,是寒邪充斥,生机欲绝,正与胃热相反,所以应当不能食,才为合理,但是患者却反能食,此为反常。实则胃气已绝,所以断为必死。"死",预后差、危重之意。

4. 治疗三阴寒证,不但要注意先天肾阳的强弱,同时也要顾及后天脾胃阳气的盛衰。因为胃为水谷之海,气血化生之源,属后天之本。胃气之存亡,关系到人体生命之安危,即所谓有胃气则生,无胃气则死。所以保胃气,特别是保护脾胃的阳气,亦为治疗虚寒证的根本原则之一。另外,三阴虚寒性下利,即使有发热现象,若不是阴寒内盛,迫阳外越的真寒假热证,便是阳气乍回的佳象,千万不要滥投寒凉之药,以致出现"除中"的危重死证。

5. 本条"伤寒脉迟六七日"句下，当有"发热"二字，以应对下文"反与黄芩汤彻其热"。

【原文】

伤寒先厥后发热，下利必自止，而反汗出，咽中痛者，其喉为痹。发热无汗，而利必自止，若不止，必便脓血，便脓血者，其喉不痹。(334)

【笔记】

1. "若不止"，《玉函经》作"不止者"。

2. 其喉为痹：痹，闭塞不通。指咽喉肿胀，吞咽不利。

3. 本条论及阳复病愈及阳复太过的两种转归。

4. 伤寒先厥利并见，后见发热，为阳气来复，阴寒消退，厥利自止而病情向愈。厥阴寒厥原有阴阳不足，易寒易热之特点，如治疗时阳复太过，易转为热证。因邪热部位不同可出现两种转归：向上向外者，邪热迫津液外泄则汗出，邪热上灼咽喉则发喉痹；向下向内者，邪热壅遏于内而发热无汗，邪热损伤大肠脉络而便脓血。

5. 成无己："伤寒先厥而利，阴寒气胜也。寒极变热后发热，下利必自止，而反汗出，咽中痛，其喉为痹者，热气上行也。发热无汗而利必自止，利不止，必便脓血者，热气下行也。热气下而不上，其喉亦不痹也。"(《注解伤寒论》)

【原文】

伤寒一二日至四五日，厥者必发热，前热者后必厥，厥深者热亦深，厥微者热亦微。厥应下之，而反发汗者，必口伤烂赤。(335)

【笔记】

1. 伤寒一二日至四五日：说明患病的大概日数，不能看作固定之词。

2. 口伤烂赤：口舌生疮，红肿糜烂。

3. 本条论述热厥的证候特点与治疗宜忌。

4. 伤寒一二日至四五日，由外感而从热化，邪热深伏，阳气内郁，不得宣发，以致阴阳气不相顺接，出现四肢厥冷，是为热厥。"厥者必发热"为四肢虽冷,但身必发热。"前热者后必厥",热厥证在厥冷之前,必有发热症状,且厥冷之时,亦有里热内伏。四肢厥冷愈甚,表明邪热内郁的程度越重;四肢厥冷较轻,则表明邪热内郁的程度越轻。厥冷的甚微与里热郁伏的程度密切相关,此为热厥证的证候特点及辨证要领。

5. 热厥因邪热内伏,阳郁不能通达于四末,治以清下里热为宜。如无形邪热,阳郁不达,治用白虎汤清之;如有形邪热,阳郁不达,治用承气汤下之。"厥应下之"是治疗热厥的基本法则。包括清下、攻下二法。若误将热厥之厥冷当作表寒而用辛温发汗,则更伤阴液,使火热上炎清窍,邪热腐灼阴血,可发生口舌红肿溃烂的变证。

6. 厥深者热亦深,厥微者热亦微:是讨论热厥的机转以及热厥的轻重。热厥的形成机转,主要是热邪深伏,阳气内郁不能外达,因而四肢厥逆。这种厥逆与因寒而厥是截然不同的,寒厥是内外均寒,已虚之阳气不达四肢,此则是内热壅盛,经络不畅而不能宣达所致,为内热而外见厥冷。由于热势郁伏有轻重浅深之别,因此四肢厥冷的程度也就随之不同,热邪郁伏愈重的,四肢厥冷也重,热郁较轻的,四肢厥冷也就比较轻微,此即所谓"热深厥亦深,热微厥亦微"。

7. 厥者必发热,前热者后必厥:此处宜活看,厥者之前可能会有阳盛发热的情况,厥与热的关键,主要看内盛之阳气是否被郁遏而不透达,如无阳郁,则有发热,也不致成厥。

8. 本条与330条"诸四逆厥者,不可下之,虚家亦然"合看,可知寒厥与热厥的治法迥然不同。此因热邪深伏致厥,故云"厥应下之";彼因里气虚寒致厥,故云"不可下之"。

9. 钱天来:"言天地间阴阳对待,寒暑两停,昼夜相半,然后二气均平,而无阴阳之患,故寒邪之入厥阴也,因寒胜而厥,其手足厥逆者五日,寒邪既胜,阳气必复,故其发热亦五日。设五日之后,至第六日,寒气又当厥矣。若不厥者,其病自愈,何也? 以其厥逆之时,自始至终,不过五日,以其发热亦是五日,阴阳胜复之气已平,故知自愈。"(《伤寒溯源集》)

【原文】

伤寒病,厥五日,热亦五日,设六日当复厥,不厥者自愈。厥终不过五日,以热五日,故知自愈。(336)

【笔记】

1. 先厥后热,厥热相等,其病好转,本条是热厥相等为病自愈之候。

2. 在厥热胜复中,由于厥与热代表邪正消长、病势进退的基本病变机转,故可根据厥热多少来判断病势的进退,病入于厥阴,如阴寒胜则必厥冷,但亦可见阴极则阳生,当阳气来复之时,正气胜邪而病机向外,阳气外张,故又见发热,如果正气内虚则病机入里,阳气衰退,又复转厥,这些都是阴阳胜复的具体表现。本条就是依据厥热时间的变化来预测病势进退的,如阴胜的厥冷有五天,而阳复的发热亦五天,假使阴胜于阳,在第六天就当再厥,如不厥的,是为阴阳平衡,故知自愈。

【原文】

凡厥者,阴阳气不相顺接,便为厥。厥者,手足厥冷者是也。(337)

【笔记】

1. 本条论厥的病机与证候特点。

2. 厥是厥阴病常见的症状之一,它不是独立的疾病,而是出现在不同疾病发展过程中的一个症状。厥的特征是手足逆冷。导致手足逆冷的病因很多,但其总的病机不外乎阴阳气不能互相贯通。

3. 人体阴阳在正常情况下,相互协调,互相维系,互根互用,一旦偏胜偏衰,以至不相顺接,不顺则逆,不接则离,必然产生病变。若寒邪内盛,阳气衰微,阳气不能畅达四末,则成寒厥。如热邪亢盛,阳气被遏,不能通达于四末,则成热厥。若水饮内停,阳气被遏,不达四末,称为水厥。凡此种种,病因虽有不同,然其"阴阳气不相顺接"之机则一。

【原文】

伤寒脉微而厥,至七八日肤冷,其人躁无暂安时者,此为脏厥,非蛔厥也。蛔厥者,其人当吐蛔。令病者静,而复时烦者,此为脏寒,蛔上入其膈,故烦,须臾复止,得食而呕,又烦者,蛔闻食臭出,其人常自吐蛔。蛔厥者,乌梅丸主之。又主久利。(338)

【笔记】

1. 脏厥：脏腑阳气虚损导致的四肢厥冷。蛔厥：因蛔虫窜扰，气机逆乱而致的四肢厥冷。脏寒：内脏虚寒，此处指脾肠虚寒。

2. 本条论脏厥与蛔厥的鉴别及蛔厥的证治，可分为三段理解。

第一段："伤寒脉微而厥……非蛔厥也"，论脏厥的脉症，并提出当与蛔厥鉴别。脉微肢厥乃阳气衰微之象。病经七八日，周身肌肤皆冷，加之患者躁扰不宁，病情十分危险，预后不良。脏厥属阳衰阴盛、脏气衰败之证，与蛔厥的病机及证候都有所不同。

第二段："蛔厥者……乌梅丸主之"，论蛔厥的症状表现及其治疗。蛔厥证因蛔虫内扰而成，患者长期蛔虫感染，又因脾虚肠寒致蛔虫内动时作时止，发作时症见心烦、呕吐，甚则伴有剧烈腹痛，常因进食而引发。蛔厥与脏厥均可出现手足厥冷，不同的是：蛔厥无周身肌肤冷，且时静时烦、时作时止，与进食有关；脏厥周身肌肤寒冷，且"其人躁无暂安时"。蛔厥证的治疗当清上温下、安蛔止痛，方用乌梅丸。

第三段为"又主久利"。下利发病日久，多气血两虚，且易致阴阳紊乱，寒热错杂。乌梅丸并非治疗蛔虫病的专方，也可以用于此类慢性发作性疾病。这对现代临床活用乌梅丸更具指导意义。

3. 乌梅丸由乌梅、细辛、干姜、黄连、当归、附子、蜀椒、桂枝、人参和黄柏组成。蛔虫有得酸则静、得辛则伏、得苦则下的特点。本方重用乌梅并以醋渍之，增强其酸性以安蛔，并用益阴生津之用；细辛、蜀椒、干姜、附子、桂枝，辛以伏蛔，温阳散寒；配伍黄连、黄柏，苦以驱蛔，寒以清热；人参、当归补气养血；以米饭、白蜜为丸，意在和胃缓急。本方酸苦甘辛兼备，温脏补虚以安蛔，治疗蛔厥确有良效，被后世奉为治疗蛔厥之主方。

4. "又主久利"是本方的另一功效。本方酸甘辛苦并用，酸甘化阴，辛甘化阳，酸苦泻热，既可清上温下、辛开苦降，又能调和阴阳、扶正祛邪，是治疗厥阴病阴阳失调、木火内炽、寒热错杂证的主方，适于寒热错杂之久利。

【原文】

伤寒热少微厥，指头寒，嘿嘿不欲食，烦躁，数日小便利，色白者，此热除也，欲得食，其病为愈。若厥而呕，胸胁烦满者，其后必便血。(339)

【笔记】

1. "指头"，《千金翼方》作"稍头"。

2. 微：谓厥逆很轻微。

3. 本条是热厥轻证的两种转归。伤寒热少厥微，当如上条所述之"厥微者热亦微"之意，为热厥轻证。因"热少"阳气内郁不甚，而见"指头寒"之微厥；郁阳邪热困脾，胃失和降，而见默默不欲食；阳热内郁，热扰心神，而见烦躁；因郁热在里，当有小便短赤，色黄等热象。数日后可能出现两种不同转归：一为疾病向愈，"数日小便利，色白者"，为数日之后，小便利而不黄，说明邪热已除，胃气亦和，患者食欲恢复，故而"其病为愈"；二为病情加重，若由"指头寒"变为"厥"，说明阳郁加重，邪热不能透达，甚至出现频频呕吐，胸胁烦满的症状，乃阳郁厥阴、经气不利、肝火犯胃益甚之证。若不及时救治，日后必因邪热伤及血络，出现便血。

【原文】

病者手足厥冷，言我不结胸，小腹满，按之痛者，此冷结在膀胱关元也。(340)

【笔记】

1. 膀胱关元：关元，任脉经穴，在脐下三寸。膀胱关元，泛指小腹部位。

2. 本条论冷结膀胱关元致厥。导致手足厥冷的原因很多，需辨证分析。言我不结胸，即患者未出现胸膈胃脘部硬痛，说明没有实邪结于中上二焦。小腹满，说明本证在下焦。按之痛，提示寒邪凝结在小腹膀胱关元处，当伴见小腹喜温畏寒、小便清长、苔白脉迟等寒象。

3. 但小腹部按之痛，并不仅由厥阴阳气衰微、阴邪独盛所致。如小腹满，按之痛，小便利，是膀胱蓄血证，病在血分，必有如狂之象；少腹不痛，小便不利者，是膀胱蓄水证，病在气分，津不敷布，必有口渴；手足热，小便赤，是热结膀胱证；唯见手足冷，小便清白，才是冷结膀胱关元证候，治当详辨。

4. 此条病机，沈元凯、章虚谷认为是"寒邪直中少阴而入腑者，则为冷结膀胱"。关于治法，前人都认为"此当用温、灸"之法，刘渡舟则主张用当归四逆加吴茱萸生姜汤调治，均在理中，可作参考。

【原文】

伤寒发热四日,厥反三日,复热四日,厥少热多者,其病当愈。四日至七日,热不除者,必便脓血。(341)

【笔记】

1. 厥言阴寒之盛,热言阳气复。

2. 本条指出热多于厥是阳复胜阴,为病退向愈,但阳复太过,反致偏亢,不仅不愈,更可发生其他病变,并导致病进之可能,本条即是举例。"四日至七日,热不除者,必便脓血"说明阳复太过,阳盛化热,损伤肠络,导致便血。

3. 本条内容与334条大致相同,皆论阳复病愈与阳复太过变证,可互参。

4.《医宗金鉴》:"伤寒邪在厥阴,阳邪则发热,阴邪则厥寒,阴阳错杂,互相胜复,故或厥或热也。伤寒发热四日,厥亦四日,是相胜也。今厥反三日,复热四日,是热多厥少,阳胜阴退,故其病当愈也。当愈不愈,热仍不止,则热郁于阴,其后必便脓血也。"

【原文】

伤寒厥四日,热反三日,复厥五日,其病为进。寒多热少,阳气退,故为进也。(342)

【笔记】

1. 本条与上条均论述阴阳复胜变化以判断病之进退。

2. 本条与上条的意义相同,但病情相反。上条说明阳复胜阴为愈候,而阳复太过则为病进;此条说明阳复不及,阴寒气胜,故为病进。先厥而后发热,阳气虽初复而其力微弱不振,不足以驱除阴寒,阴邪复又胜阳,反更伤及阳气,故为进也。

【原文】

伤寒六七日,脉微,手足厥冷,烦躁,灸厥阴,厥不还者,死。(343)

【笔记】

1. "脉微"《千金翼方》作"其脉数"。

2. 灸厥阴：灸厥阴经的穴位。据张令韶，可灸厥阴经的行间和章门穴。

3. 伤寒六七日，证见脉微，手足厥冷，是病至厥阴，因阳气虚衰，阴寒内盛，血脉失于阳气鼓动而见脉微，四肢失于阳气温煦而见厥逆。虚阳与阴邪抗争，扰及心神而致烦躁不安。此时病情危急，可用灸法，急救回阳。灸后视肢厥还否以断预后：若肢冷转温者，为阳气来复，其病可治，预后较好；若肢厥不还，为阳气衰竭，阳复无望，断为危候，故曰"死"。本条只言灸法不言用药，意在凸现急用灸法在阳衰危证中的重要作用。

4. 本条所述证候，与338条中"脏厥"极为相似。如此微弱欲绝之脉，躁无暂安时之症，乃脏中真阳欲脱，而神气浮越之危候。治伤寒阴证，最须注重阳气，如阴退阳长则生，阳衰阴盛则危。此证是内外皆寒，一派阴盛阳亡之象，故急用灸法以回其阳。除灸法外，更须急以四逆汤类回阳救逆。

5. 成无己："伤寒六七日，则正气当复，邪气当罢，脉浮身热为欲解；若反脉微而厥，则阴胜阳也。烦躁者，阳虚而争也。灸厥阴，以复其阳；厥不还，则阳气已绝，不能复正而死。"（《注解伤寒论》）

【原文】

伤寒发热，下利厥逆，躁不得卧者，死。(344)

【笔记】

1. 本条讲述阴极阳脱的危重证候。厥阴则常伴下利，如发热，则为阳复，但必利止。今厥逆下利而见发热，则恐为阴盛于内，阳越于外的重证，又加之躁不得卧，则又进一步为虚阳浮动，不安于内，而致阴极阳脱之先兆，即如柯韵伯所言："厥利不止，脏腑气绝矣；躁不得卧，精神不治矣。微阳不久留，故死。"

2. 本条"躁不得卧"与61条干姜附子汤证之"昼日烦躁不得眠，夜而安静"，及69条茯苓四逆汤证之"烦躁"看似相同，其实毫无同处，一为阳与阴争，故烦躁并见；一为纯阴无阳，但躁不烦，须作出鉴别。

3. 本证之"躁不得卧"与第298条"不烦而躁"、第300条"烦躁不得卧寐"、第338条"躁无暂安时",病机大体相同,为阳气大衰,阴寒内盛,格阳于外,病情危重,预后亦近似。

【原文】

伤寒发热,下利至甚,厥不止者,死。(345)

【笔记】

1. 伤寒病至厥阴,如发热为阳气来复者,必见利止厥回,其病向愈,但本条之发热并见下利至甚,肢厥不止,知其发热之机绝非阳复,为阴寒内盛,格阳于外,故下利、厥逆却较之为甚。利甚则阴液即将下竭;厥逆不止为阳气行将衰竭,阴竭阳绝,故亦断为死候。

2. 本条与上条病机相同,均论阴竭阳绝之危候,不同之处为无"躁不得卧"之症,但有下利至甚,厥逆不止等差别,说明两者辨证视角不同,上条着重从阳气消亡阐明死候,本条着重从阴寒盛极阐明死候,两者合参,相得益彰。

3.《金匮要略·呕吐哕下利病脉证治第十七》曰:"夫六腑气绝于外者,手足寒,上气,脚缩;五脏气绝于内者,利不禁,下甚者,手足不仁。"亦言阴阳离决之候,可以互参。

【原文】

伤寒六七日不利,便发热而利,其人汗出不止者,死。有阴无阳故也。(346)

【笔记】

1. "不利"《玉函经》作"不便利","便发热"作"忽发热"。

2. 有阴无阳:下利是阴证,汗出不止是亡阳,故称有阴无阳。

3. 伤寒日久,病至厥阴,但未见下利,"伤寒六七日不利",即在此期间,患者虽有四肢厥逆之寒象,却未见下利,说明正邪相争,胜负未决。而今六七日之后,忽见发热与下利同时出现,则知病情突变。若发热为阳气来复,则不应下利,故知此发热为阳气外浮,阴盛格阳之假象,病情更趋严重。当此之时,"其人汗出不止"说明阳衰不固,汗出不止则阳气亡失,阳气脱亡于外,故称"有阴无阳故也",断为死候。

4. 本条"发热而利,其人汗出不止"与331条"伤寒先厥,后发热而利者,必自止"恰恰相反,与334条"发热无汗,而利必自止"亦不相同。后两条都是发热而下利自止,本条虽发热而反下利,可知发热性质有所不同。

【原文】

伤寒五六日,不结胸,腹濡,脉虚复厥者,不可下,此亡血,下之死。(347)

【笔记】

1. "此亡血",《玉函经》作"此为亡血"。

2. 腹濡:腹部按之柔软;亡血:指营血虚而不足。

3. 本条着重指出血虚致厥的脉证及其禁例。

4. 伤寒五六天,如邪热传里,与痰水结于胸,则成结胸证,其人必心下坚满石硬,或连及少腹,痛不可近,其脉亦当沉紧。若热邪结聚于肠胃而成腑实,必当腹满而疼痛拒按,今胸部无结胸见证,腹部亦按之柔软,加之脉虚弱,可知里无实邪结聚,其脉虚肢厥,是由于阴血亏虚,不能荣养四肢之故。此时若不便不通,皆因津液不足,大肠失于濡润,血虚肠燥,为津伤虚候,与热厥之腑实不同,治宜养血温经,不可误用攻下。若误下则营血更伤,使病情加重,甚者可致危殆。

5. 本证与阳微阴盛的厥逆亦有不同。阳微阴盛之厥逆,每伴见下利,其治疗着重于回阳救逆;本证之病机在于血虚津亏,故治当养血扶正,即如330条"诸四逆厥者,不可下之,虚家亦然",若妄用攻、下,则必犯虚虚之戒,故文中指出"下之死",以告诫后人。

6. 343~347条,仲景讲了5种阴阳之气不相顺接所致厥逆之危证,临床应总结这些证候特点,明确其机制,以提高诊断危急重症的水平。

7. 沈明宗:"此血虚之厥也。腹濡脉虚,而不结胸,上下表里是无实证,但脉虚,乃因平素胃气不充,肝脏血虚受邪,复乘胃间而厥。矧血虚,则肠胃津液,素为不足,而纵有邪转阳明,大便结硬,是不可下,下则肝胃气血两脱,故下之死。"(《伤寒六经辨证治法》)

【原文】

发热而厥,七日下利者,为难治。(348)

【笔记】

1. "发热"前,《玉函经》《千金翼方》均冠有"伤寒"二字。

2. 本条论虚阳外浮,阴寒内盛证的预后。厥阴病发热与肢厥并见者,若发热而见手足变温,则为阳复,是正复邪退之佳兆。若虽见发热,肢冷仍在,厥逆不回,知此发热非为阳复,而是阴寒内盛,格阳于外所致。"七日下利"者,是阴寒日渐转甚,病势呈进行性加重,故曰"难治"。

3. 本条与344条、345条同为阴寒内盛、阳气外浮而呈现的发热厥利,但344条"躁不得卧",为神气外越,故主死;345条"下利至甚,厥不止",为阴寒独盛,故亦主死;本条虽也是真寒假热证,但并无上述情况严重,故不言死,而云难治。然难治非不治之谓,更非代表死候,白通或四逆等汤,还是可以选用的。

4. 本条为接前面论述厥逆死证之轻症而言。张隐庵《伤寒论集注》曰:"此节乃通承上文死证之意,而言发热而厥,至七日而犹然下利者,病虽未死,亦为难治。上文言死证之已见,此言未死之先机。"

5. 张路玉:"厥利与热,不两存之势也,发热而厥七日,是热者自热,厥利者自厥利,阴阳两造其偏,漫无相协之期,故虽未见烦躁,已为难治。"(《伤寒缵论》)

【原文】

伤寒脉促,手足厥逆,可灸之。(349)

【笔记】

1. 脉促,阳盛者有之,阳气虚极者亦有之。本证脉促与四肢厥冷并见,乃阳虚阴盛,虚阳奋起与阴相搏所致。阳虚阴寒内盛,阳气不充,则四末不温而厥。治用温经通阳,故可灸之。

2. 本证为阴寒内盛所致"手足厥逆",其病机为虚阳虽被寒邪所郁遏,但仍能与寒邪相争,极欲向外伸展,故现脉促。此脉之促,非数中一止,乃急促、短促之状,为阳虚无力振发所致,即虚数而脉短,阴盛太过之故。21、34、140条所言之"脉促"与本证义同,均因误下后阳气受挫,郁遏不宣,但正气仍有拒邪之力,本条则为阳气虚极。仲景用灸法,意在驱散外郁之寒邪,鼓舞内郁之阳气透发,诚如尤在泾所云,意在"引阳外出"耳。

3. 钱天来:"此所谓脉促者,非结促之促,乃短促之促也,阴邪太盛,孤阳不守,故脉作虚数而短促。"(《伤寒溯源集》)

【原文】

伤寒脉滑而厥者,里有热,白虎汤主之。(350)

【笔记】

1. 本条为热厥的脉象与治法。

2. 本条"伤寒",为广义之伤寒。如因寒内盛而致之寒厥,其脉必现沉微,今脉现滑象则知非阳虚而是内热,多见阳盛邪实之证。阳热内郁,邪热深伏,阴阳之气不能顺接,郁阳不能畅达四末,而见手足厥逆。"里有热"为本证之病机。治宜清里热,方用白虎汤。

3. 本条述证简略,只通过脉象突出里有郁热的辨证要点,为举脉略证之省文笔法,其证当有身热、口渴、汗出、心烦、舌红苔黄、小便黄赤等里热之表现。

4. 既用白虎汤,则其热虽盛,亦为无形之气热郁结,故不用承气以通下泄热,如有实积热郁者,则非白虎汤所宜。

5. 钱天来:"滑者,动数流利之象,无沉细微涩之形,故为阳脉。滑主痰食,又主胃实,乃伤寒郁热之邪在里,阻绝阳气,不得畅达于四肢而厥,所谓厥深热亦深也。"其言精当。

【临床体会】

临床上常见到因外感及其他感染性疾病,在高热的同时出现四肢厥冷或神昏谵语等危重症状,即热厥。当此之际,宜以清热透表、宣泄阳气为主,无汗者常予麻杏石甘汤、大青龙汤等加减;热盛于里者,可选用白虎汤、银翘散、三黄石膏汤、黄连解毒汤等加减;伴神昏者,则参入安宫牛黄丸、至宝丹、紫雪丹之类加减。

【原文】

手足厥寒,脉细欲绝者,当归四逆汤主之。(351)

【笔记】

1. "脉细欲绝者",《玉函经》《千金翼方》均作"脉为之细绝"。

2. 脉细:指脉体细如丝状。

3. 本条论血虚寒凝致厥的证治。本证以手足厥寒、脉细欲绝为辨证要点,肝血不足,血虚则脉道不充而见细脉,加之阴寒凝滞,脉道运行不畅,故脉细欲绝。血虚而寒凝经脉,气血运行不利,四肢失于温养而见手足厥寒。

4. 本证与四逆汤证同为寒厥,但四逆汤证是少阴肾阳衰微,阴寒内盛,手足厥冷而脉微欲绝,故为重;本证是厥阴血虚寒凝,经脉失养,手足厥寒而脉细欲绝,应以肢冷为主,故为轻。此种厥冷有轻重之别,而辨脉在微细之间,临床尤当详辨。此即成无己所谓"手足厥寒者,阳气外虚,不温四末;脉细欲绝者,阴血内弱,脉行不利。与当归四逆汤,助阳生阴也"。

5. 本证脉细欲绝之成因,应包括:①血虚而致脉弱;②寒所致血运不畅;③阳虚不能温其血,脉行不畅。

6. 当归四逆汤即桂枝汤去生姜,倍用大枣,加当归、细辛、通草而成。方中当归补养肝血,又能行血,为方中主药;配芍药以养血和营;配桂枝温经通阳,细辛温经散陈寒痼冷;甘草、大枣补益中气和营血;通草通利血脉。诸药合用,养血脉,通阳气,散寒邪,为治疗血虚寒凝证的首选方剂。

【临床体会】

当归四逆汤在妇科临床上多与八珍汤等合用,治疗虚寒血亏性月经过少、痛经,也用于虚寒性身冷肢厥,对冻疮亦有效果。

【原文】

若其人内有久寒者,宜当归四逆加吴茱萸生姜汤。(352)

【笔记】

1.《玉函经》与前条紧接为一条，"久寒"下无"者"字。

2. 久寒：久伏脏腑的寒邪。

3. 本条承上条而论。上条"手足厥寒，脉细欲绝"，用当归四逆汤治疗；本证又兼内有寒饮宿疾，故又加温中散寒涤饮之吴茱萸、生姜以治之，张锡纯谓"内有凝寒，重加吴茱萸、生姜，温通经气"。并辅以清酒，扶助药力，散久伏寒凝，尤在泾："尤借清酒之濡经浃脉，以散其久伏之寒也。"

4. 本方如久寒阳虚甚者，实可加干姜、附子之属以温阳祛寒。诸家均谓在此种病情下，因血虚肝旺，一加姜附则易扰动风火。但一则此二条虽为血虚，但临床见证均以寒重为表现，未见一点肝阳亢动之象；二则证候已到脉细欲绝，治本温阳犹恐不及，何以思虑可能之变？临床尚需结合具体情况，随证治之。

【原文】

大汗出，热不去，内拘急，四肢疼，又下利厥逆而恶寒者，四逆汤主之。(353)

【笔记】

1. 内拘急：腹中挛急不适感。

2. 本条论阳虚阴盛寒厥的证治。

3. 外有表邪而发热，汗出之后，其热当去；今"大汗出热不去"，则非表证发热。又未见烦渴引饮，故亦非阳明里热，今见腹内拘急，下利厥逆而恶寒，当须考虑为真寒假热，大汗出是虚阳欲亡，热不去是虚阳被盛阴所格于外之故，内拘急是阴盛阳衰所致里之经脉失于温养，四肢为诸阳之本，今既阳亡于外，津亏于内，筋骨亦失于濡养，故四肢作痛，下利手足厥冷恶寒等证，均系阴盛阳欲亡之表现，法当以四逆汤急救回阳。

4. 有注家认为本证既有恶寒发热，又有下利肢厥，乃表里同病，而以里证为急，治当先里后表，如 92 条"病发热头痛，脉反沉。若不差，身体疼痛，当救其里"，亦有一定之理。

5. 徐灵胎："此条诸证皆属阴寒，固为易辨。唯热不去三字，则安知非

表邪未尽即恶寒,亦安知非太阳未罢之恶寒。唯下利厥逆则所谓急当救里,不论其有表无表,而扶阳不可缓矣。"(《伤寒论类方》)

【原文】

大汗,若大下利,而厥冷者,四逆汤主之。(354)

【笔记】

1.《玉函经》《千金翼方》"汗"下有"出"字。

2. 本条言汗下误治,先伤其阴,后伤其阳,四肢为诸阳之末,阳虚则四肢厥冷,故以四逆汤回阳救逆。

3. 大汗大下,皆能使阴液亏乏,阳气耗损,严重者,每多导致亡阳。如20条"太阳病,发汗,遂漏不止……"即是因过汗而致阳虚液脱;又如91条"伤寒,医下之,续得下利清谷不止……救里宜四逆汤"是因误下而阳虚下陷。

4. 尤在泾:"此亦阳病误治而变阴寒之证,成氏所谓大汗若大下利,表里虽殊,其亡津液、损阳气则一也,阳虚阴盛,则生厥逆,虽无里急下利等证,亦必以救阳驱阴为急。《易》曰'履霜坚冰至',阴盛之戒,不可不凛也。"(《伤寒贯珠集》)

5. 仲景以此两条(353、354)着重讨论寒厥证的典型症状与治疗法则。寒厥乃真阳衰微,阴寒内盛之证,病情急剧。其由既可因寒邪骤中或阳气暴衰,亦可因误用汗下、损伤阳气而成。除四肢或全身厥冷之外,多伴大汗、大下利及虚阳外越之假热症状,虽有发热而胸腹并不灼热,虽有恶寒而脉反沉微欲绝,此为辨证要点。

【原文】

病人手足厥冷,脉乍紧者,邪结在胸中,心下满而烦,饥不能食者,病在胸中,当须吐之,宜瓜蒂散。(355)

【笔记】

1. 脉乍紧:脉来忽然而紧。

2. 邪:指停饮痰滞食积等病因。

3. 胸中：泛指胸胃部位。

4. 本条论痰食致厥的证治。邪实积于胸中,阳气不能畅达于四末,故手足厥冷。脉紧主里有实邪,痰涎及食积为有形之实邪,阻滞于胸中及胃脘,气血运行不畅,则脉乍紧。胸膈及脘腹胀满而烦闷、饥而不能食等症,皆因实邪郁遏,阻塞胸中及脾胃气机,波及上、中二焦。本证多为邪实积于胸中或胃脘,病位偏上,按照"其高者,因而越之"的治疗原则,用瓜蒂散因势利导,涌吐胸中实邪。实邪去,则气机畅,阳气通,手足转温,烦满自除。

5.《伤寒论》中痰食阻滞证共有三条。除本条外,尚有 166 条"……胸中痞硬,气上冲喉咽,不得息者,此为胸有寒也。当吐之,宜瓜蒂散"及 324 条"少阴病,饮食入口则吐,心中温温欲吐,复不能吐。始得之,手足寒,脉弦迟者,此胸中实,不可下也,当吐之"。虽叙证有别,但病机则一,故均以瓜蒂散主治。

6. 手足厥冷一症,可见于多种情况,脉象也不尽相同:若见脉滑者,常为里有热,可用白虎汤,如 350 条;脉细欲绝者,为血虚有寒,可用当归四逆汤,如 351 条;脉微欲绝者,则为阴盛格阳,可用通脉四逆汤,如 317 条;若为厥逆无脉,干呕烦者,则为阴阳格拒,可用白通加猪胆汁汤,见 315 条;而本条脉见乍紧,为中焦痰饮食积壅滞,气机失于升降宣畅,故用瓜蒂散引吐。张路玉:"紧为诸寒收引之象……若气口盛坚,又为内伤饮食之兆。"《金匮要略·腹满寒疝宿食病脉证治第十》亦有"脉紧如转索无常者,有宿食也""脉紧,头痛风寒,腹中有宿食不化也""宿食在上脘,当吐之,宜瓜蒂散"等条,可与此条互参。

【原文】

伤寒厥而心下悸,宜先治水,当服茯苓甘草汤,却治其厥。不尔,水渍入胃,必作利也。(356)

【笔记】

1. 却:副词,表示顺序,相当于后。

2. 不尔:不这样。指不先治水。

3. 水渍入胃:水饮渗入胃肠。

4. 本条为水厥,即水停心下而悸厥的证治。

5. 从《金匮要略》"水停心下,甚者则悸"一语来看,心下悸乃水饮停聚所致。水饮内停,阳气被遏不宣,所以四肢厥冷,用茯苓甘草汤以温阳化水,水饮化而胸阳得布,四肢自然温暖,实寓有治本的积极意义。若不先治其水饮,则水饮久停,势必渗入肠胃,而引起下利等证。

6. 本条与上条同为胸阳不舒的四肢厥冷,但病机却不相同。瓜蒂散证是痰食之邪壅塞胸中,所以心下满而烦,属实邪,症属痰厥范畴,且有上涌之势,故用涌吐实邪的方法;本条则为水饮内停,导致水气凌心而致心下悸,此属阳虚水停之水厥范畴,且有下趋之势,故用温阳化水的方法。

7. 本条言宜先治水,水去则悸去。但与茯苓甘草者,可知其阳虚水泛之证必轻,如重者,则不妥,有药轻证重之嫌。

8. 笔者认为,治水应以温阳蠲饮为宜,着手于肾,治本而驱标,肾温于下,阳气振奋,则水气自治,方宜苓桂术甘汤、真武汤之类,一旦阳复则厥亦自去。

9. 刘渡舟教授曾言,本条论水厥证治特点。水停于心下则悸,阳气被遏则厥,下注于肠则利。先治其水,则突出了治病求本之义。

【原文】

伤寒六七日,大下后,寸脉沉而迟,手足厥逆,下部脉不至,喉咽不利,唾脓血,泄利不止者,为难治,麻黄升麻汤主之。(357)

【笔记】

1. "寸脉沉而迟",《千金翼方》无"寸"字。

2. 下部脉:诸家体会不一。一说指尺脉部,因寸关尺三部中,尺脉为下部,故称下部脉;一说指趺阳脉,位于足背部;一说指太溪脉,位于足跟凹陷中。从本条体征看,当以指趺阳脉为是。

3. 喉咽不利:咽喉疼痛,吞咽困难的意思。

4. 本条论上热下寒,正虚阳郁的证治。伤寒六七日,邪气当传里,但表证未解者,则应先解其表,若见表证入里化热,而尚未成实者,亦不可误用攻下之法。医者失察,见其病六七日之久,认为里实已成,便用大下之法,必致正气损伤,邪气内陷,而成正虚邪陷,阳郁不伸,肺热脾寒之证。邪陷于里,上焦热邪内郁,则寸脉沉迟,下部脉不至,上热下寒,阴阳之气不相顺接,而见手足厥冷。热郁于上,咽喉脉络灼伤,而见咽喉不利吐脓血,寒伤于下,脾虚寒盛,故泄利不止。因本证虚实夹杂,寒热并见,治其热则碍其寒,补其虚则碍其实,故曰"难治"。病机关键在于邪陷阳郁,上热下寒,正虚邪实,治以麻黄升麻汤发越郁阳,清上温下。

【原文】

伤寒四五日,腹中痛,若转气下趣少腹者,此欲自利也。(358)

【笔记】

1. 趣(qū,音区):同"趋"。下趣,向下移动。

2. 四五日,为假定之语,言病程已有一段时间,因病机变化、体质差异,此时病者已见里阳偏虚,阴寒偏重,而致水谷之气不能如常运化,趋下为利。356条之"水渍入胃,必作利也"亦为下趋为利之意,可与本条互参。

3. 本条为自利先兆,但其利属寒、属热,在何经、何脏,诸家则有不同见解。笔者认为此处应为虚寒性下利。

4. 张志聪:"自此以下凡十八节,皆论厥阴下利,而有阴阳、寒热、虚实、生死之不同。"(《伤寒论集注》)

【原文】

伤寒本自寒下,医复吐下之,寒格更逆吐下,若食入口即吐,干姜黄芩黄连人参汤主之。(359)

【笔记】

1.《玉函经》"若食入口即吐"作"食入即出者","黄连"下无"人参"两字。

2. 寒格:指上热为下寒所格,致饮食入口即吐。

3. 本条论因虚寒而误以下法,导致中寒甚而格热于上的证治。本自因寒而下利,宜以温法,医误以吐下之法更伤其阳,中阳益虚,阴寒内盛而致阳气被格不下,食入口即吐,法宜温中降逆。但目前已造成中下寒盛(真寒)、上焦假热两相格逆的上热下寒证,温热之药欲下行以祛寒,则遇上焦之热而相逆,故方中佐黄芩、黄连清热之药以驱散上焦被格之浮热,使温药得下。

4. 本方重用芩连苦寒以清上热,以除呕吐;干姜辛温以祛下寒,寒去则腹痛自止;人参补气健脾,以扶正,防苦寒之药伤中。本方辛开苦降,与半夏泻心汤配伍同中有异,同为芩连干姜人参并用,但半夏泻心汤为取芩连之苦、干姜之辛,攻于一处,故去滓再煎;而本方为取芩连之寒、干姜之热,寒热异气,分走上下,而清上温下,取气不取味,故只煎一次,不必去滓再煎。

【临床体会】

笔者在临床上常用本方治疗妊娠呕吐,取其辛开苦降、和胃止呕之功,其中干姜常改为生姜,效果颇好。

【原文】

下利,有微热而渴,脉弱者,今自愈。(360)

【笔记】

1.《玉函经》《千金翼方》无"今"字。

2. 本为阴盛下利,如甚者,脉当微绝,甚则厥逆。今见微热而渴,脉弱,则为阳气渐复,邪气渐退之兆。自愈者,预后转佳之谓,非不药而愈也。

3. 脉弱:邪气已灭而胃气尚存;微热而渴:此为阳气来复之兆。此条可与 344 条"伤寒发热,下利厥逆,躁不得卧者,死"和 345 条"伤寒发热,下利至甚,厥不止者,死"互参,对于条文的理解更有帮助。

【原文】

下利,脉数,有微热汗出,今自愈,设复紧为未解。(361)

【笔记】

本条承上条而论,厥阴虚寒下利出现脉数,为阴证转阳,阳复之象。上条下利出现弱脉为邪衰之象,皆为疾病转愈之机。数脉为阳脉,主热,为阳气渐充,鼓动血脉所致,今脉数与微热、汗出并见,为阳气来复,阳气畅达,手足必然渐温,精神渐复;汗出为阳气振奋,蒸化津液所致,而非阳气太过,迫津外泄。观其脉证,则知阳气来复,下利将止,其病欲愈。"设复紧为未解",提出假使虚寒下利又见紧脉,紧为邪盛,主寒,是寒邪复聚,正气尚无力祛邪外达,虽见微热汗出等阳复之象,然则下利不止,阴寒不除,故难自愈。

【原文】

下利,手足厥冷,无脉者,灸之不温,若脉不还,反微喘者,死。少阴负跌阳者,为顺也。(362)

【笔记】

1. "少阴"以下,《玉函经》成无己本均另立一条。

2. 少阴负跌阳:少阴即太溪脉,跌阳即冲阳脉。少阴负跌阳,即太溪脉小于跌阳脉。

3. 下利、肢厥、无脉,是阳气虚衰,阴寒内盛的厥阴危证,此时唯恐汤药势缓而不济其急,故急用灸法以救逆回阳。灸后手足转温,脉微续者,为阳气来复,其病可愈。若灸后手足仍不温,其脉仍不还,反见微喘者,是真阳竭绝于下,肾不纳气,气脱于上,肺不肃降,呼吸无根,故断为死候。此与第299条"少阴病,六七日,息高者,死"的机制相似。

4. 病势危重,寸口脉不见者,可诊足部少阴、跌阳两脉判断其预后吉凶。足少阴经,主候肾气,为先天之本,其脉位于太溪;跌阳脉属阳明,主候胃气,为后天之本。少阴负跌阳者,是言跌阳脉盛于太溪脉,说明肾气虽衰而胃气尚盛,后天生化之源尚旺,其病虽危,但正气仍可奋起抗邪,此即"有胃气则生",故为顺也。

5. 本条与315条"利不止,厥逆无脉"病机基本相同,因此除用灸法外,当亦可用白通加猪胆汁汤以回阳救急。

6. 本条以脉象变化来判断疾病之转归与凶吉,临床尚须结合具体情况,四诊合参为宜。

7. 尤在泾:"阴寒下利,而至厥冷无脉,阳气将竭而死矣。灸之所以通既绝之阳,乃厥不回,脉不还而反微喘,残阳上奔,大气下脱,故死……少阴,肾脉也;跌阳,胃脉也,下利为土负水胜之病。少阴负跌阳者,水负而土胜也,故曰顺。此条当为太阴下利而设,亦与厥阴无涉也。"(《伤寒贯珠集》)

【原文】

下利,寸脉反浮数,尺中自涩者,必清脓血。(363)

【笔记】

1. 此条为阳复太过,而成便血的脉证。

2. 清脓血:便脓血。成无己:"清与圊通,《脉经》曰:清者厕也。"

3. 厥阴下利,性属虚寒,其临床表现为下利清谷,脉沉迟。今脉反见浮数,浮为在表,数为有热,是阴病转阳、由里出表的现象,与阳气将复、疾病向愈的机转是一样的。反见"清脓血",此乃阳复太过,邪无出路,蕴热不得泄,以致内伤阴络,血为热迫,腐而为脓,故便脓血。尺部脉涩而不流利,也是下焦热郁血滞所致。

4. 本条与334、341条证虽不同,但阳复太过而发便脓血之机则一,应前后互参,可加深理解。

5. 尤在泾:"此阳邪入里而作下利之证,寸浮数者,阳邪强也;尺中涩者,阴气弱也。以强阳而加弱阴,必圊脓血。"(《伤寒贯珠集》)

【原文】

下利清谷,不可攻表,汗出必胀满。(364)

【笔记】

1. 下利清谷,里寒证也,属阳虚。攻表者汗法也,属误治,犯虚虚之戒,必更伤阳气而使里寒益甚。胀满者,只是举一例而已,言伤脾阳更为不运之意。

2. 从"不可攻表"可知,本条一定兼有表证。前文已指出里虚兼有表证的治疗规律,与91条"伤寒,医下之,续得下利清谷不止,身疼痛者,急当救里;后身疼痛,清便自调者,急当救表。救里宜四逆汤,救表宜桂枝汤"彼此参看,自明。

3. 如因里有热不大便又兼有表者,当先解表,不可攻里,否则易致表邪内陷。里有寒,下利清谷而更有表证者,则应先温其里,不可攻表,以里气温而表邪自散也。若先攻表,则易汗出阳亡,胃中阳虚阴乘,故必胀满也。

4. 尤在泾："清，与圊同，即完谷也，乃阳不运而谷不腐也，是当温养中土，不可攻表出汗，汗出则阳益虚，阳虚则气不化，故必胀满。此寒中太阴之证，非厥阴病也。"（《伤寒贯珠集》）

【原文】

下利，脉沉弦者，下重也；脉大者，为未止；脉微弱数者，为欲自止，虽发热，不死。(365)

【笔记】

1. 下重：指肛门部重滞，即里急后重之感。

2. 本条是从脉象上辨别下利的预后。但过于简略而致注释不一，但诸家对脉大则病进、脉小则邪退的认识则是一致的。

3. 下利属里证，沉脉主里，为脉证相得，而弦脉主痛，下利脉沉弦，则为邪结在里，壅滞于大肠，气机不利，所以有下重之象；脉大是邪盛张扬，《素问·脉要精微论》："大则病进。"故说"脉大者，为未止"。

4. 脉微弱数：言正气将复、病邪渐退之候。此处之"脉弱"应是邪气衰退，而非指阳气衰微，"脉数"应含有滑数流利之象，即如《素问·玉机真脏论》所言"脉弱以滑，是有胃气"，这里应指正胜邪退，阳回之象，所以说"欲自止，虽发热，不死"。

5. 本证之发热，多是微热，其病机同于 360 条"下利，有微热而渴，脉弱者，今自愈"。可互参。

6. 对本条之下利，以钱天来为代表者认作寒，以汪苓友为代表者辨作热，之所以出现分歧，是因为原文过于简约，只言脉而缺证候的记述，可见只有脉证合参，才可确立寒热、辨别阴阳。

7. 舒驰远曾言："厥阴下利，法当分辨阴阳，确有所据，对证用药，无不立应。但言脉者，玄渺难凭，吾不敢从。"实从临床经验中得来之言。

【原文】

下利，脉沉而迟，其人面少赤，身有微热，下利清谷者，必郁冒汗出而解，病人必微厥。所以然者，其面戴阳，下虚故也。(366)

【笔记】

1. 郁冒：头昏目眩如物覆蒙貌。

2. 戴阳：面部潮红,乃寒盛于下,格虚阳上浮之假热。

3. 下虚：指下焦虚寒。

4. 下利而脉沉迟,所下为清谷,说明里阳已经衰微,不能腐熟水谷,显是虚寒体征。"下利清谷者"似应接在"脉沉而迟"句下。

5. 面有赤色,身有微热,乃是阴寒内盛,格拒虚阳于外之兆,此为真寒假热之象,与317条"少阴病,下利清谷,里寒外热,手足厥逆,脉微欲绝,身反不恶寒,其人面色赤……通脉四逆汤主之"大体相同。但本条为轻,317条则病势为重。

6. 本条所述仅是微厥、微热、面少赤、脉沉迟,说明阳气虽虚,尚能奋起与阴邪相争,邪正相争则郁冒,正气胜邪则汗出而解。而317条为下利肢厥,脉微欲绝,身热面赤,是阴盛阳虚至极,虚阳完全浮露于外,浮越于上,病情严重,若无药力扶助,绝无郁冒汗出而自解之可能。

7. 本条为阴盛戴阳证,可见其内之阴寒甚重,如轻者,虚阳不会浮越于上,而言"必郁冒汗出而解",恐不妥。病已至此,上为戴阳、眩晕、眼黑、汗出,里为阴盛,此为阴阳离决在顷刻之间,尚言汗出而解,岂非视临床为儿戏? 故"必郁冒汗出而解"之"解"恐有传抄之误,当作"必郁冒汗出而亡"。此乃笔者一家之见,留此备考。

【原文】

下利,脉数而渴者,今自愈。设不差,必清脓血,以有热故也。(367)

【笔记】

1.《玉函经》《千金翼方》"脉"字下有"反"字。

2. 上条的下利,脉沉而迟,为阴寒盛,此条之下利,伴有脉数、口渴等体征,是为阳气渐复,故有自愈之趋势。如果脉数不解,口渴不除,则为阳复太过,便可化为热证,热盛伤及血络,血败肉腐,蒸腐为脓,则见便脓血。"以有热故也"为仲景自释"必清脓血"的原因,指出了本证病机之关键所在,可酌用白头翁汤、黄芩汤之类清热凉血以治之。

3. 本条与334条"伤寒先厥后发热,下利必自止……若不止,必便脓血"病情相同。

4. 刘渡舟教授曾言,本条论虚寒下利的两个不同转归,一为阳复痊愈,一为阳复太过而便脓血。下利而见阳气恢复,是为向愈表现,但如阳胜太过,反可导致因阳亢蕴热而伤及阴液,酿成便下脓血的变证。我们将 360 条"下利,有微热而渴,脉弱者,今自愈",361 条"下利,脉数,有微热汗出,今自愈",365 条"下利……脉微弱数者,为欲自止"等内容综合起来,不难看出阴证下利的自愈机制,都是阳气渐复。但此时阳气又不可亢盛太过,否则必生他变。此亦说明"厥阴病有一个两极分化的问题,以前是寒,寒得还挺厉害;这回是热,热得过头了,就要伤阴,又要圊脓血"。

【原文】

下利后脉绝,手足厥冷,晬时脉还,手足温者生,脉不还者死。(368)

【笔记】

1.《玉函经》"脉绝"上有"其"字,无"冷"字,"脉不还者死"作"不还不温者死"。

2. 脉绝:脉伏不见,不能摸到。

3. 晬(zuì,音最)时:即一昼夜 24 小时。此处当作不定词讲,即过一段时间,其可长可短,并非一昼夜之谓。

4. 本条论下利而阳微欲绝的两种转归。下利后阴液脱竭,阳气衰微,故手足厥冷与脉伏不见。其机制与 385 条"利止亡血"之四逆加人参汤证,317 条"利止脉不出"之通脉四逆汤证相类。这种病证,多属暂时性暴脱,经过一段时间之后,阳气尚有来复的可能。如果肢温脉还,即有生机;如果厥仍不回,脉仍不起,才是危候。

5. 成无己:"下利后,脉绝,手足厥冷者,无阳也。晬时,周时也。周时厥愈,脉出,为阳气复,则生;若手足不温,脉不还者,为阳气绝,则死。"(《注解伤寒论》)

【原文】

伤寒下利,日十余行,脉反实者死。(369)

【笔记】

1. 脉反实：实脉大而长，应指强劲有力，多见于大热大实之证。本条虚证而见实脉，故云反。

2. 本条论虚寒下利，脉证不符，故为预后凶险之死候。下利日十余行，胃气已虚，脉当虚或无力，此为脉证相符，为顺，治当以温补，预后较好。而今下利，却反见脉实，脉证不符，为逆，故曰"反"，提示正气衰败，而邪气独盛，是胃气败绝，不治之死候。实者，指脉无柔和之感，即无胃气之真脏脉。《素问·玉机真脏论》："真脏脉见者，皆死不治。"

【原文】

下利清谷，里寒外热，汗出而厥者，通脉四逆汤主之。(370)

【笔记】

1. 本条为里真寒外假热，阳气被格于外之格阳证。

2. 下利清谷，是脾肾阳虚，阴寒壅盛，其为里有真寒。因之寒盛格阳，致阳气浮越于外而见外热。从317条所述"少阴病，下利清谷，里寒外热，手足厥逆，脉微欲绝，身反不恶寒，其人面色赤，或腹痛，或干呕，或咽痛，或利止脉不出者，通脉四逆汤主之"可知，本条的外热证，也必有身反不恶寒、面色赤等假象，其脉象也必沉微欲绝。不过本条的病势更严重，因为阴寒盛而见汗出者，大多是亡阳危候，故急用回阳救逆的通脉四逆汤以挽垂脱之阳气。

3. 本条与317条所论一致，病机相同。以"汗出"之证与317条相别，彼为"身反不恶寒，其人面色赤"而无汗出，是阴盛格阳，但暂无脱绝之势；此为阴阳格拒之危重证，所见"汗出"是脱绝之候。

4. 《医宗金鉴》："下利清谷，里寒也；身有微热，外热也。上条有无汗怫郁面赤之表，尚可期其冒汗而解；此条汗出而厥，则已露亡阳之变矣。故主以通脉四逆汤，救阳以胜阴也。"

【原文】

热利下重者，白头翁汤主之。(371)

【笔记】

1. 热利：指湿热下利，古称"滞下"，《黄帝内经》谓之"肠澼"。

2. 下重：即里急后重。

3. 本条论厥阴热利的证治。虽叙证简略，但"热利""下重"将白头翁汤证下利的病性和特点作了明确概括，为本证的辨证要点。热利，当有下利脓血、红多白少、肛门灼热、大便臭秽、发热、口渴、尿赤、舌红、苔黄、脉数等症。下重，即里急后重，可见腹痛急迫欲下，肛门重坠，欲便而不爽。本证因厥阴肝经湿热，气滞壅塞，下迫大肠，湿热邪毒郁滞肠道，伤及肠道络脉所致。治宜清热燥湿，凉肝止利，方用白头翁汤。

4. 白头翁味苦性寒，归大肠与肝经，能入血分，善清肠热，解毒凉血而止利，为治热毒赤痢之要药，是为君药；黄连、黄柏苦寒，清热燥湿，坚阴厚肠止利；秦皮苦寒偏涩，归大肠经，主热利下重。四味合用，清热燥湿、凉血解毒、涩肠止利，为治疗湿热或热毒下利的主要方剂。

5. 诸家均言白头翁药性苦寒，独汪苓友在其《伤寒论辨证广注》中言白头翁独带辛温，故泄热之中，而兼散邪之力，备考。

6. 本条疑为杂病而混入厥阴篇中。《金匮要略·妇人产后病脉证治第二十一》："产后下利虚极，白头翁加甘草阿胶汤主之。"此为下利较久，势必伤阴之故而以白头翁汤加减，说明体征虽属湿热，一旦日久伤阴时，也可酌情加入滋阴之品以缓其急，此亦寓急则治标之意。

7. 柯韵伯："暴注下迫属于热，热利下重，乃湿热之秽气郁遏广肠，故魄门重滞而难出也。"（《伤寒来苏集》）

8. 陆渊雷："热利，谓下利之属于热者，不必指身热，但脉舌腹候有热象者皆是。下重即里急后重也。热言其性质，利言其所病，下重言其证候。凡热利下重之病，今世科学分为二种：一为传染性赤痢，一为肠炎。"（《伤寒论今释》）

【临床体会】

白头翁汤原为治热利下重之名方，目前在临床上用其善清下焦湿热的特性，广泛用于妇科各类炎症及带下疾病，如细菌性、霉菌性、滴虫性阴道炎等，内服外洗均可。

【原文】

下利腹胀满,身体疼痛者,先温其里,乃攻其表,温里宜四逆汤,攻表宜桂枝汤。(372)

【笔记】

1. 本条指出虚寒下利兼有表证的治疗原则。下利清谷、腹胀满,为脾胃阳气衰微之候,《灵枢·经脉》云"胃中寒则胀满",可见本证是里气虚寒无疑。因此,虽有身体疼痛的表证,亦当先温其里,俟里阳恢复,清便自调以后,再治表证。关于温里宜四逆汤,攻表宜桂枝汤,与91条相同,可以互参。

2. 表里同病,当先治其表,后治其里,此为正治之法;但如遇病情里证重于表证,急当治里者,又宜权变,而先治其里,后治其表,本条即是。然在临床上,一般不宜截然分开而常彼此顾及,只是在治疗上有所侧重而已。

3. 表里同病,其他如新旧同病、虚实同病之类,均须辨清轻重缓急,急则奇治,缓则正治。奇:权宜之义。

4. 张景岳:"此一条乃言表里俱病而下利者,虽有表证,所急在里。盖里有不实,则表邪愈陷,即欲表之,而中气无力亦不能散,故凡见下利中虚者,速当先温其里,里实气强则表邪自解,温中可以散寒,即此谓也。"

【原文】

下利欲饮水者,以有热故也,白头翁汤主之。(373)

【笔记】

1. 本条为371条热利证治的补充。厥阴热盛,灼伤津液,故渴而"欲饮水"。上条言"热利下重",本条言"欲饮水",补述热利之辨证要点:一是下利便脓血,二是里急后重,三是口渴欲饮水。唯前后合参,方得全面。

2. 本条与360、367条均有下利、口渴现象,病机却不一样。360、367两条均属阴证转阳,阳气来复,所以下利见到口渴为欲愈;本条下利为热利,兼有里急后重、大便脓血等症,需用白头翁汤治疗。

3. 本证须与少阴病篇桃花汤证鉴别。二者均见下利、便脓血等症,但桃花汤证为脾肾虚寒,关门不固,脾不摄血,其下利是滑脱不禁,而无里急后重之证,所便脓血,血色晦暗,腥冷不臭,且应见口淡不渴、舌淡不红等体征,所以用桃花汤,旨在温中祛寒,涩肠固脱。本证热利下重,脓血色泽鲜亮,臭浊腐秽,伴口渴欲饮等诸热象。

4. 本条还须与282条少阴病"自利而渴"加以区别。282条之口渴,乃因下焦阳虚,不能蒸化,津液无以上承所致,其渴必轻,或渴而喜热饮,且伴阳虚证候。本证下利、渴欲饮水等,则属湿热壅滞,里热伤津所致。

【原文】

下利谵语者,有燥屎也,宜小承气汤。(374)

【笔记】

1. 本条论实热下利的证治。下利有寒热虚实之分。今下利与谵语并见,当属阳明燥实,邪热逼迫津液从燥屎旁侧而下,所下皆为臭秽之粪水,即热结旁流。虽下利复有燥屎存在,气机壅滞,阳明燥热上扰心神则见谵语之症,故谵语为阳明燥实之辨证依据。如下利属虚寒者,多见下利清谷、喜温喜按、脉微肢厥等症。治当泻热导滞,通因通用,方用小承气汤。

2. 本条"谵语"一证,是诊断为里实的主要眼目,所谓"实则谵语,虚则郑声"。而辨别"谵语"之关键是"有燥屎",因燥屎蕴结在内而致腑气不通,蕴热上扰心神,则生谵语。

3. 本条见于厥阴病篇,意在说明本证可由厥阴演化而来,如厥阴阳复太过,热盛津伤,化燥成实,而发阳明燥实之证。又可与371条厥阴热利之白头翁汤证进行鉴别,厥阴热利,以下重、便脓血为特点,而本证则以谵语、热结旁流为特点。

4. 燥屎内结为何反见下利?此时之下利,实为"热结旁流"的表现,用小承气汤通腑泻实,里实去则谵语下利自止。此与少阴病篇急下三证之一的321条病机相同,只是症状有轻重之分,可互参。

【原文】

下利后更烦,按之心下濡者,为虚烦也,宜栀子豉汤。(375)

【笔记】

1. 本条为下利后虚烦证治。

2. 下利后更烦,文中未见有四肢厥冷、脉微欲绝等阳虚欲脱证候,可知此处更烦不是虚阳郁冒,而是阳复太过,导致热邪扰及胸膈。从"按之心下濡"来看,亦非里有实邪之烦,所以断曰"为虚烦也"。其病机与表证误下,热邪内陷胸膈而致烦同理。因其为无形之热,故以栀子豉汤泄热除烦。

3. 本条可与前文 76、77、78、221、228 条之栀子豉汤证互参。

4. "按之心下濡"说明心下按之柔软而不坚,是邪热尚未和痰、水、宿食等有形之邪相结,故属于虚烦。所谓"虚",是指心下虚软,非虚弱之虚。栀子豉汤清透郁热,为"火郁发之"之意。

【原文】

呕家有痈脓者,不可治呕,脓尽自愈。(376)

【笔记】

1. 因内有痈脓而见呕吐者,其内痈则因毒热内蕴,气血腐败而成。若脓毒从呕而出,则是邪毒自寻出路,治当因势利导,而有利于治疗。切不可见呕止呕,阻抑邪气出路,闭门留寇,必酿后患。

2. 本条之宗旨在于强调治病必求其本,并举例"呕家有痈脓者,不可治呕,脓尽自愈"。诸家注释似过于牵强附会。

3. 尤在泾:"痈脓者,伤寒热聚于胃口而不行,则生肿痈,而脓从呕出,痈不已则呕不止,是因痈脓而呕,故不可概以止呕之药治之,脓尽痈已,则呕自止。此胃痈杂病,当隶阳明,不当入厥阴也。以下九条(376、380、355、381、379、374、364、362 下半段、350 条),均非厥阴本病,叔和不察,误编厥阴篇中,兹特检出,另列简误。其他厥阴进退,及下利呕逆等证,亦有不必定属厥阴者,叔和以为不便清晰,故总隶厥阴,而实为三阴并有之证,兹仍其旧,学者当以意会之。"(《伤寒贯珠集》)

【原文】

呕而脉弱,小便复利,身有微热,见厥者难治,四逆汤主之(377)

【笔记】

本条为阴盛拒阳,虚阳衰败欲外越之证。中焦胃阳虚寒,不能纳降则呕;阴寒内盛,阳气虚衰,鼓动无力,其脉必弱;"小便复利"为阳气虚而不能固摄所致,其尿当见清冷;"身有微热,见厥者"指其阳气衰亡,即将外越之兆,故曰难治。

【原文】

干呕,吐涎沫,头痛者,吴茱萸汤主之。(378)

【笔记】

1. 本条论肝寒犯胃,浊阴上逆的证治。

2. "头痛者",《玉函经》《千金翼方》均作"而复头痛"。

3. 吐涎沫:患者感口中清冷而口水(唾涎)偏多。

4. 干呕:中虚,下焦之阴寒上逆致胃气失降而呕,因中焦空虚无物,故只是干呕。

5. 头痛:足厥阴肝经与督脉会于颠顶,阴寒之气循经上扰则头痛,以颠顶为甚。

6.《伤寒论》吴茱萸汤证共有三条,分载于三篇:一为阳明病篇"食谷欲呕"(第243条),论阳明中寒之"欲呕";一为少阴病篇"吐利,手足逆冷,烦躁欲死"(第309条),为少阴阳虚阴盛,寒浊犯胃;本条为寒浊之邪循足厥阴经上扰,故还见颠顶痛。此三条虽然见症有别,但病机同为肝寒犯胃,浊阴上逆,故三者均有呕吐,皆可用吴茱萸汤异病同治。

【原文】

呕而发热者,小柴胡汤主之。(379)

【笔记】

1.《玉函经》本条列在377条之前。

2. 厥阴与少阳相为表里,少阳病进,可以转入厥阴,厥阴病退,也可转出少阳,本条即是厥阴病邪退而转出少阳的证候。呕而发热是少阳主证之一,101条曰"伤寒中风,有柴胡证,但见一证便是,不必悉具"。今少阳证已备,不管是何经所来,或是本经自病,均可以小柴胡汤论治。

3. 太阳病亦有呕与发热的证候,如第3条太阳伤寒之呕逆、第12条太阳中风之干呕,但与本条完全不同。麻黄汤证必有恶寒无汗、体痛、脉浮紧等主证;桂枝汤证必有恶风汗出、脉浮缓等主证;本证只是呕而发热,无其他表证,为厥阴之邪转出少阳,故治以小柴胡汤。

4. 有注家将本条直接移入少阳篇,否认其和厥阴的关系,从187条太阴外出阳明证、293条少阴热移膀胱证来看,厥阴也应有外出少阳者,本条即是。喻昌在《尚论篇》中曾言"厥阴之邪上逆而兼发热,乃肝胆脏腑相连之证也,故用小柴胡汤分解其阴脏阳腑之呕热也"。

【原文】

伤寒大吐大下之,极虚,复极汗者,其人外气怫郁,复与之水,以发其汗,因得哕,所以然者,胃中寒冷故也。(380)

【笔记】

1. 外气怫郁:体实无汗而有郁热感。

2. 哕:一种症状,俗称呃逆。

3. 本条讨论数经误治,伤胃致哕及其变化过程。内容可分为三段:其一,伤寒误用大吐大下之法,因吐下太过而伤及正气,导致机体极度虚弱;其二,医生因患者有外气怫郁而误认为表邪未解,以饮用热水之法再发其汗;其三,病经吐、下、汗法误治后,正气已极虚,胃中阳气更伤,阳气因虚寒而见水停,水寒阻逆中脘致中焦不运,胃气逆而失降,所以发生呃逆。从实际临床上看,想如此误治,体征必多,必不单于呃逆。

4. "所以然者,胃中寒冷故也"为仲景自释其因,哕证的病机为胃中虚寒所致。此证与第226条"若胃中虚冷,不能食者,饮水则哕",可以互参,皆因胃中虚冷故也。

5. 尤在泾:"伤寒大吐大下之,既损其上,复伤其下,为极虚矣。纵有外气怫郁不解,亦必先固其里,而后疏其表。乃复饮水以发其汗,遂极汗出,胃气重虚,水冷复加,冷虚相搏,则必作哕。哕,呃逆也。此阳病误治而变为寒冷者,非厥阴本病也。"(《伤寒贯珠集》)

【原文】

伤寒哕而腹满,视其前后,知何部不利,利之即愈。(381)

【笔记】

1. "视"《玉函经》作"问","即"成无己本作"则"。

2. 前后:指大小便。

3. 本条为实证哕逆的施治原则。伤寒见哕,或因于虚或因于实,然"哕而腹满",可知本证因实所致。因实邪阻滞,胃气上逆则哕,气机壅滞则腹满。"视其前后,知何部不利,利之即愈",即视其大便通否,小便利否,如因大便不通,腑气壅滞,胃气不降必致腹满呃逆,可通导大便;若因小便不利,水饮内停,壅塞气机,亦致腹满呃逆,可渗利小便。二便得利,腑气得通,壅滞得除,气机畅通,胃气得降,则腹满哕逆自除。此亦是临床上常用的"上病治下"之法。

4. 哕一证,其因不外虚实两类。虚者哕声低微,断续而病程较长,每隔多时才发作一次,如《素问·宝命全形论》曰:"病深者,其声哕。"是胃气即将败绝之候,上条之哕即是。此外,194 条"攻其热必哕",226 条"若胃中虚冷,不能食者,饮水则哕",232 条"腹满加哕不治"等,皆属虚。实者则多因肝郁气滞或食滞中脘或寒滞中焦等,导致肺胃之气不降,上逆所致,其哕声响亮有力,哕声频频,连续不止,本条即是。其外,尚有 231 条"时时哕",98 条"食谷者哕"等皆属实证。

5. 二便不利皆能致哕。如 111 条"或不大便,久则谵语,甚者至哕"为不大便而致哕,231 条"小便难,有潮热,时时哕"为小便不利而哕。本条所述的哕而腹满,属于实证无疑,但仍须进一步探其致哕之因,即"视其前后,知何部不利,利之则愈",这也是治疗哕逆实证的主要原则。

6. 从本篇辨厥、利、呕、哕的内容来看,其证或寒,或热,或虚,或实,或寒热错杂,或虚实兼见,这既是厥阴病篇证候错综复杂、两极转化的体现,也是"观其脉证,知犯何逆,随证治之"的示范。

7. 以上 378、379、381 诸条分别重见于《金匮要略·呕吐哕下利病脉证治第十七》中第 7、9、15 条。该篇尚有哕的辨证论治两条,应互参。

8. 下利是厥阴病篇论述的主要内容之一。如热利下重的白头翁汤证、热结旁流下利的小承气汤证、虚寒下利的通脉四逆汤证,并提及虚寒下利兼表证之先里后表的治疗原则等。呕哕亦是厥阴病篇论述的常见证候。例如：肝寒犯胃，症见干呕，吐涎沫，头痛，治用吴茱萸汤（378条）；阳虚阴盛，症见呕而脉弱等，治用四逆汤（377条）；厥阴转出少阳，症见呕而发热，治用小柴胡汤（379条），等等。哕有虚实之辨，即胃中虚冷，治宜温中通降之381条，及"哕而腹满，视其前后，知何部不利，利之即愈"之382条等。

【临床体会】

本条讲述了临床上一个重要的治病方法，即上病下治。如肺气上逆之喘咳，在平喘止咳的同时，常参入通泄大肠腑气之品而使气机下降；胃气上逆之呕哕等症，即如本条所言，通利二便而降其逆；肝经火旺者，利降其胆；心火旺者，则可滋涵下焦之肾阴，等等。

第七章

辨霍乱病脉证并治

【原文】

问曰：病有霍乱者何？答曰：呕吐而利，此名霍乱。(382)

【笔记】

1. 霍乱：此非今之传染性霍乱，为古病名。形容病势急骤，挥霍撩乱的意思。

2. 本病在古代医学文献中很早就有记载，如《素问·六元正纪大论》："太阴所至，为中满霍乱吐下。"《灵枢·五乱》："清气在阴，浊气在阳，营气顺脉，卫气逆行。清浊相干……乱于肠胃，则为霍乱。"《伤寒论》在六经辨治之后，专列辨霍乱病脉证并治篇论述，意在强调其重要性。仲景对霍乱的认识，与《黄帝内经》一脉相承。其主要症状是呕吐下利，因其病来暴急，使人霍然之间便致撩乱，故称霍乱。病变在肠胃，病机为上下混乱，清浊不分。

3. 后世医家根据霍乱临床表现的不同，将其分为湿霍乱与干霍乱两类。临床以上吐下泻、吐泻无度者为湿霍乱，其中因寒湿所致者称"寒湿霍乱"，因湿热所致者称"湿热霍乱"。若见及欲吐不吐，欲泻不泻，烦闷不安，腹中绞痛，短气汗出者，称为干霍乱。本篇所论以吐利为主，当属湿霍乱范畴，就其病证属性而言，则又属于"寒湿霍乱"类型。

【原文】

问曰：病发热头痛，身疼恶寒，吐利者，此属何病？答曰：此名霍乱。霍乱自吐下，又利止，复更发热也。(383)

【笔记】

1. 本条以问答形式，说明发热头痛，身疼恶寒，吐利者，为霍乱兼有表证。虽发热、头痛、身疼、恶寒等属于表证，但吐利与表证俱来，而且严重，则为霍乱，这就有别于伤寒吐利多见于传变之后；"霍乱自吐下"，是说霍乱的吐下，不是由于误治或伤寒传变所引起，而是起病时最重要的症状，此时虽兼表证，但病位重点仍是侧重在里；"又利止，复更发热也"，说明霍乱病势缓解，但里和而表未解。

2. 霍乱见及肌表症状，最易与太阳伤寒混淆，故仲景特列该条来详加说明。太阳伤寒因风寒束表，临床常见发热恶寒、头痛身疼等肌表失和之证，邪气内传，影响脾胃升降，亦可并见呕吐或下利之证，所见吐利，因于表邪影响肠胃之气。与之相对，霍乱则病始中焦，病初即见吐利交作之证，虽可见及肌表失和之象，是在里之病邪影响肌表使然，与太阳伤寒之邪犯肌表迥然有别；此外，霍乱病势急，演变速。

【原文】

伤寒，其脉微涩者，本是霍乱，今是伤寒，却四五日，至阴经上，转入阴必利，本呕下利者，不可治也。欲似大便，而反失气，仍不利者，此属阳明也，便必硬，十三日愈，所以然者，经尽故也。下利后当便硬，硬则能食者愈，今反不能食，到后经中，颇能食，复过一经能食，过之一日当愈，不愈者，不属阳明也。(384)

【笔记】

1. 条文中凡"硬"字，《玉函经》都作"坚"。
2. 失气：即矢气。
3. 本条行文错综繁复，从"伤寒，其脉微涩者"至"不可治也"，为论述先病霍乱，后病伤寒的脉证，以及邪传阴经的预后诊断。先病霍乱，正气已虚,继又复感受寒邪,出现发热恶寒,头痛身疼等证,故曰"今是伤寒"。伤寒之病,脉象应见浮紧,今反见微涩,这是吐泻之后,正气已虚的表现,待四五日后,邪可能已入传阴经,邪传阴,则可出现下利的症状,即"至阴经上,转入阴必利"。一利再利,正气更虚,故言"不可治也"。

4. 从"欲似大便"至"经尽故也",则为论及胃气来复,正胜邪却的良好转归。病邪未入阴经,故不见下利;欲似大便,而反矢气,这是胃气来复,正胜邪却的良好见端,利后阴伤,所以"便必硬","十三日愈,所以然者,经尽故也"只是从经气再周之期,而推测病机好转的大概时间。

5. 从"下利后"至"不属阳明也",是论述预后的辨证。利后津液已伤,故大便干硬;"能食",这是胃气和,如不能食,是胃气尚未完全恢复,过几天而能食者,则胃气逐渐恢复,所以病当向好的方面转化。"复过一经能食,过之一日当愈"与"十三日愈"之意相同。如能食而病不愈者,这就与胃气来复的"能食则愈"不同,必为其他原因所致,故曰"不愈者,不属阳明也"。

【原文】

恶寒脉微而复利,利止亡血也,四逆加人参汤主之。(385)

【笔记】

1. 此条言霍乱阴液内竭,导致阳虚欲脱的证治。

2. 亡血:此处作亡津液解,并非直接失血,而是津液耗伤过重,津伤及血,以津血同源故也。徐灵胎《伤寒论类方》"亡阴即为亡血,不必真脱血也",即是此意。

3. 霍乱吐利过后,证见恶寒脉微而复泻利,是吐利过程中,阳随气脱,气随液泄之象,其阳气大衰,阴寒极盛,已属危急重证。若见下利自止,看似病证向愈,实是泄利无度后,阳气衰微,津液内竭,阴血重伤,水谷精微耗损殆尽,因无物可下而利止,故曰"利止亡血也"。

4. 本条"利止亡血也"与上条"欲似大便,而反失气,仍不利者,此属阳明也"不同,宜加以鉴别。盖上条无恶寒脉微,且有转矢气和大便硬;本证则见恶寒脉微而无转矢气和大便硬,故不难区分。本条虽属病情危重,仍应积极救治,以回阳固脱、益气生阴为法。

5. 本条之"利止"与阳回利止不同。其利虽止,但恶寒脉微仍在,且伴有四肢厥冷、躁扰不宁、眼眶凹陷等,为亡阳液脱之证,其机制与317条"利止脉不出者"略同。若系阳回利止,则在利止同时,必见脉象和缓、四肢复温等证,如288条"下利,若利自止,恶寒而蜷卧,手足温者,可治"等,即是其例。

6. 本条与390条通脉四逆加猪胆汁汤证,皆属阳亡液竭之候,但本证以"恶寒脉微而复利,利止亡血也"为主,而未见汗出,脉微欲绝等症,是阳亡不至太重,阴阳格拒之势未成,病情较轻,故用四逆汤加人参,温经回阳,益气生津;通脉四逆加猪胆汁汤证则不仅阳亡势急,且阴竭亦甚,阴阳已呈格拒之势,阳微失固,故其虽吐利已止,但汗出而厥,四肢拘急不解,脉微欲绝等症接踵而至,是病情危重已极,则用通脉四逆汤咸苦反佐,益阴和阳,亦可仿本方加人参之例,而加用人参,似更合病机。

7. 本方即四逆汤加人参而成。方用四逆汤温补脾肾,回阳救逆;加人参大补元气,固脱生津,以化生阴血。对于亡阳虚脱而脉不起,以及阳损及阴,阴阳两伤,或病后亡血津竭者,本方亦可使用。

【临床体会】

临床上,病情发展至此已是九死一生,机体先伤其阴、后伤其阳,病情已属十分危重,亡阳或阴阳离决即在刻下,急需参附、四逆之类回阳救逆,固脱生津。此时,患者的体质情况即成为病情凶吉逆从的重要因素。

【原文】

霍乱,头痛发热,身疼痛,热多欲饮水者,五苓散主之;寒多不用水者,理中丸主之。(386)

【笔记】

1. 不用水:即不想饮水,因内寒阳虚不欲饮。

2. 本条进一步论述霍乱病一证,因其阴阳紊乱,清浊相干,寒热错杂,故临床上也宜辨证论治。

3. 霍乱吐利交作,又有头痛发热、身体疼痛者,是兼有表证,为表里俱病证候,同时在治疗方法上,则宜辨清虚实寒热,分别处理:如阳热见证多而口渴欲饮者,可用五苓散温阳化水兼和表邪,以利小便而分清浊,则大便自实,太阳开则阳明自阖;如里寒证多见,口中和而不渴者,虽有表证,还当先温其里,故用理中丸温振中阳,阳复则寒自消,吐利自除。

4. 理中丸又名人参汤,本为太阴病主方,第159条曾云"理中者,理中焦"。中焦是脾胃所司,脾主升,胃主降,中气失守,升降无权,清浊相干,故吐利并作。方中人参补中益气,白术健脾燥湿,干姜温中祛寒,炙甘草和中补虚;全方坐镇中州,中气既立,则清气自升,浊气自降,寒湿得去,升降复序,吐利自止。

5.《伤寒论》服药后须饮热粥者有二方:一为第12条桂枝汤后饮热粥,取其助药力以外散;一为本条理中汤药后饮热粥,取其助药力以温中。

6. 为了更加切中病情,方后还列举了八种加减法:脐上筑者,即自觉脐上筑筑跳动,此为肾虚水气动欲上冲,故云"肾气动也"。是病已由脾及肾,由太阴病及少阴,故去术之壅滞,加桂枝温阳化气,平冲降逆。吐多者,因寒湿犯胃,胃气上逆,故去壅滞之术,加生姜以温胃降逆止呕。下多者,是因寒湿偏胜,水湿下趋,故仍用术,而取之健脾燥湿。悸者,为水气凌心,故加茯苓淡渗利水,宁心以定悸。渴欲得水者,是脾失健运,不能散精,水饮停留,故加重白术用量,以增强健脾运湿、输布津液的功能。腹中痛者,是因里虚经脉失养,因而腹痛喜按,故加重人参用量以补中气、温经脉。寒者,指太阴之里寒甚,故加重干姜用量,以增强温中散寒功效。腹满者,是阳虚寒凝,故去术之壅滞,加附子辛热以温阳祛寒散凝。以上加减仅是举例而言,说明仲景用方并非一成不变,而是随证加减化裁,务在切合病机。

7. 魏念庭:"伤寒者,外感病,霍乱者,内伤病也。伤寒之发热头痛,身疼恶寒,风寒在营卫;霍乱之头痛身疼恶寒,必兼吐下,风寒在胃府也。风寒外邪,何以遽入于胃府,则平日中气虚歉,暴感风寒,透表入里,为病于内。因其为风寒客邪,故发热头痛,身疼恶寒,与伤寒同;因其暴感胃府,故兼行吐利,与伤寒异,此二病分关之源头也。"(《伤寒论本义》)

【临床体会】

临床上,关于腹泻的治疗,方法繁多。对于体质尚可,或伤于食,或感于邪而致清浊不分之水泄便溏者,笔者常在方药中参入利水之剂,即利小便以实大便,分清降浊为治,其代表方为五苓散。对于体质虚寒者,则以正治之法,即温中健脾,消导化湿为治,其代表方为理中汤。亦可将温中化湿、健脾利水之法合于一方使用,如胃苓汤(平胃散合五苓散)等。

【原文】

吐利止,而身痛不休者,当消息和解其外,宜桂枝汤小和之。(387)

【笔记】

1. 消息:斟酌之意。

2. 小和:犹微和,用桂枝汤少少与之。

3. 病吐利已止,提示里之邪渐清而表之邪尚未消除而见身痛未去,此为里证虽和而表证尚未解之故。此时则可按患者的具体情况,斟酌以和表的方法处理善后,这里用桂枝汤法来调和营卫、滋阴和阳,"消息和解其外",促使机体恢复。

4. 此处"消息"含有"随证治之"之意,桂枝汤仅为举例而言,尚需结合临床具体分析,不必以桂枝汤一方为拘。

5. 386 条已论述霍乱兼表证的证治,其中既有"热多欲饮水者",用五苓散通阳化气,兼以解表;又有"寒多不用水者",用理中丸,温中补虚,以止吐利。本条为里和而表未解者,故以桂枝汤法调和营卫来善后。此即《医宗金鉴》"以桂芍之相须,姜枣之相得,借甘草之调和,阳表阴里,气卫血营,并行而不悖,是刚柔相济以相和"之意。

6. 第 12 条服法中有服桂枝汤后,需啜热粥,温覆取汗等注意事项,而本条只曰"煮取三升,温服一升",表明本条微和其表之意。

7. "身痛不休者"是属于表邪未解,还是吐利之后表虚未复,须加以辨别:若霍乱病兼外感,此可解释为表邪未解;若霍乱病并未兼外感,则此"身痛"是表虚"不荣则痛",常伴有似痛非痛、酸软、倦怠、乏力之感。"宜桂枝汤小和之",和者,作调和营卫之意。王晋三:"桂枝汤,和剂祖方也。"

8. 桂枝汤为解肌和表之通治方,无表邪者,可调和营卫之气;有表邪者,可微汗解肌表之邪。故不可一见用桂枝汤就认定为有表邪。

【原文】

吐利汗出,发热恶寒,四肢拘急,手足厥冷者,四逆汤主之。(388)

【笔记】

1. 拘急：即拘挛筋急。后世亦称为转筋。

2. 此为霍乱亡阳脱液的治法。

3. 霍乱上吐下利，是中阳失守，汗出是阳不固外，恶寒是因阴盛于内，阳浮于外则发热，阳虚无力不能运行津液，筋脉失养，则四肢拘急；四肢为诸阳之本，阳气式微，不能温煦，故手足逆冷，此为脱液亡阳之证。此处言霍乱而致亡阳，用四逆汤法，其实不论何病，凡致阳虚欲亡、四肢厥冷者，均可用四逆法。

4. 本条之亡阳应先有脱液，"吐利汗出"均可伤津劫液而伤阴，阴伤太过则伤阳，故急以四逆汤先救其阳。

5. 本条叙述霍乱吐利之后，而致脱液亡阳，不滋阴生津，而先以固阳者。阳为无形，实能先得，阴为有形，难以速生，况补阳即是补阴，此暗合阳生则阴长之意。

6. 本条之"发热恶寒"并非霍乱兼有表证，而是液脱阳气外亡之阴寒盛于里，格阳于外所致。

【原文】

既吐且利，小便复利，而大汗出，下利清谷，内寒外热，脉微欲绝者，四逆汤主之。(389)

【笔记】

1. 本条承上条论阳气虚衰更重的证治。

2. 既呕吐，又下利，阴津液耗，小便本该不利，今反而清利者，此为阳虚无力固摄而阴津将下脱；大汗不止为卫气不固；阴寒内盛则下利清谷。此乃内虚之阳气被盛阴逼格而浮越于外，将成亡阳之变，故外显假热而脉微欲绝，较上条病例更为严重，故以四逆汤类急救回阳。如再病进者，可参照 317 及 370 条通脉四逆汤加减救之。

3. 丹波元简："据少阴篇、厥阴篇之例，此条所主，当是通脉四逆汤。"（《伤寒论辑义》）

【原文】

吐已下断,汗出而厥,四肢拘急不解,脉微欲绝者,通脉四逆加猪胆汁汤主之。(390)

【笔记】

1. 吐已下断:已,止也;断,绝也。即吐利停止。

2. 本条为阳亡阴竭,阴寒内格的证治。

3. 霍乱吐下均止,若能见肢温脉复,则为阳气来复,而现为"吐已下断",吐利虽停,而又见汗出厥冷,四肢拘急,脉微细欲绝等证,知此吐利停止,绝非阳回欲愈的表现,而是阳气阴津俱竭的危候,如仅用四逆汤温运回阳,恐难胜任,故急改以通脉四逆汤,峻复其阳,以急驱阴寒之邪,更佐猪胆汁取其反佐,以通其阴寒内格。

4. 本条阴盛格阳,阳气较上条更虚,阴盛于内而格阳于外,必有面赤发热之象,其病机可参看315条"少阴病,下利脉微者,与白通汤。利不止,厥逆无脉,干呕烦者,白通加猪胆汁汤主之"。用猪胆汁者,均为引热药下行之反佐法。

5. 通脉四逆汤是四逆汤进一步加减用方,有回阳救逆、通达内外之功效,用于治疗阴盛格阳之证。霍乱剧烈吐下,阴液枯竭,阳亡阴竭,其病危重,更胜一筹,故在回阳救逆基础上,加猪胆汁引阴和阳。

6. 92条之四逆汤证、317条之通脉四逆汤证、385条之四逆加人参汤证和本条通脉四逆加猪胆汁汤证,均属阴盛阳虚证候。但四逆汤证属一般阴盛阳虚证;通脉四逆汤证为阴盛阳虚尤重者,除有"四逆证"外,尚有格阳于外的"身反不恶寒"及戴阳于上的"其人面色赤"等证候;通脉四逆加猪胆汁汤证与四逆加人参汤证,皆为阳亡液竭证候,阴阳离决的病情尤为危笃。

【临床体会】

目前临床上回阳救逆使用四逆、通脉四逆时,常参入人参之类,但猪胆汁已基本不用。

【原文】

吐利发汗,脉平,小烦者,以新虚不胜谷气故也。(391)

【笔记】

1. 脉平:即脉转平和,为体征向愈的状态;谷气:这里指食物。

2. 小烦:微觉烦闷,为病去而人身阴阳略欠协调所致,此与398条所述之"微烦"义同。

3. 新虚:言患者平素脾胃不虚,而今胃气被卒病吐利所伤而致虚,故曰新虚。

4. 本条强调霍乱新愈时饮食调护的重要性。因病后体虚,脾胃运化力薄,不能消化谷食而见"小烦",此为正常的病后恢复状态,不可以烦为邪气复聚而妄用攻伐,只需调节饮食恢复正气即可。

5. 本条承387条"吐利止,而身痛不休者",两者均为向愈之征,只是在处理上有所差异。前条以"桂枝汤小和之",调营卫气血;本条只提出注意调节饮食,则可自行恢复。

6.《医宗金鉴》:"霍乱,吐已利断,汗出已止,脉平和者,内外俱解也。法当食,食之小烦者,以吐下后新虚,不胜谷气故也。"

【临床体会】

在临床上常可见到热病初愈,人体气血阴阳虽渐趋平衡,但尚未完全恢复,同时因热病伤阴伤气,人体之体质必然下降,此时体内的虚阳不能潜藏,而时易浮不静,所以在大病初愈阶段,常可见患者虚烦不宁、眠差易醒等症状。此种情况,一般可自行恢复,也可适当给予一些益气养阴宁神类方药,如生脉散、四君子汤等;偏热者可予竹叶石膏汤之类调理善后。

第八章

辨阴阳易差后劳复病脉证并治

【原文】

伤寒阴阳易之为病,其人身体重,少气,少腹里急,或引阴中拘挛,热上冲胸,头重不欲举,眼中生花,膝胫拘急者,烧裈散主之。(392)

【笔记】

1. 引阴中拘挛:牵引阴部拘急不舒。

2. 本条说明阴阳易的证候和治疗方法。"阴阳易"是指患伤寒之后,大病新愈,触犯房事而使病情发生染易,男病易于女,谓之阳易,女病易于男,谓之阴易,男女之病相互染易,谓之阴阳易。

3. 本条主要精神为伤寒或其他热病初愈,其时阴阳初复,元气不充,气血亏损,故应在一段时间内禁止或减少性生活,以免引起身体上诸多不适,导致体质进一步下降而变生他病,此即《素问·上古天真论》所言"不妄作劳",热病初愈更要注意病后的摄生保养。

【临床体会】

烧裈散,受历史条件所限,在当时或有此种入药,现早已不用。

【原文】

大病差后,劳复者,枳实栀子豉汤主之。(393)

【笔记】

1. 大病：指伤寒热病。《诸病源候论》卷三谓："大病者，中风，伤寒，热劳，温疟之类是也。"

2. 劳复：疾病新瘥，因劳累又发作者，称为劳复。前条之阴阳易即是产后不慎而致劳复的一种症候。

3. 本条仍论及大病之后，由于劳作过甚而又致旧病复发之可能，此中论述两个观点：第一，大病之后，应适当休息，不宜过劳。此劳包括体力之劳，精神之劳及房劳，过劳则易导致旧疾复发。第二，具体用药，仍须视具体情况而定，枳实栀子豉汤只是对过劳虚热外浮者所设，其他出现的有关症状，还须随证施治。

4. 本条虽未提出具体症状，但从枳实栀子豉汤所用药物，当可推测患者可能有虚热烦闷、便坚腹满等证，但大病初愈必然气阴两虚，加之因过早劳作，其治疗除本条枳实栀子豉汤变化治其虚烦等证外，亦可参考 397 条"伤寒解后，虚羸少气，气逆欲吐，竹叶石膏汤主之"，调理善后。

5. 本方为栀子豉汤重用豆豉，加枳实、清浆水而成。取栀子豉汤清宣胸膈郁热，解郁除烦。因劳复之热，多自内发，郁而不散，故重用豆豉，增强其宣散之力，使热得以透发宣散。枳实辛苦微寒，入脾胃经，宽中行气，消痞除满；清浆水性凉善走，生津止渴，调中宣气，开胃化滞。全方具有清热除烦，行气消痞，调中开胃之效，故适用于瘥后劳复，余热复集郁于胸脘者。

6. 本证与栀子厚朴汤证均为邪热留扰胸脘，热壅气滞证；临床皆见身热，心中懊侬，脘腹痞满等症；治疗皆宜清热除烦行气。然栀子厚朴汤证系太阳表证误下，热郁胸膈，气滞脘腹，其程度较重，病位偏下，故去宣散之豆豉，用枳实，加厚朴，行气宽中，除满下气。本证系瘥后劳复，余热复集，郁于胸膈，气滞脘腹，病位偏中；故重用豆豉以清宣胸膈郁热，仅枳实一味行气宽中而除脘腹痞满，更用清浆水煎药，生津止渴，调中开胃化滞。

7. 尤在泾："大病新差，血气未复，余热未尽，而强力作劳，因复发热者，名曰劳复，为其余热之气，因劳而外浮也。枳实、栀子所以下热，豆豉所以散热，盖亦表里之剂，而气味轻薄，适宜于病后复发之体耳。"（《伤寒贯珠集》）

【原文】

伤寒差以后，更发热，小柴胡汤主之。脉浮者，以汗解之；脉沉实者，以

下解之。(394)

【笔记】

此条即承上条而言,伤寒病愈,又出现新的症状,当视具体病情,辨证施治。瘥后更发热,若脉弦细,往来寒热,胸胁苦满,默默不欲饮食,心烦喜呕,口苦咽干目眩等,则属少阳证之发热,治宜小柴胡汤,疏利和解,扶正达邪。若脉浮,发热恶寒,头痛身痛等,示邪在太阳,属表证发热,治宜发汗解表,桂枝汤、麻黄汤诸方皆可随证选用。若脉沉实,但热不寒,或发潮热,伴腹满硬痛、不大便等症,则属阳明里实,治宜攻下泻热,导滞祛实,三承气汤皆可随证选用。

【临床体会】

热病新愈,人体虽阴阳渐复,但已远不如发病之前,故应重视摄生保养。同时,大病后易致虚阳不静而浮越在表,或阴液不足于里,临床上常见患者自感时寒时热不适等体征,此时一般无需用药,只要将养得宜,自可恢复。但如大病初愈即不知保养摄生而复感风寒,或饮食不节而又招邪,此时在治疗上,不论汗下及和解诸法,均须把握分寸,以防伤正。笔者临床上遇到此种情况,首取和解之法,多用小柴胡汤加减调理。

【原文】

大病差后,从腰以下有水气者,牡蛎泽泻散主之。(395)

【笔记】

1. 本条论病后水气寒积,证候属实的治法,宜决逐利水,不可畏虚而留邪。

2. "从腰以下有水气者",可知病的重心在下在里,《金匮要略·水气病脉证并治第十四》有"诸有水者,腰以下肿,当利小便;腰以上肿,当发汗乃愈",可与本条互参。因其病势在下在里,所以用药当以温阳利水为主,诸如肾气丸、真武汤之属,而本条以牡蛎泽泻散决逐利水,可见病虽虚而体质尚可,故侧重在逐水。然而,本方在临床上仍须慎用,因其药力猛峻,以治实肿为宜,若病后脾虚作肿者,则不可使用,以犯虚虚之戒。仲景于病瘥后,列此一条,只是提醒医者注意虚中防实。

3. 刘渡舟教授曾言,在临床辨证的时候,大病伤气,又要及时祛除邪气,腰以下有水气,也要分清虚实……牡蛎泽泻散是治实性水的,有水还有热,脉沉而有力,小便不利,腹胀,下肢肿,用手按之发硬。如果按之如泥,肚子一摸发软,这个方子就不好用,所以这个方子治实证,不治虚证。

4. 陆渊雷:"牡蛎泽泻散,治实肿阳水,大验,不必腰以下肿,尤不必大病瘥后也。大病瘥后多虚肿,宜参苓、术附之类,故钱氏(指钱天来)辨之。"(《伤寒论今释》)

【原文】

大病差后,喜唾,久不了了,胸上有寒,当以丸药温之,宜理中丸。(396)

【笔记】

1.《玉函经》、成无己本"胸上"均作"胃上";《玉函经》无"以丸药"三字。

2. 喜唾:即时时欲吐唾沫;久不了了:延绵不已的意思。

3. 此条言病后中焦阳虚,脾阳不能固摄津液而喜唾的治法。

4. 伤寒大病愈后,出现喜唾,多由脾肺虚寒所致。盖脾阳虚弱,水湿不化,聚而生痰;肺气虚寒,宣降失职,水津不布,留而为饮。脾肺俱虚,津液不化,痰饮内聚而上泛,故患者时时口中泛唾痰涎稀沫,且绵延日久不愈,此即"喜唾,久不了了"。"胸上有寒",是对本证脾肺虚寒喜唾病机的概括。既属脾肺虚寒,温摄失司,必伴见口淡不渴,畏寒怯冷,小便清长,舌淡胖、苔白滑,脉缓弱等虚寒征象。治当温脾暖肺,散寒化饮,宜理中丸。因病久势缓,故予丸剂缓图;若病重者,亦可改丸为汤剂。肺脾得温,阳气健运,津液得化,多唾之证自愈。

5. 本条与上条宜互参,上条腰以下肿,病在肢体,故用散;本条中焦有寒,病在一处,故用丸,病因不同,治法自然各异。

【临床体会】

临床治疗热病时,若用药偏于寒凉,易伤及中焦脾胃功能,而见瘥后"喜唾,久不了了"等脾虚体征。笔者多予益气扶正、健脾和胃之法,方用香砂六君子汤、人参健脾丸、参苓白术散加减变化;形寒明显者,则以附子理中汤加减调治。

【原文】

伤寒解后,虚羸少气,气逆欲吐,竹叶石膏汤主之。(397)

【笔记】

1. 虚羸:虚弱消瘦之貌。

2. 伤寒大病后正气已伤,余邪尚未全清,浮热为患。虚羸者,言其形,因阴液精血损伤,形骸失养,故虚弱而消瘦;少气者,正气亏损之故;气逆者,正气虚而不易固摄;欲吐者,浮热未净,上逆扰胃也。总为本虚于内,标热未去,故以竹叶石膏汤法,集益气生津与清热除烦于一方,侧重益气生津养阴以治本之虚,少佐竹叶、石膏以清热除烦,此为仲景治病后体虚,浮热不净之大法,多为后世所运用。

3. 在具体用药上,石膏之量宜斟酌用之,笔者认为不宜过大,方中用量为一斤,考阳明病篇之白虎汤中,石膏用量亦只一斤而已,故此处剂量恐与病情不符或有误。

4. 竹叶石膏汤由竹叶、石膏、麦冬、半夏、人参、粳米、炙甘草七味组成。竹叶甘淡性寒,清热除烦,生津止渴;石膏辛甘大寒,清热泻火,除烦止渴,共为君药。人参大补元气,补脾益肺,养阴生津;麦冬甘寒质润,养阴润燥,兼清肺胃之热,共为臣药,补气益阴。半夏为佐,和胃降逆止呕哕;半夏性虽温燥,但与麦冬相配,则有润燥相济之妙。粳米、炙甘草养胃益气生津,又司调和之职,而为佐使。诸药相合,既清余热,又益气阴,更有和胃降逆之功,为治热病后期余热未清,气虚阴伤,胃虚气逆之良方。

5. 尤在泾:"竹叶石膏汤乃白虎汤之变法,以其少气,故加参、麦之甘以益气;以其气逆有饮,故用半夏之辛以下气降逆,且去知母之咸寒,加竹叶之甘凉,尤于胃虚有热者为有当耳。"(《伤寒贯珠集》)

【临床体会】

竹叶石膏汤为临床常用方,用于热病后期或恢复期,笔者在使用本方时常参入沙参麦冬饮、生脉散等。

【案例】

胡某,女,28 岁,公务员,已婚 4 年,2015 年 5 月第一次妊娠,于 2016

年 2 月足月剖宫产一女婴,产后两月余恶露一直淋漓不净,时多时少,近周开始感下腹胀痛不适,恶露有异味,并伴有发热,收住当地医院急诊科。入院查体温 39.4℃,下腹痛拒按,即按急性盆腔炎处理,给予物理降温、输液及抗生素治疗,3 天后体温逐渐下降,腹痛减轻,1 周后体温降至 37.6℃,腹痛消失,恶露亦已干净,观察 3 天,见无异常而出院。患者出院近 1 周,仍有低热不退,傍晚后尤为明显,体温徘徊在 37.5~38℃,伴消瘦,短气乏力,精神委顿,气逆欲吐,时时汗出,不思饮食,舌质红绛而少苔,脉细而数。遂来余处诊治。辨证为热病后气阴两伤,阴津不足,虚阳浮动,虚热上扰之证。宗《伤寒论》竹叶石膏汤法,以益气养阴,兼清浮热为治。处方:党参 15g,麦冬 20g,生石膏 30g,竹叶 12g,甘草 10,半夏 10g,黄芩 12g,柴胡 12g。5 剂,水煎服,每日 3 次。5 日后复诊言体温已趋正常,但仍感神倦少气、乏力蜷卧,进食已改善,二便正常,改方:党参 15g,生黄芪 12g,麦冬 20g,玉竹 12g,石斛 12g,竹叶 12g,半夏 10g,黄芩 12g,柴胡 12g,炙甘草 19g,大枣 10 枚,10 剂。半月后家属来院言服药后诸症俱退,精神转佳而告愈。

【原文】

病人脉已解,而日暮微烦,以病新差,人强与谷,脾胃气尚弱,不能消谷,故令微烦,损谷则愈。(398)

【笔记】

1. 脉已解:病脉已除,即脉搏平和、恢复正常的意思。

2. 微烦:其义同 391 条之"小烦",两者病机均为大病后邪虽退而正气未复,脾胃运化力薄,不能消谷。可互参。

3. 损谷:即节制饮食。

4. 损谷则愈:历代注家对"损谷"两字有如下三种见解。第一,多数注家认为"损谷"是指减食,即节制饮食。如方有执《伤寒论条辨》:"损,言当节减之也。盖饮食节则脾胃和,脾胃和则百体安,此调理病余之要法也。"第二,个别注家将"损谷"解释为节食与药治并行。如章虚谷《伤寒论本旨》:"损谷者,减其食而用消导之法和之,自愈。"第三,有的注家理解为若"损谷"节食不愈,应调以药治。如张路玉《伤寒缵论》:"病后食谷微烦,谓之食郁,减食自愈,以胃气新虚,不能胜谷也。即有余热未尽,当静养以俟津回,不治而治也。即不获已而用药,须平淡处方,不使药力胜气则可。即如草木凋瘁,必须时时微润,助其生发,若恣意壅灌,则立槁矣。"参照临床,当以节制饮食为妥。

5. 仲景从392条直至本条,前后用8条,反复讨论大病初愈后几种常见病的诊治及病后调养的重要性。并从保精、节劳、养胃、慎药等多个方面指导大病初愈后的摄生保健。其总的思想是,既要补益已虚之正气,又要祛除未尽之邪气。

6. 钱天来:"病患脉已解,是邪气衰去矣,而日暮犹觉烦闷者,何也?以邪气初解,为病之新瘥,脾胃气尚虚弱,则胃未能消,脾不能运,人强与谷,谷不能消,故至申酉阳明旺时,胃中之谷气郁蒸而烦也。若日将暮时而发热,则是胃中停谷不化,已成日晡潮热,乃阳明胃实之证,即当以下法解之矣。此不过病后新虚,胃不胜谷,谷气稍重耳,故其烦亦微也,不须药物,但节损其谷,则自愈矣。"(《伤寒溯源集》)

条 文 索 引